ポール・マクヒュー
フィリップ・スラヴニー

マクヒュー／スラヴニー
現代精神医学

澤 明 監訳

みすず書房

THE PERSPECTIVES OF PSYCHIATRY

2nd edition

by

Paul Mchugh and Phillip Slavney

First Published by The Johns Hopkins University Press, 1983

ジーンとジャクリーンへ――

目次

第Ⅲ部　特質の概念

第Ⅳ部　行動の観点の概念

第Ⅴ部　生活史の観点の概念

第VI部　四つの観点の臨床的適用

日本語版への序文

ポール・マクヒュー
フィリップ・スラヴニー

すべての科学は、事柄をその成因に立ち戻り因果の論理に基づいて考え分類していく。これは「現代精神医学」のゴールでもある。われわれは四つの「観点」(説明原理、という言い方をすることもできる)から精神障害を考察・分類していくことが、患者診療や研究にとって大事と考えている。患者さんが、何を「もち」(疾患の観点)、何で「あり」(特質の観点)、何を「行い」(行動の観点)、何に「直面している」か(生活史の観点)、という四つの観点である。

科学における分類

物事を分類するというのは科学の発展には必須である。よい分類とは、成因に立ち戻って特徴を探り、最終的に結果としての表出へのプロセスがうまく説明できるようなものである。いかに詳細丁寧に個々の要素が記述されていても、成因と最終表出へのプロセスをとらえていなければ、それらはカタログか用語集に過ぎず、科学としての分類とは言えない。

ただの用語集も、自然愛好家のガイドブックというような意味合いなら有意義だろう。たとえば、多数の鳥の見かけ上の特徴とそれらの名前を紹介する「北米の鳥のフィールドガイド」は、アマチュアのバードウオッチャーや自然保護者には有効だろう。しかしそうしたカタログは、進化の中でどのようにしてそれぞれの鳥の特徴が生まれ、大自然の中でいかに環境に合うようにそれぞれの鳥たちが適応していったかを説明したいとき、すなわち科学としての鳥類学にとっては役立たないものだ。

すなわち、用語集にしろフィールドガイドにしろ「静的な」情報をもたらすだけで、説明や発見のための情報、よりよき理解を発展させていくための原動力にはならない。これに対して、われわれはもっと「動的な」分類の努力によって科学が発展してきたよき例を見出すことができる。メンデレーエフの元素周期律表は論理一貫性をもって化学を発展させた。またメンデルが優性、劣性形質を生物学的に明らかにしたことは、遺伝学を遺伝子という実体をもった上での学問として確立させた。これらの身近な例を超えて、「静的な」用語集のレベルから「動的な」分類に進化していく中で大きく発展したという意味では、天文学がもっともよい例になるだろう。

大昔人々が星占いの神秘に魅せられて空にある小さな明るい実体を肉眼の研究対象としたとき、彼らはそれらの実体の位置、相対関係を基準にしてオリオン座とか北極星とかと名前をつけたことだろう。しかし次第に、星々は日周運動をしていて、あるものはそれらの中での相対位置が一定だが、あるものは常に変わっていくことを人々は認識していった。この観察・認識は、単に名前をつけるという段階から、まだまだ雑ではあるが背後にある自然の法則を念頭に置いた上での分類（すなわち、恒星と惑星というように）に向かっていっていることを示す。このような知的努力は、占星術から天文学的思考への発展であり、地球中心説すなわち天動説からコペルニクスの地動説への道を開いたのである。コペルニクスは、星の動きが単に地図として記載されていたレベルから、それらの複雑な動きを彼の数式にて「説明」するに至ったのである。その努力は、次にケプラー、ガリレオ、ニュートンを導き出すのである。現代の天文学者は、銀河、太陽系、太陽、惑星、月などを同じ概念構造で理解できる天体の対象とし、物理学・化学の知的体系を天体を説明する科学的概念に生かして（たとえば重力とか慣性とか）、天体の対象のあり方、それらの生死までも理解可能なものにしている。ビックバン理論も、そうした科学的思考の延長線上にある。

医学と精神医学における分類

「ヒューリスティック」は、必ずしも最終的な精度をもたず最終的な正答であるとは言いきれなくてもそれに近い解を敏速に得る方法として一般には定義されるが、上記で述べたような、答えるべき問題に対して「動的な」分類をし学問を進歩させていく努力を表現する言葉としても適切である。

もし精神医学を成熟したものに発展させたいなら、天文学の発展の歴史として上記に述べたような本質的な問いかけを、医学の一分野としての精神医学に対して行わないといけない。成因、本質を考えることで精神障害、病気がいかに分類されていくのかを真剣に問わないといけない。現在のＤＳＭは、病気に対して単にそれぞれの名前を与えるだけの「静的な」リストだからこの目的には十分ではない。多くの身体的疾患の基本的分類はこれとは異なる。こうした分類を行うＩＣＤでは、コペルニクスが天文学でなしたように、成因から表出に至るプロセスを含む本質をとらえて病気を説明し分類することを目指している。ＩＣＤでは pathogenesis（病因）、pathophysiology（病態生理）という説明原理のもと、病気の成因、病態機構を考える。身体のどの臓器で、どのような生理プロセスが障害されるのかを考える。こうした病気の概念の枠組み、説明の仕方、分類は、上記で述べたような「動的」なもので「ヒューリスティック」な特徴をもっている。したがってその土俵の上で、研究者はそれらをさらに検証し、肯定したり否定したりすることができる。病因、病態生理という説明原理を統合し、いかに疾患が生じ、いかなるプロセスで病態表出に至り、いかにそれが増悪したり寛解したり、最終的には予防したり治療したりするかを研究、議論していくのだ。そして、理想の姿は、こうした体系的な説明・分類がすべての医学分野に適用され、それらが研究によって確かに検証されていくことで、それが医学の究極目標である治療と予防法の確立を導くことだ。

研究は、こうした医学分類の努力で見出された概念を検証し、確かに正しいという太鼓判を押すこともあるだろうし、時にはいくつかの提唱されていた概念を否定する。それゆえ「ヒューリスティック」な特徴をもつと述べた。前者の例は、ウィリアム・ガワーズら臨床神経学者が提唱していた精神科症状をともなうてんかんであるが、ハンス・ベルガーの開発した脳波検査により検証され、側頭葉てんかんという概念に結晶化した。後者の例としては、胃潰瘍が単なる炎症性疾患と提唱されていたが実はむしろ感染症であることが証明された事実が挙げられよう。しかしながら大事なことは、たとえ最初の提唱概念が正しかったにせよ間違っていたにせよ、このような研究が行われえた大前提は、病気を説明しようとする「動的な」臨床的分類努力であるということだ。

要約するに、単にそれぞれの臨床表出に名前を与えるだけの「静的」なやり方でなく、何とかそれぞれの病態をその成因から因果的に説明、分類をしようとする努力をすれば、それは議論を生むことにもなるだろうが、科学技術などの発展に伴い、新しい発見と改善が期待できるだろう。こうした発展が期待できる「動的」な分類をする努力が大事だと、われわれは提唱している。

精神医学に特徴的な問題

一九八〇年にDSM－Ⅲが発表された時点では、ここに精神障害、病気の成因に始まる本質的な性質を含んで分類をしないようにする理由があった。その当時は、精神力動学的、行動学的、生物学的な立場に加えて、自由主義まで加わって、精神科医の立場は極度に分裂し混乱をきたしていたため、フィールドガイドのような検索図鑑の様式でどの精神科医が見ても合意できるような表層的な臨床的表出だけで整理した方が実利的であろうとの判断だったのだ。それぞれの病名に対して、包含基準と除外基準を明記することで、それらをもって将来的には成因や病態機構の解明につながればという期待もあったようだ。しかし、このDSM－Ⅲの出版から三五年以上が経つにもかかわらず、DSMを編集、改訂する人々は、この臨床的表出だけで整理するという古典的なDSM

のやり方を変えるだけの科学的発見はないとして、病気の成因や本質的プロセスを分類に含むことを拒否してきた。いまだにＤＳＭは実用第一で「静的」な用語集であり、最近のＤＳＭ－５に至るまでごくわずかな言葉の定義や基準において修正をしたのみなのだ。

　ＤＳＭ－Ⅲによって精神医学に実用性という観点が導入されたことで、診断に関する論争にめどが立ち、大規模な疫学研究が可能になり、多施設間での臨床研究への可能性が広がるという利点はあった。しかし、真に科学的な精神医学の骨格を作り出すには、このフィールドガイドは不十分なのである。にもかかわらず、いまだＤＳＭを改定していく専門家の興味は、一九八〇年以来の診断基準に微調整を加えたり、新しいカテゴリーに名前を与え、その「静的」なリストを維持していくことだけで、「動的」な観点を導入することにはない。

　現在の精神科医は、このＤＳＭ－Ⅲのやり方から恩恵も得つつも、その犠牲者であるとも言える。精神科医同士で診断基準にある意味では合意をもちあって物事が進められるが、実用重視の一九八〇年の視点から一歩でも進化したかたちで精神障害、病気を説明できているわけではない。その結果として現代精神医学は、他の医学分野と同じレベルの知的体系として存在しているとは言えないし、また科学に立脚した学問とも言えない。今こそ精神医学をもっと「動的」な分類に向かわせようではないか。ＤＳＭという用語集から得られるよい部分は失わせないで、しかしもっと病気の成因、そしてそこから何が病的に引きおこされ広がっていってしまうのかをしっかり把握してこそ成り立つような分類をもとうではないか、というのがわれわれが述べたいところなのだ。

最後に

　四つの観点（疾患、特質、行動、生活史）は、精神障害がもつそれぞれの本質的特徴を取り出す分類の第一歩だと考えられる。これらは「ヒューリスティック」に活用されるべきで、ここからより適切な研究を引き出していけばいい。この本を読んでいただければ、いかにそれら四つの観点それぞれにおいて、成因から実際の病的表出に至るプロセスを明らかにしていくか、実例をもって理解していただけるものと信じる。

参考文献

われわれの考え方をよりよく理解していただく上で、以下の文献をご参照いただければ幸いである。

1 *The Copernican Revolution*. Thomas S. Kuhn Harvard University Press, 1957

2 *Astrophysical Concepts*. Martin Harwit. John Wiley and Sons, New York, 1973

3 *The Why of Things: Causality in Science, Medicine, and Life*. Peter Rabins, Columbia University Press 2013

4 Striving for Coherence: Psychiatry's Efforts over Classification. Paul R. McHugh *JAMA* 2005; 293:2526-2528

5 Mental Illness – Comprehensive Evaluation or Checklist? Paul R. McHugh and Phillip R. Slavney. *N. Eng J. Med*. 366:20, 1853-1855, 2012

読者への手引き

澤　明

本書は、一九九〇年代から二十数年にわたって常に全米第一位の評価を維持したジョンズ・ホプキンス大学医学部、付属病院で、臨床精神医学部門、病院精神科の主任教授を務めたポール・マクヒュー、同科の臨床研修教育担当長だったフィリップ・スラヴニーの共著により、一九八〇―九〇年代に書かれた「精神障害・病気をどのように把握し、考えるかを説明した教科書」である。患者さんの治療に直結したメリットと、将来の精神医学のさらなる発展のためにいかに／何が必要か、を実践的に考えた古典書であるが、この本を日本に最初にご紹介する上で今はベストのタイミングに思われる。精神疾患／障害の分類の一つのマイルストーンであるＤＳＭの改訂（二〇一三年）に引き続いて、アメリカは国家をあげて「プレシジョン・メディスン precision medicine」の名のもと新しい医学アプローチを提唱し（二〇一五年）、さらには二〇一八年には国際的な医学全般の診断基準をまとめるＩＣＤも改訂となった。この流れの中で、精神医学の枠組み、精神障害にいかに向かい合うかというもっとも重要な一般論を考え直すことは「今」のもっとも大事な課題だ。その目的にかなう本は何かというものを米国内で探すならば、少なくとも監訳者の私が知るかぎりでは、本書はもっとも有意義なものであると言える。したがって、この読者への手引きでは、

・本書で著者たちがとる立場
・本書の紹介
・この本を今「現代精神医学」として出版する意義
・どのような読者にどのように読んでいただきたいか
・現在から見た四つの観点、その運用に対する意見・疑問

を監訳者の立場からまとめることで、読者の方々に、非常に明快である一方で個性的な考え方ゆえの難解さももつ本書を、より身近に役立つものにしていただきたいと願っている。後半でさらに具体的に述べるが、本書は精神科や精神科診療に携わる医療従事者にかぎらず、むしろ精神医学の研究者、内科医など精神科以外の医師や、必ずしも精神医学を志向していない医学生の方々にとってさらに有意義なものになる可能性があるし、さらに医学・科学の枠をこえて、「人とは何か、人はどのように捉えられるか」という社会一般の知的興味や必要性にも応えられるものである。

本書で著者たちがとる立場

著者たちは、明確で一貫した考えのもとで本書を記している。したがってその考えの基本をまず理解しておくことは、本書をスムーズに読み進める上で大切だと思われる。以下、五つのポイントにまとめてみよう。

1　本書は、精神医学があまりにさまざまな学派（精神分析、生物学、行動学など）に分割された一九七〇年代の状況に対して、医学の一分野としてのより統合された精神医学は可能であろうかという本質的な問いに対して書かれた。統合された考え方の欠如・不足は、二一世紀となった現代でも形を変えて依然としてこの学

問分野の中心的懸念である。

2　ＤＳＭ－Ⅲは、本書と同じような問題意識をもって一九八〇年に作られたが、本書はＤＳＭ－Ⅲは表層的な単なる用語集であり、精神医学が科学として発展していくために必須の深みある思考・発展を逆に妨げるものにすらなるという懸念を明確に表明している。その懸念を克服するために四つの観点（疾患、行動、特質、生活史）が提案されている。著者がこの邦訳版に向けて新たに書き足した序文で、天文学の発展を引用しながら、単に用語の羅列にとどまるカタログでなく、それぞれの疾患の成因、そこから因果関係をもって展開する病理的プロセスをしっかり把握し分類することが、「科学」として発展していくための態度であると説明している。

3　相克し合う学派間の問題を解決するために多数の視点をもつといえば、バイオサイコソーシャルモデルが思い出されるが、本書はそれとも異なった立場、すなわち多元主義をもつ。バイオサイコソーシャルは折衷主義を代表するモデルだが、折衷主義がさまざまな方法を無自覚に混在させ、盲目的に組み合わせて用いるのに対して、多元主義は、全体を考えるときに多数の方法論の必要性を認めた上で、個別の問題を考察する際には多数の方法論の中からもっとも優れたものを強調しそれらの表層的な混在は肯定しない。

4　患者診療、特に生活史の観点を中心において診療を行う第21章に強調されるが、個人の患者の診療を行う際に、あらかじめ決められた学説、ものの見方に合わせるように患者の状態像を理解しようとする姿勢に対して著者たちは批判的である。精神分析学に対する著者の批判はこの点に集中される。むしろ、カール・ヤスパースが提唱したように、一例一例に丁寧にバイアスのない目で向き合い理解していく臨床的態度を奨励している。後半でさらに述べるが、これはまさしく「プレシジョン・メディスン」のプロトタイプなのである。

5　「日本語版への序文」の中で著者たちは「ヒューリスティック」（一般的には必ずしも最終的な精度をもたず、

最終的な正答であるとは言いきれなくてもそれに近い解を敏速に得る方法として定義される）、という言葉で彼らの立場を明らかにしている。すなわち、精神医学は単なる疾患のカタログ、用語集だけをもつこと（すなわちＤＳＭをもつこと）だけで満足すべきでなく、科学的な考察を試み、病気、障害の成因まで立ち戻って病気・障害を分類していくべきであるが、その分類は科学の発展にともなって、常に改訂されていくべきものであるとの立場である。この立場によれば、四つの観点という分類自体も絶対的なものでなくてよい。一方で、上記の多元主義、成因まで立ち戻る科学的な考察は必須のものとしている。これらが必須のものであっても、完全主義を目指すと何も具体的なものは出てこない。これでは実践的な医学は発展しないので、「ヒューリスティック」の旗印のもと、時代に応じて少しずつその時代その時代でもっともよい分類を目指そうとしているのである。

本書の紹介

本書は精神科で扱う障害・病気を、それらを理解するための観点・説明原理によって大きく四つに分けており、障害・病気の理解と治療におかれる重点は四つの観点でそれぞれ異なる。この本は「精神障害・病気をどのように把握し、考えるかを説明した教科書」であり、従来の教科書には見られない臨床への実践的価値をもっている。

本書は大きく六つの部に分かれる。第Ⅰ部は精神医学全体の包括的議論にあてられている。この議論は一九八〇年代の視点では書かれているものの、ここで書かれた問題点は表層上の表れには変化があっても、いまだに精神医学の本質的懸念であり、現代に生きる議論が書かれている。第Ⅰ部の中の第3章、ＤＳＭの議論をよく理解する上では、本文の最後に付記された信頼性と妥当性に関する補遺は非常に重要であり、あわせて読んでいただければと思う。第Ⅱ部から第Ⅴ部までは各論になり、それぞれ四つの観点が、実例、臨床的意義を含めて細かく記述される。すなわち、疾患の観点（第Ⅱ部）、特質の観点（第Ⅲ部）、行動の観点（第Ⅳ部）、生活史の観点（第Ⅴ

部）である。以下、それぞれの観点の概要を記しておきたい。

疾患の観点　感情障害と統合失調症など従来「内因性精神病」として扱われてきたものと、器質性の障害に対して、この観点を適用することが述べられている。「疾患」の観点は、他の身体性疾患に対する考え方と基本的に同じである。疾患は「病因－病理学的過程－臨床症状」の因果で考えられるべきで、医療的関与は予防と治療である。著者たちが「疾患」という言葉をこの観点に用いていることは原著における用語定義を若干混乱したものにしていたので、邦訳では病気一般、精神疾患一般を述べる際には、「疾患」という言葉を使わないようにして、「病気」もしくは「障害」という言葉を徹底して用いた。そして「疾患」という単語は、この特定の観点を示す際の用語に限定した。一方、ＩＣＤに対するもっとも新しい日本語訳にあたって、「障害」でなく「症」という言葉がより適切であろう、という議論があると聞く。この議論の意味を肯定的に捉えた上で、本書では「病気」もしくは「障害」という言葉を用いている。

特質の観点　知能や性格も身長・体重と同様、量的な個人差がある。これらを特質として定義し、これらの偏りが本質的と考えられるような障害、病気を扱う。潜在因子（患者の内在的因子）、誘発因子（環境因子）の関わりがいかに病的表出に至るかという因果で考えられるが、潜在因子自体を治療するというより、患者を正しく導き病的表出を防ぐことが、医療的関与の中心になる。

行動の観点　行動とは目的志向性であり、食行動、睡眠、性行動などはその代表的なものだ。歪んだ学習過程や社会・文化的圧力は目的の志向性をゆがめ、この目的志向性の障害が行動異常として精神障害を引き起こす。摂食障害、ヒステリー、自殺、反社会的行動などを例にあげる。医療的介入は、異常行動を中断させ、行動として改善させることにある。

生活史の観点　生活上の不慮の事態から、自然の流れとして了解可能な帰結として認められる心理的失調を扱う。患者さんにその「背景－因果的連鎖－結果」を時系列で語ってもらい、その「生活史」を再検討し、将来展望がもてるような受け取り方に導き、そこから将来の対処を見つけさせることが、医療的関与の中心となる。精神療法の根幹をなす観点であり、医療者と患者さんとの間の共感も大切である。

この本を今「現代精神医学」として出版する意義

前述のように、精神障害の分類の一つのマイルストーンであるDSMの改訂があり、二〇一八年には国際的な医学全般の診断基準をまとめるICDも改訂となった。また米国では、国家をあげて「プレシジョン・メディスン」の名のもと新しい医学アプローチが提唱されているが、これを精神科にてより具体化するためのアプローチとして国立精神衛生研究所がリードしている概念がResearch Domain Criteria（RDoC）である。医学の専門家には、ぜひこれら新しいDSM、ICD、「プレシジョン・メディスン」、RDoCの原文にもあたっていただければと願うが、これらにおける共通の議論は、本書が主要対象としている科学的疾患分類とそれに対する考え方である。過去一〇年で爆発的に進展した遺伝学は、臨床症状の表れを基礎としたDSMの枠組みが、遺伝的病気のリスクという見方からは必ずしも正しくないことを科学的に示してきた。「プレシジョン・メディスン」、RDoCは遺伝学的情報を重要視する。一方で遺伝学的情報も、それ自体が生物学的、臨床的意味にどこまで貢献できるかということについては議論があり、昨今は多くの遺伝学の研究発表が世界トップの科学誌を賑わしているが、これらも実は、著者たちが望ましくないとする用語集、カタログのレベルを超えるものではない。こうした現在の臨床、科学研究フロントラインのジレンマを感じながら、ぜひ本書を「今」読んでいただき、考えていただきたいと願う。

現在の医学研究のフロントラインの一つである遺伝学研究が抱えるジレンマに触れたが、これはいみじくも、データサイエンスの時代が「今」到来し、ビックデータの活用、そのためのコンピュータの利用が華やかに語られる際に、本当にそれが医学・医療に貢献できるのかという議論に直結する。すなわち、二〇一〇年以降急速にビッグデータ、データサイエンスが医学、生物学を席捲しており、それは利点もある。しかし、多くの研究者が、表層的な情報量に圧倒され、心酔し、物事を深く考えなくなったという、きわめて憂うるべき弊害も引き起こしつつある。独創性のある着想、研究は生物学において減少していっているように思う。精神医学においては、ビッグデータ、データサイエンス（特に大規模遺伝研究）の多くはＤＳＭ分類を基本としているため、ここで述べる懸念は精神医学においてより顕著であることをぜひ思い出していただきながら、本書を読み進めていただければと願う。

「プレシジョン・メディスン」の提唱は最近の医学上の話題だが、本書はこの話題に対しても非常に重要な視点を提供してくれる。インターネットが社会を席捲し、すべての価値観が情報、データという概念で覆いつくされるようにすら見える。これらは物事の透明性、標準化、国際化という点においては、医学・医療にメリットをもたらすだろうし、それぞれの患者さんにもよりよき医療の提供が期待される。しかし、情報化社会が徹底して単純化、画一化を進めることは、個人の、そして文化の多様性の大切さと相反することはないだろうか。精神医学においては、医学の一部門としての立場を確立する上ではこうした時流に背を向けず建設的にそのメリットを含む努力をしていくことは必須だろうが、多様な個人の問題を丁寧に解決していく責任をもつ精神科医療従事者は、単純化、画一化というある意味での「暴力」に対して社会に注意を促すよいポジションにあり、この役割も大事だろう。本書は必ずしも精神分析学を批判するものではないが、その学問に包含されるある「暴力」に対してはそれなりの注意を読者に喚起しているのはそのためである。このように、この情報化社会の中で本当に個人にとってよい医療とは何かを考えるとき、本書で語られる考え方は「今」の読者にとって大事なものと信じている。

どのような読者にどのように読んでいただきたいか

1　精神科医、精神科医療に従事するさまざまなエキスパートの方々へ

精神疾患の分類の議論は「今」の話題であるし、それは臨床的にも大事である。また本当に個人にとってよい医療とは何かは精神科医療の重要な視点である。ぜひ精神科医、精神科医療に従事するさまざまなエキスパートの方々に読んでいただきたい。

2　基礎研究者を含めた精神医学の研究者の方々へ

ビッグデータ、データサイエンスが医学、生物学を席捲しているが、その本当の意義を考える時に来ている。大規模遺伝研究を含めてＤＳＭ分類を基盤としている研究は数多いが、原点は本当にそれでよいのだろうか。一九九〇年代より発展したアルツハイマー病などの神経変性疾患研究では基礎研究者の力と参入がその発展に大きな役割を果たしたが、精神医学の分野での彼らの活躍を期待するためには精神疾患概念に対する「考え方」を身につけていただくことが第一である。研究室の門を叩くことを希望する博士過程の学生やポストドクトラルフェローの多くが、研究を始めるにあたってこの「考え方」にスムーズに習熟する本を探しておられると聞く。そのような方々を含んだ研究者にとって、本書は有意義なものであると信じる。

3　特に内科医など、精神科以外の医師、医療従事者の方々へ

アメリカが国家をあげて提唱する「プレシジョン・メディスン」は多くの身体疾患で定着しつつある。ピーター・プロノボストはジョンズ・ホプキンス大学病院の著名な麻酔科医で、クリティカルケアの専門家だったが、彼は本書を「プレシジョン・メディスン」の先見的なプロトタイプとして評価していたようだ。特に生活史の観点は、ぜひ内科医など、精神科以外の医師、医療従事者の方々に読んでいただき、データサイエンスだけでない、本質的な「プレシジョン・メディスン」の意味を体感していただく上で、有意義と信じる。また行動の観点も、臨床のマネージメントという視点から精神科以外でも実際的メリットをもたらすと期待される。

4　上記の方々、そしてすべての方々へ

精神の病気、障害もしくは類縁の背景が根底にあることで引き起こされる問題が、社会構造の複雑化とあいまってより社会的注目を集めるようになった。これらの社会的要請に対応するためには、一般の人々にとっても、精神の病気、障害を単に「よくわけがわからず、単に遠ざけておきたいもの」とみなすのではなく、人が精神を病むということが何かということを正しく知る必要が、さらに生じてきたからである。事実、マスコミで、精神の病気、障害が取り扱われる機会はさらに多くなってきている。こうした状況下で差別なくバランスのとれた考え方で社会が成熟していくためには、正しいアプローチや「考え方」をもって精神障害を理解するということが大変重要であろう。本書はこうした目的で興味深い一視点を提供すると期待される。

現在から見た四つの観点、その運用に対する意見・疑問

本書の本質である多元主義、成因にまで立ち戻っての病態理解と分類には一切の陰りはないが、原著刊行から二〇年がすぎた現在の視点では、この四つの観点にはいくつかの意見なり疑問を呈すべきところがある。

一つは疾患の観点と特質の観点は今も完全分離したものなのか、これは同一化していくべきものなのかということである。統合失調症や双極性障害などの研究が進むにつれて、これらの「疾患」は多数の科学的に定義される生物学的特徴の連続的偏倚（スペクトラムという言葉も使われることがあるようだ）の組み合わせが、あたかも正常群とは臨床的には断絶をもって見える表出に帰着しているのではないかという視点が日々支持されつつある。この科学的根拠、考え方にたてば、これらの「疾患」を特質の観点で強調されていた精神障害と明確に区別する必要はなくなる。この議論は、英語ではcontrast between “categorical approach” and “dimensional approach” としてホットな話題である。しかしながら、著者たちは「特質」の観点を使って、患者が内在性にもつ要素（潜在因子）と外在性の環境因（誘発因子）から引き起こされる反応に対する治療について議論をし、「生活史」の観点で

本質的である共感をもった臨床的な理解の大切さも強調している。すなわち、二一世紀の新しい病態理解という点からは「疾患」の観点は「特質」の観点に近いのだが、著者たちのように「特質」の観点を臨床応用しようとするとそれは「疾患」とは異なった観点ということになる。このように、本世紀になり精神障害の研究が進むにつれて、この「特質」の観点は独立した観点としてはややわかりにくいものになっているとも言える。

四つの観点の中で、疾患の観点と特質の観点で語られる多くの要素は、実証的な視点（empirical）としてまとめることができる。一方、生活史の観点ならびに、著者たちの立場での「特質」の観点の臨床的応用のあり方は、実証的でない、人間に内在性にあると信じられる共感力に立脚する視点（empathic）と言い換えることもできる。そして、“empirical vs. empathic”はわかりやすい対比をなす。このように考えたときに、四つの観点の中で、やや行動の観点の座りが悪いと感じられる読者はおられないだろうか？　事実、本書では成因に立ち戻って深く病的なプロセスを考えることは分類に大事だと主張しているにもかかわらず、行動の視点が独立してあるのは、そうした病因論を離れてより実践的な必要性に基づいてに見える。精神科医療実践という点では本書の四つの観点は有用性があるが、この四つは論理的には必ずしもバランスがいいとは言えない。

さて、この四つの観点が臨床や研究の場で、広く有意義に活用されていくことを著者たちは望んでいる。こうした運用は本当に成功しているだろうか。私は本書自体は非常によいものと考えるが、彼らのお膝元ジョンズ・ホプキンスでの運用法には心配がある。著者の一人マクヒューは八五歳を超えた今でも、臨床症例検討会ではもっとも大きな声で自分の意見を延々と述べられる強いリーダーである。著者のもう一人であるスラヴニーは、学術探求の修行僧のような高潔な品格ある精神科医、教育者だ。さて本書では、その内容なり分類を生産的に批判、議論しながらさらに発展していくことが大事であることを「ヒューリスティック」の名のもと、著者たち自身が強調している。しかし非常に皮肉なことだが、本書がある意味あまりによく書けているがゆえ、また両氏のリーダーシップが非常に素晴らしいがゆえに、ジョンズ・ホプキンス臨床精神医学部門は本内容に無批判に追随する集団になりがちであったし、残念ながらそれは今もあまり変わらない。著者たちは本書の中でも、精神分析学にしても他の学派にしても、それらの内容に無批判に追随する人々を作りがちであることに強い懸念を述べている。にもかかわらず、それが実際に理論となり本となって、その考え方に立って教室が運営されたときには、奇しくもミイラ取りがミイラになってしまう危険も含むという事例を示しているように思われる。ジョンズ・ホプキンスでは脳科学領域を生産的に再編成していこうとしており、精神医学もその中にある。今後臨床精神医学部門の解体・再構成が進んでいくと思われるが、そのときこそ、この著者たちの「本当の」立場を大事にして、よき精神医学臨床、研究につながるようにリードしていきたいと願っている。この『マクヒュー／スラヴニー 現代精神医学』が理念を越えて、運営面でも客観的な成功をおさめられるという概念実証を積み重ねることを、訳者としても望んでいる。

なお、本書の後に、ジョンズ・ホプキンスにて著者たちの薫陶を受けた世代が関連書を出している。それが、*Systematic Psychiatric Evaluation: a step-by-step guide to applying the Perspectives of Psychiatry* (by Margaret S. Chisolm and Constantine G. Lyketosos, the Johns Hopkins University Press) である。個々の症例を紹介しながら、それらにいかに四つの観点をもってアプローチするかが書かれた本で、もし興味のある方は原著を参照されたい。本翻訳チームはすでに第一次翻訳原稿を取りそろえており、日本語訳を出版できる日も来るかもしれない。

最後に

監訳者あとがきにも記したが、この邦訳書はチームワークの成果である。本稿についても、翻訳チームメンバーとの議論が大きな役割を果たしたし、特に訳者の一人糸川昌成氏とのやりとりを一部活用させていただいた。著者たちは、科学、医学の発展のために、常に勇気をもって明確なアイディア・理念を提起しつつも、それらの提案をよき意味で批判的に捉えてもらい、健康的な議論の上でさらによきものを目指しましょう、と表明している。このような著者たちのストイックな部分に、私はもっとも敬意を払っている。

まえがき

本書の第一版は、ジョンズ・ホプキンス大学でわれわれが教育や研究をしていく際の青写真を提供するものであり、精神科医が診断や治療を行う上での基礎をなすような根拠や原理、そして精神医学の歴史について概説した。精神医学的な考え方についての基本的な構造とその構成要素を理解している者は、精神医学領域の細部をより容易に吸収し、専門家からの提案を判断することができ、さらには、患者の呈する問題を把握することができるとわれわれは考える。

第一版の刊行から一〇年以上が経ち、ジョンズ・ホプキンス大学の精神医学部門も成熟した。そのあいだにいただいた本書の論題やその特定の要素についてのコメントや批評、質問を受けて書かれたこの第二版では、精神医学的な考え方をさらに詳述するよう努めた。曖昧な記述は改訂し、われわれの考えを説明するために新しい章を設けた。

本書の目的は野心的である。われわれは現代精神医学に形がなく論争だらけだということを理解しており、これに概念的な構造を打ち立て、この構造の上によりよい研究や発展的で筋のとおった診療がなされることを企図している。米国精神医学会の『精神疾患の診断・統計マニュアル』（ＤＳＭ）という診断用語のリストや、非特異的にすべてを包含してしまう「生物‐心理‐社会的」な態度は、精神医学の構造を発展させるのではなく、かえって精神医学に構造というものが欠落していることに注目させるのである。

本書では、精神障害を詳細に記述したり、診断基準を箇条書きしたり、治療の細かな処方を提供したりはしない。精神医学に含まれたものの情報をあり余さずに提供するのではなく、それがどのように体系づけられているのかを本書では説明する。それにより、臨床的な主張や症例の定式化がなされるのである。

本書は六部で構成されている。第Ⅰ部では、精神医学的な診断、精神医学的な説明については議論の余地があるということ、精神医学的分類に関しての悩ましい問題全般を（特にＤＳＭ－ⅣとＤＳＭ－Ⅲの理論的根拠に重きをおいて）述べる。この第Ⅰ部で、さまざまな精神障害の患者を理解するには、いくつかの異なった方法が必要であると論じる。これらの方法を、われわれは「観点」と呼んでおり、これは精神障害を「診る」ための独立したものではあるが相補的なものである。

続く四つの部では、疾患の観点、特質の観点、行動の観点、生活史の観点に分けて分析する。各部で説明されている観点を理解するのに役立つ精神障害を示し、その考察を各部に含める。また、われわれは観点を明確に分け、それぞれの観点が包含する疾患の根本的な差異を示す。

第Ⅵ部ではまとめを行う。ここでは本来異なった精神障害を診ていることの意味、また、この精神障害の差異に基づいて治療や診察の仕方を変えなければならないことを強調する。われわれは方法論に基づいており、かつ、研究指向性の知識というものが精神医学の将来を方向づけるべきであると述べて本書を締めくくる。

ゆえに、第二版は第一版と同じ目的をもっており、同じ構成からなっている。本書は、精神医学的な考え方を、その説明と応用からなる一連の章を通して示していく。本書においても精神医学的な考え方に暗に示されているものを明らかにすることで、精神医学領域における考え方や実践をしていく上での構造を与える。また、論争を克服したり、経験を解明したりするための枠組みも提供する。最後に、どのようにして精神科医が不確定な要素の存在を知り、そして、この不確定な要素を解明することでどのように精神医学が進歩していくのかを明らかにする。

謝　辞

第二版は、著者と精神科の学生の多くの相互作用によって刺激を受け、育まれた。こうした学生には、第一版を精神医学の初めての教科書として使用し、新版において修正されるべき多くの点をわれわれに示したジョンズ・ホプキンス大学医学部の学生がいる。そして、われわれとともに懸命に勉強した一九八六年から二〇〇〇年に卒業した多数のジョンズ・ホプキンス大学の学生に感謝したい。加えて、ここジョンズ・ホプキンス大学で学んだ精神科研修医や心理学の研修生は、常日頃からわれわれとともに本書について学び、議論し、それによって本書の長所や短所が見えてきたのである。

ジョンズ・ホプキンス大学の精神医学行動科学部門、また幾人かの他大学の医学部の精神科医や心理士は、第一版について概括的な批評を加え、さらに彼らの関心領域における特別な研究を通じて、この版に多大なる貢献をしてくれた。特に、エリザベス・エイルワード、ジェーソン・ブラント、ジョーン・ブレイトナー、マーシャル・フォルステイン、ジョーン・リプジー、コンスタンチン・レイケトソス、ラッセル・マルゴリス、ピーター・ラビンス、アダム・ローゼンブラット、クリストファー・ロス、アンデュルー・ワレンのおかげで、認知症、せん妄、健忘に対するわれわれの理解は深まった。J・レイモンド・デパウロ・Jr.、ケイ・ジェミソン、メルビン・マッキンス、フランシス・マクマン、シルビア・シンプソンが情動障害の、そして、パトリック・バータ、カリン・ニューフェルト、ゴドフレイ・ピアソン、アン・パルバー、ジョセフ・ステッフェン、カレン・シュワルッが統合失調症の章に貢献した。ポール・コスタ、デイビット・エドウィン、ロバート・ゴードン、ルドルフ・ホーンサリック、ギータ・ジェイアラム、ジェラルド・ネスダット、ジュリアン・スタンリーは、知能や気質の領域において思慮に富んだ助言を与えてくれた。アーノルド・アンダーセン、ナンシー・エトール、フレッド・ベーリン、ジョージ・ビゲロー、ジョセフ・ブラディー、ピーター・ファガン、マーク・フィッシュマン、ジェイムズ・ギブス、ローランド・グリフィス、アンジェラ・グァルダ、ジル・ジョンズ、ミカエル・カミンスキー、エレン・ラデンハイム、リー・マックケイブ、ベスティー・マックコール、ジョン・マイヤー、ティモシー・モーラン、デイビッド・ニューバウアー、アラン・ロマノスキー、ジェラルド・ラッセル、トーマス・シュラッファー、チェスター・シュミット・Jr.、ギャリー・シュワルツ、ジェラルド・スミス、マキシン・スティツァー、エリック・ストレイン、グレン・トレイツマン、ジェイ・トルクハン、ジェイムズ・ワースは行動の観点についての歴史、科学、臨床上の問題を明らかにする際に、われわれを大いに助けてくれた。アルバート・ドレイフス、テオドール・フェルドバーグ、マイケル・フォクス、ジェローム・フランク、ローレン・ホダス、ジョン・イムボーデン、エベレット・シーゲル、レックス・スミス、マーク・ティーテルバーム、バーバラ・ヤングは、精神療法や生活史の観点に関し、惜しみない助言を与えてくれた。ジョンズ・ホプキンス大学の児童精神科部門のディレクターのジョセフ・コイル、スーザン・フォルステイン、マーク・リドルは、われわれの児童精神医学に対する知識を深めてくれた。ジェイムズ・ハリス、パラムジット・ジョーシ、アラン・レイス、ジョーン・ウォークアップもまた、われわれの児童精神医学の構想に、惜しみない貢献を行った。すでに名前を挙げた人々の多くが、幅広い学識や教育を施してきた経験に基づく示唆を幾度となくわれわれに与えてくれ、それによりこの本の基本的な方法論を思考するのに大きな助けとなった。ウィリアム・ブリーキー、マイケル・クラーク、ジェイムズ・ギボンズ、ジェフリー・ジャノフスキー、ジョナサン・ジャビッチ、マリー・キリリー、トーマス・コーニング、エドモン・マーフィー、ブライアン・ポシェラ、ロナルド・リーダー、ジョセフ・シュワルツ、マイケル・シュワルツ、トーマス・ワイズからも同様の恩恵を受けた。

特に、パトリシャ・サントラはこの第二版にとり欠かすことができない存在である。彼女はこの書籍の内容が深まり形になっていく上で、義務を超えて時間を捧げて本書に尽力してくれ、われわれが彼女に負うところは非常に大きい。

第I部　精神医学の診断と説明

第1章　心脳問題と精神医学の構造

精神医学を究めようとする学生には二つの課題があり、精神障害の特徴とその治療法に習熟する必要がある。指導者の下でたくさんの患者を診ることでこの技術を学ぶことができるが、同時に彼らは精神障害を説明するいくつかの方法について、そこに埋め込まれたメッセージを理解しなければいけない。もしそれが正しく認識されず、整理されていない場合には、精神医学の進歩を阻害する派閥的な混乱が生じてしまう。

タイトルが示すように、この本の目的は現在の精神科治療が立脚している精神医学の最新の内容を批評するものではない。すなわちこの本では統合失調症の特徴の定義づけ、抗うつ薬の投与の仕方やその量、もしくは夫婦間の不和を解決するための精神療法など、個々について記載するよりは、精神医学の構造を検討することにある。端的に言うと、精神科医が診断に到達し治療の確信を得る根本的な考え方の構造である。われわれは主要な精神疾患を個々に小論で説明するというよりは、精神科臨床の背景にある根本的な考え方、歴史、そしてそれを支える材料を説明していきたいと考えている。最初の数章で、われわれはこの試みの正当性とこの試みが直面する問題について説明する。

初学者にとっての障害

精神科医とは、精神障害を同定しその治療に献身する医師である。しかし臨床医という存在自体が興味深い、あるいは学生を魅了しやすい、などとは考えがたい。教師が人間の怪しい見方を教え込もうとしたり、イライラするほど曖昧な問題を回避するために表面的な理由づけをすると、多くの初学者は不安になり、やる気を失い、時に教師を軽蔑してしまう。

つまり、精神医学を教えるということは尋常なことではない。内科、外科、もしくは小児科とは大きく異なり、精神科というものは医学部学生が大学で学んできた物理、化学、生物学から直接的に理解できるものではない。実際そんなことはありえない。心脳問題の避けがたい影響の結果、多くの学生は、精神科医は「頭のおかしなところ」からやってきて観察や意見の押し売りをして、風変わりな忠誠や独特の通過儀礼を要求する臨床というものをしつこくすすめると心に抱くのである。

われわれは精神医学そのものを教える者として、これまで大変困難ではあったけれども、先に述べたような学生たちの精神医学に対する不快感に迅速に対処し、懐疑と戦い、患者たちの自然な訴えを受け止め、臨床を豊かにする方法を学んできた。

派閥的な争い——「生物学」それとも「精神力動学」？

多くの初学者たちは、精神医学の考え方に多くの派閥があることに煩わされる。彼らは「生物学的」もしくは「力動的」な見地から患者に接するべきかを尋ねる。彼らは大学でいつも、精神科医たちはお互いに彼らが採用した「立場」（たとえば患者の包括的な見方）の上に立って議論を交わしていると聞かされてきた。

これに対してわれわれは、すべての立場は精神医学の部分的な理解であると答える。生物学と精神力動学という二つのよく知られた枠組みが精神科の分野で大きな議論の中心であったが、その理由はこの二つの視点が強調する立場によって、患者そのものが異なって見えるからである。

精神科の病の中には、人間の生活に対する自然の力の大きさを示すものがある。このもっとも明瞭な例は、記憶、気分、言語、知覚などの心理学的能力を破壊する脳の病気である。これらの障害には生理学的、薬理学的、すなわち生物学的な評価が必要で、その目的は検査、治療、そして治癒というただ一つの望みである。

精神障害の中には、人生の中で起こった出来事による個人的な苦しみの表れというものもある。これらは個人的な希望、欲望と願望の間での葛藤の感情的、行動的影響であり、彼らの人生に対する現実認識を阻害するものである。これらの障害は自然の力によるものではなく、人間の誘因によるものであり、経験がじゃまをして自ら困難を生み出してしまう能力によるものである。人間の目標と人生そのものの衝突を源とする障害は感情的な力により生じ（つまり力動的要素）、そのような衝突により解き放たれ、不快な気分や行動――怒り、不安、うつなどの形をとる。治療を成功させるには、共感と指導を必要とする個人として患者を理解することにかかっている。

精神医学におけるいわゆる立場というものは、精神障害のある一面の重要性を強調することにはなるが、同時にもう一つの立場を軽視することになりかねない。精神医学を学びはじめようとする者は、立場というものを捨てて患者を診る上でのすべてを摑もうとする姿勢をもつべきである。そうした経験を通して、初学者は生物学的ならびに力動的な要素が患者の精神状態を理解する上で臨床的にどのような補完関係にあるかを理解し、お互いが精神医学の中で怨恨をもたず共存することを理解するであろう。

乱立する既存の体系を知識として得るのでなく、実際の患者診療を通して得られる情報を大切に
――何が根本的なものであるか

精神医学を学びはじめるにあたって多くの学生は、どの教科書の著者も覚えなくてはいけないと記している精神状態の「診断」基準の長いリストで行き詰まる。学生たちは、これらの診断基準のリストが科学による後ろ盾がほとんどなく、精神科をリードする専門家による、いかにもあやしげな「意見の一致」に由来することに気づく。その「事実のようなもの」は、公式の教科書やマニュアルとともにころころと変わるので、学生は近寄ることができない。

われわれは、精神医学を学びはじめるにあたって、こうした診断基準の羅列で頭をいっぱいにしないことをすすめる。学生は数多くの患者を診て、そして精神障害を理解し説明するために精神科医たちが用いる患者に即したすべての情報を把握することに努めるのがよい。経験を積むことで「事実」を積み重ねる基礎が出来上がる。診断基準や治療法のリストの丸覚えはわれわれがもっとも嫌うものであり、多くの学生もそうであろう。その理由は主に決められたやり方に凝りかたまった知識は、患者に即した「本当の」知識の広がりを阻害し、個別の治療のじゃまになるからである。

精神医学は医学なのか?

われわれ精神科医が精神医学を初学者に教えはじめると、学生の中に生じる、精神科医は「本当の」医者ではないのでないか?　という不安に直面する。われわれはいくらか防衛的に、「他に何でありうるのでしょうか?」と答えるが、「うーん」という答えのあと、「医学は病人に対して自然科学を直接に当てはめるもので、精神科の患者は病気ではなく単に困難を抱えているように見えるが、それに対する精神医学的働きかけは治療というよりは導きといったものに見える。おそらく精神科医はもともと内科医、外科医などよりはカウンセラー、司祭、ソーシャルワーカー、もしくはそんなことがあってはいけないのだが、法律家に近いのではないか」と返されてしまう。

われわれは、こうした見方にたじろぎ、またしばしば苛立つ。しかしこんな会話を何度も繰り返した結果、こうした精神医学の医学的側面に対する懐疑主義に対するもっともよい答えは、今世紀に医学がたどってきた道程を知らせることであるとわかった。その上でわれわれは、精神医学も、こうした医学がたどってきた道を、経験的にも方法論的にも今たどっているということを示すことができる。たとえ精神医学が、心脳の不連続という科学の根本的問題に直面していても。学生が精神科の実証主義に立った方法論的な知識を得るにつれて、精神医学的立場、無秩序でばらばらの「事実」、そして精神科の性質についての彼らの心配は解消していく。しかしそのためには医学の進歩の道というものを理解しなければいけない。

道を理解すること

すべての医師は、患者から病気の苦しみを取り除くために病気を理解するべく働く。歴史的にはまずそれぞれの病気を記述し、区別することから始まった。したがって医師は診断の専門家であった。自らが同定する症状の原因や仕組みを自信をもって説明できるずっと前から、患者に表れる症状から病気を同定することができた。[1]そして、正しい診断があれば、医師はさまざまな形で患者を助けることができるだろう。たとえばその病気が一時的で軽視できるものであるか、遷延し死に至るものであるかを区別でき、特定の症状を和らげることが判明した管理の方法や薬（たいていはじめは偶然であるが）を提供することができ、不必要な負担をかけずに患者を回復に向かわせることができるだろう。古代の医者のヒポクラテスの宣誓では、こうした知識が倫理的に暗示するものとその使い方が表現されている。

過去二世紀に渡って医学は、単に羅列的な診断医学的作業から、合理的で因果関係に焦点の合った、生物科学に動かされて進歩するものに進化してきているように見える。生物学は、まさにその生物を科学的に検討することの正しさによって、医学の考え方と実践の基本となった。しかしこの方法とともにある、根本を揺るがす魅惑的な考えが生じた。人は次第に、カール・フォン・リンネによる種属のように、多くの独立した「存在」として病気を分類学的に並べることを捨て、むしろ病気を「異なる環境下での生態」のさまざまな様式と捉えることを好むようになってきたのである。

決してこの考え方を軽視してはいけない。その考え方はわれわれの時代の医学における臨床と研究を変えた。現在ではこの考え方が医学の概念的な構造の根本を作り上げ、講演、研究、そして研究者の協力関係に影響を与えている。

精神医学は医学の一分野であるが、こうした新しい改革の流れの中にあってはそれほど進んでいない。精神科医は、精神障害を同定することに関しては熟練している。彼らは不安やうつの症状を認識することができる。彼らはそうした症状が患者にもたらす苦悩や生活上の困難をよく知り、またそれについて表現できる。彼らは長い経験から、それらの症状のうちどういったものが進行し、あるいは回復し、慢性化するかということを予測できる。さらにさまざまな治療法——ほとんどは偶然見つかったと認めざるをえない——も提供することができ、それによって患者の症状を抑え、あるいは軽減することができる。

しかし、精神医学は障害の同定は得意だが、その説明は苦手なままである。こうした意味においては、精神医学は他の医学の専門領域が何十年も前にすでに通過した発展段階にある。精神科医は、彼らが扱う対象の性質ゆえ、彼らが診断・同定できる障害が、生命の基本的な要素（身体的あるいは心理学的な）からどのように引き出されるのか本当に少ししか知らないし、さらにはどうして「異なる環境に置かれた生命」として理解できるかはさらにわからない。こうした未成熟さが、治療、予防、そして研究においてハンディキャップとなっている。

精神科医への三つの基本的な質問

精神医学を教える人は誰も、医学がたどる道というものをよく熟知した学生から、こんな三つの質問をどこかのタイミングで受けるであろう。

1　精神医学は何を対象とするのか?
2　精神というこの生態システムについて信頼性のある評価ができるのか?　それらには妥当性も求めることができるのか?
3　いかに脳は精神を生み出すか?

これらの質問は、精神医学を学ぼうとする学生が克服しなければならない知識の溝を明らかにしている。必ずしも学生はこの順序で質問をするとはかぎらないが、この順番で述べるのが一番よいだろう。なぜならば、これらの答えが形作られるにつれ、答えは一体となり、精神科臨床の理解を促し、臨床精神医学と基礎科学のつながりを見せてくれるからだ。

質問1　精神医学は何を対象とするのか?

簡単な答え　精神科医は皮膚、骨や内臓の問題というよりは、人の思考、気分、そして行動に表れるさまざまな問題に焦点を当てる。

さらに複雑な答え「精神と呼ばれる生態システム」　この質問はもう少し広がりのある答えをもつに値する。精神科医と患者が接点をもつ場所は、患者の個人的な意識、もしくは精神である。精神科医の仕事は、患者の精神の中身を評価することである。これまで多くの人は精神という言葉を、個人の思考、気分、知覚を含んだ意識ある経験が概念化された一つのまとまりとして定義してきた。

しかし精神の概念は意識の範囲だけでは語れない。精神は単に意識、注意の「場所」であるだけではなく、記憶、言語、理性、知覚、そして感情の反応などの心理学的能力から構成されている。こうした能力は、経験によって発展し、時に応じて変化し、相互に関係する。

最後に精神とは、目的を遂行する「システム」である。意識的な評価、決定、選択を通して人は行動を決め、記憶、思考、言語といった能力を選択的に使いながら世界を解釈し効果的に行動する。こうした注意、能力、そして遂行それぞれが融合し、精神に「システム」としての性格を与える。これを知覚することで、われわれの定義はよりよいものになるのだ。

システムとは全体が一体となって、しばしば目的のために統合的に機能するよう形作られた、さまざまな要素の結合体である。細胞、脳、そして消化管はそれぞれシステムに固有の要素をもち、動的で他のシステムともルールにのっとった関係をもつ生態システムである。精神科医は、心理学的な要素が互いに、あるいは体の他のシステムと相互作用し精神というシステムができていると認識したときに先に進むことができる。

精神の障害を評価する精神科医の狙い　精神科医が思考、気分、行動に問題をもつ患者に対するとき、彼らは精神の個々の要素における不調、あるいは人生における精神システムの効率的な活動が広く障害されているエビデンスを探そうとする。たとえばある患者が精神科医のところに来て、最近すぐに仕事中に混乱し、苦痛であると訴えて、その家族は本人が日中起こったことを思い出せないと言うとする。医師は、患者の精神システムの中のたとえば記憶の要素が障害を受けているのではないかと疑い、患者が新しいことを学んだり覚えたりできるかを鑑別する検査をする。精神科医の狙いは、患者の記憶力の低下を同定し、患者の行動や感情的な問題を説明する機能低下に治療反応性があるかを判断することである。

要　点　精神医学に対する最初の質問に対する答えは以下のようにまとめられるだろう。精神科医が対象とする精神というものは、思考、気分、決断などの人の意識に生じる機能や能力についてのはっきりしたシステムなのである。他科の医師と同じように精神科医も、治療や予防が可能な障害であるエビデンスを求めてこの生態システムを調べる。精神の構成要素は、個別に障害される（記憶障害のように）場合もあるし、構成要素同士の機能的関連に問題が生じる（失望が苦痛や恐怖を産むように）こともあるし、精神が本来もつ目的達成能力に問題が出る（いつもの決断が失敗につながるような）こともあるかもしれない。患者の生活の評価と精神状態の評価を体系的に行うことによって、精神科医は患者の障害を識別することができ、治療を始めることができる。

質問2　精神というこの生態システムについて信頼性のある評価ができるのか？　それらには妥当性も求めることができるのか？

プライバシーの問題　精神科医は精神の不調を発見しようとする。しかし、それが正常なものであれ異常なものであれ、意識の要素は本質的に「個人的」なものである。短時間しか患者を見ない医師は言うまでもないが、人が患者の個人的、個性的な思考や気分を自信をもって評価することができるのだろうか？

一方われわれ自身も人間なので、われわれは自身の思考、気分を「徹頭徹尾」知っている。われわれは思考や気分を活き活きとして体験する。われわれは自身の意識を疑うことなく、また意識が自身の行動に影響を与える能力をもつことを疑わない。しかし他人に対しても自信をもってそれを言えるだろうか？　根本的には個人的、内的かつ主観的な精神という領域の内容を評価しながら、客観性を求めるという一般大衆のもっともな要求を、精神科医は満足させることができるのだろうか？

一つの解答「行動」　一つの方法は、精神状態を判断するために外に表れてくる行動を観察することである。たとえば、指示に対する注意深い反応からその人に意識があると推測したり、震えているのを見て、その人が不安だと推測したりすることである。この方法は、複数の研究者によってよいものであると記され、そして使われてきたが、盲点がないわけではない。たとえば振戦がある人で、それが甲状腺機能亢進であるのか、不安によるものであるのかを区別するのは難しい。

よりよい答え「現象学」　よりよい方法は医者の質問に対する患者の答え（たとえば、「あなたの今日の気分はどうですか?」とか「今日は考えがよくまとまりますか?」とか、「今なんという町にいますか?」など）によって患者の精神の様子を合理的に評価できるかを判断することである。カール・ヤスパースは、患者が個人的な精神体験を表出、表現した結果について言及し、それを現象学の産物、すなわち「患者とのコミュニケーションの中で事実からのみ得られる、実証的な質問方法」とみなした。[2]

われわれは、コミュニケーションを取る能力を通して、人々の精神体験を評価することができる。たとえば、われわれが友達や親戚の気持ちを理解することができるという事実はこれをはっきりと示している。操作主義の始祖であるパーシー・ブリッジマンは、こうした人の基本的能力を投影と呼んだ。これらの現象学、実証的、投影といった単語は、われわれが会話を通して他の人の思考や気持ちを知ることができる、という至極単純な事実をおおげさに言っているだけであろう。[3]

精神科医が患者の精神状態を検査する、それは時に診察と呼ばれるが、患者と体系的な方法で話をするということである。これは、患者の考え方や気持ちが明らかになってくるように質問を構成するやり方である。いかにそのような質問をし、答えを追求し、反応を記録し、結論を導き出すかというのは、他の検査、たとえば心臓の聴診とか血圧計の使用とかいったようなものと同じように、学習し練習することで身につけられる技術である。他の検査と同様、一度学生がその効果的な精神状態の検査の方法を身につけることができたならば、これによって患者もしくは患者の精神状態から、かなり信頼性のある重要な情報を引き出すことができるだろう。

確かに他の医療技術と同じように、精神状態の検査法を身につけるには、医師としての経験と努力を必要とする。また、医師の質問に対してどれぐらい患者が協力的で、また答える能力をもっているかということにもよる。精神状態の診察は子どもにおいては難しいし、もし患者と医者の間にたとえば言葉や文化の壁があるとさらに困難になる。[4] しかしながら困難であることと要領を得ないということはまったく別物である。

精神という生態システムは他の医学領域で学ばれる生物システムとは異なる。しかしその構成要素、すなわち思考や感情は実際に存在し、そして他者から客観的に記述されうる。したがってそれらは同定し治療するのに十分な客観性をもちうるのである。

要　点　精神科医は、構造化された質問とフォローアップの質問を用いて患者の意識化された精神の内容についてコミュニケーションを促し、協力的な患者の個人的な精神世界について信頼性のある検査をできる。操作的な単語としては協力、構造、そしてフォローアップである。こうした方法を系統的に用いることによって精神科医は、精神障害の有無についての合理的な結論を引き出すことができる。

質問3　いかに脳は精神を生み出すか?

短い答え　われわれはどのように脳が精神を生み出すかを知らない。[5,6]

他の医学専門分野との対比　循環器病学と精神医学の対比で示唆するものがはっきりするだろう。循環器病学は物体として定義されている臓器とその支流からなる。すなわち心臓と血液を循環させる血管からなる生物システムである。循環器病学が医学の専門となった最初のころから、呼吸困難や浮腫などのいくつかの症状が心不全から来ることが認識されていた。そのため循環器内科医は心臓の生理学的機能や能力について理解することでそれらの症状を説明でき、潜在的に治療可能となるだろうと予測できた。

心筋や弁やポンプ活動の問題に対して、心臓は脆弱である。心臓病を患う患者の症状は、その問題で生理学的に何が失われたか、どんな生理学的代償がシステム全体の中で起こるかに由来する。したがってこの症状を合理的な道筋（基礎研究を心臓の構造や機能に当てはめることで拡張されていく）で検討することで患者の診断と管理の方針が導かれる。初心者は循環器システムについて、心筋線維に働く分子から臓器としての心臓の解剖までのほとんどのレベルの要素から始めても循環器病学を概念的に作り上げ、臨床家が患者にどのように説明し、どう治療するかを理解することができる。

　循環器システムと同じように、精神もまた思考、気分、知覚といった相互に関係する要素をもつシステムである。精神とその構成要素は脳の産物であるが、循環器病学の例と同じ理論を用いると、肉体という物体を評価するという大きな利点のために、脳の研究が心の研究を置き換えてしまうと結論づけるかもしれない。

　昨今の神経科学の発展は目覚ましいが、いかに意識が脳組織から湧き出すかということを説明するには何か足りないものがある。人間が脳や身体に受動的に従っているようには見えないし、誰も自分がそうだとは思わないだろう。どの人も、ある程度は自分たちが身体を支配していると考えている。「私」は単に存在するだけでなく、何に集中すべきかということを脳に「指示」していると考えている。精神活動は「意志をもったもの」であり、合理的に計画し、行動の方針を決め、結果を評価し、批判し、あるいは後悔するものである。もし「私」という感覚がこのような日常あたりまえの体験でないとしたら、それは驚くべきことだろう。物質である脳がいかに「私」という自己を生み出すことができるのだろうか？　そして脳はどのようにそれに関連するのだろう？　科学者はまだ「私」という知覚、そしてそれが操る能力と脳の構造や機能について知られていることとの関連をつなげることができない。この不連続な溝が肉体から心理学的状態への説明を邪魔するのである。

心脳断絶　他のどの医学の分野でも似たような断絶がないために、精神医学の教育と実践のためにはこの意味するところを理解するためのさらに詳細なる説明が必要である。思考や気分というのは神経細胞の活動やシナプス結合の活動によって起こっており、それ以外の可能性はない。将来いかに脳というものが主体性をもった自己、意志、精神活動の活力を生み出すかを、科学は最終的には明らかにするだろうとわれわれはみな考えている。しかし、この発見は単に今もっている知識の積み重ねによって起こるものではなく、神経システムと物質から存在へと飛躍する物質の理解という革命を通じて起こるのである。この革命はわれわれにまったく新しい生物世界の知覚をもたらし、その世界の中に自由の場所を照らし出すだろう。この心脳断絶の破壊には科学者が現在想像できない何かが必要である。もしこの革命が起きたら、われわれ神経科学者や精神科医が見るものは今とは違うものになるだろう。[7]

したがって、循環器内科医とは対比的に、精神科医は脳の要素（ニューロンとシナプス）の知識から精神生活の本質である意識の経験を直接的に説明することはできない。脳と精神の未開の領域において、われわれの使う言葉は実体のあるもの（ニューロンやシナプス）から実体のないもの（思考、気分や知覚）に変わっていくだろう。それらはまったく同一ではない。循環器内科医とは大きく異なり精神科医は、臓器の分子構造から、その臓器の活動の機能的結果に直接進むことはできないのである。

この断絶にはいくつか示唆するものがある。もっとも基本的なものは、こうした断絶によってわれわれは神経科学、すなわち物理、化学、生物学の言葉を用いて精神医学を説明し、教えることが不可能ということである。こうした心脳断絶から生まれる他の三つの臨床的な示唆については以下に述べる。

精神科医は「トップ」から始める　こうした心脳断絶によって精神科医と精神科臨床はその独自の専門領域を保証されている。脳と意識体験のつながりが断絶しているために、臨床家は意識に上る障害を同定し管理しなくてはいけない。言い換えると、脳における事実を精神における事実に置き換えることができないので、精神科医を神経内科医に置き換えることができないのである。

精神科医は「トップダウン」で働く。すなわち彼らは意識から始め、その中に起こる出来事を記述しようと試みる。彼らが記述と分析のための特徴を引き出した後に初めて、脳、身体、環境の中での出来事がどのように意識に影響し精神状態を変えるかについて考えるのである。

心脳断絶を迂回する　精神科医は確かに、いくつかの精神障害を理解するために神経科学の進歩を利用している。しかしその情報を利用するのは心脳断絶を迂回する方法であり、消し去る方法ではない。

百年以上にわたって、いくつかの精神障害、たとえば失語症（言語能力の低下）と、脳の特定の部位の障害を関連づけることができていた。これは、脳のどの部位がどのような精神症状を引き起こすかという理解を促すという点で臨床家を理解へ導く役立つ情報であった。特に今精神科医は、言葉を話す能力は左前側頭葉の神経活動に依存し、何らかの物理的な傷害が生じると不調を起こすことを知っている。特定の言語障害をもつ患者が訪れたときには、精神科医は脳の検査をしなければならないことを知っている。この検査によって、治療につながる脳損傷を明らかにできるかもしれない。この症状から脳へという探索的な方法は、症状を身体的な不調のエビデンスと関連づけることに価値を見出す医者にはなじみのある例である。

ある言語障害が側頭葉の傷害と関係し、そこから生じ、重症度とも関連すると知っているとしても、脳のこの領域の神経活動がどのように言葉を選び会話を進めるわれわれの意識を作り出すかを、臨床家はいまだ説明することができない。こうした神経科学から得られる情報は、この脳の領域が言語に必要であることは示すが、どうして充分であるかを示してはいない。

簡潔に述べるならば、関連は説明ではない。精神は一種の経験であり、脳は物理的な構造である。これらは同一ではない。脳の要素の活動が、精神活動における個人的な体験と「精神する」自身（「私自身」「私の考え」「私の望み」、そして特に「私の選択」などの表現で理解できるだろう）という親密な感覚をどのように引き起こすか、ということは、現在の最新の神経科学からも導き出すことはできない。

精神科医は説明にあたっていくつかの方法を必要とする　関連は説明でないというだけでなく、精神状態を脳の状態と対応づける努力は、決して精神科医が扱うすべての臨床的症状の理解に貢献するわけではない。もう一度述べるが、人は、人生に起こったさまざまな困難をうまくくぐり抜け、人生がうまくいくと考えている。こうした能力が心理学的な意味で障害されたとき、精神科医に相談する。いくつかの心理学的な症状は脳の病気から生じるが、正常な脳の状態であっても、不適応的な考え方、感情、そして決定に至ることがある。したがって、われわれが知るかぎり構造的に正常な脳をもつ人々であっても、状況を読み誤り、未来を恐れ、他人に対し不適切に行動することがありうるのである。

この単純でしかし根本的な考え方を明らかにするのに、こんな話が役に立つかもしれない。コンピュータのような情報を処理する機械では、部品の故障（ハードウェアの問題）によってコンピュータの障害は起こることがある。こうした障害は、その原因によって特異的な形態を取り、特異的な修理を必要とするだろう。あるいは、機械の指示によって、情報の流れが間違った方向に向かうときに問題が起こることもあるだろう（ソフトウェアの問題）。機械は正しく動作しているように見えるが、新しい指示が入り「正しい答え」が導かれるようになるまでは、「間違った答え」を出しつづけ、その間違いに固執するであろう。この二つの問題はどちらもシステムの中での「病理」の代表であるが、これらはその性質と治療に関して根本的に異なる。

脳は、コンピュータのように、一部が壊れることもあれば、さまざまな経路の影響を受けて不適応的な指示を拾い上げることもある。それによって異なる精神状態を示すことがある。精神科医は、適切な説明と治療のために、脳の「一部の故障」による障害と不適応な「指示」による障害の違いを認識できるようにならなければいけない。

これらを総合して考えるならば、精神科医は、患者の精神活動で直面したさまざまな障害を理解するために、いくつかの異なった方法論を用いなければならないということである。それぞれの方法論によって、誰が患者であるか、精神病理は何か、何をもって「正常」とするか、そしてどの治療法が適切であるかに対する定義はそれぞれ異なる。事実、精神科臨床でもっとも根本的な問いは、考えられる治療法の対象となる問題の性質とは何なのか、ということである。

精神医学の四つの観点による総合的解答

精神障害を説明する上で四つの標準的な方法が、現在の精神医学には暗黙のものとして存在するが、これを明確に学生に教える必要がある。これらの方法（われわれは「観点」と呼ぶことにする。観点という視覚的な比喩によって、それぞれの方法論が、精神医学のある側面を明らかにすることができるが、他の側面に対して盲目にはならないということを強調する）は、疾患の観点、特質の観点、行動の観点、生活史の観点である（図1参照）。それぞれの観点は独自の精神状態について有用性をもっている。そしてそれぞれは独自の精神病理の概念をもっており、精神生活において何が「正常」で何が「異常」かについての独自の概念をもっている。

（1）疾患の観点は、患者をそれぞれの疾患に特徴的な異常を通して把握するという論理に立つ。精神科医はすべての医師がもっているような疾患の観点によって、患者集団を機能低下によって定義された別々の集団に分けることを試みる。それぞれのグループは、疾患を明らかにする特徴によって、他のグループや正常な人々から区別される。疾患という言葉に含まれる考えは、そして疾患という領域の正しさを証明する究極の特徴は、症状が由来する肉体的な部分の同定可能な構造異常または機能異常だということである。精神障害において、ほとんどの異常は脳の中に認められる。その臨床的に意味するところは、病気は予防され治療されるということである。精神障害の症状を引き起こす肉体的な部分が発見されたとき、治療や予防はよりやさしいものになるだろう。疾患の観点は三つの概念的な要素からなる——臨床症状、病理学的過程、病因である。

（2）特質の観点は、数量的な等級づけと個人差の論理を精神医学的評価に応用するものである。たとえば知能や内向性といった心理学的な特質は身長や体重のような測定量と同じく個人差があるが、その分布上の立ち位

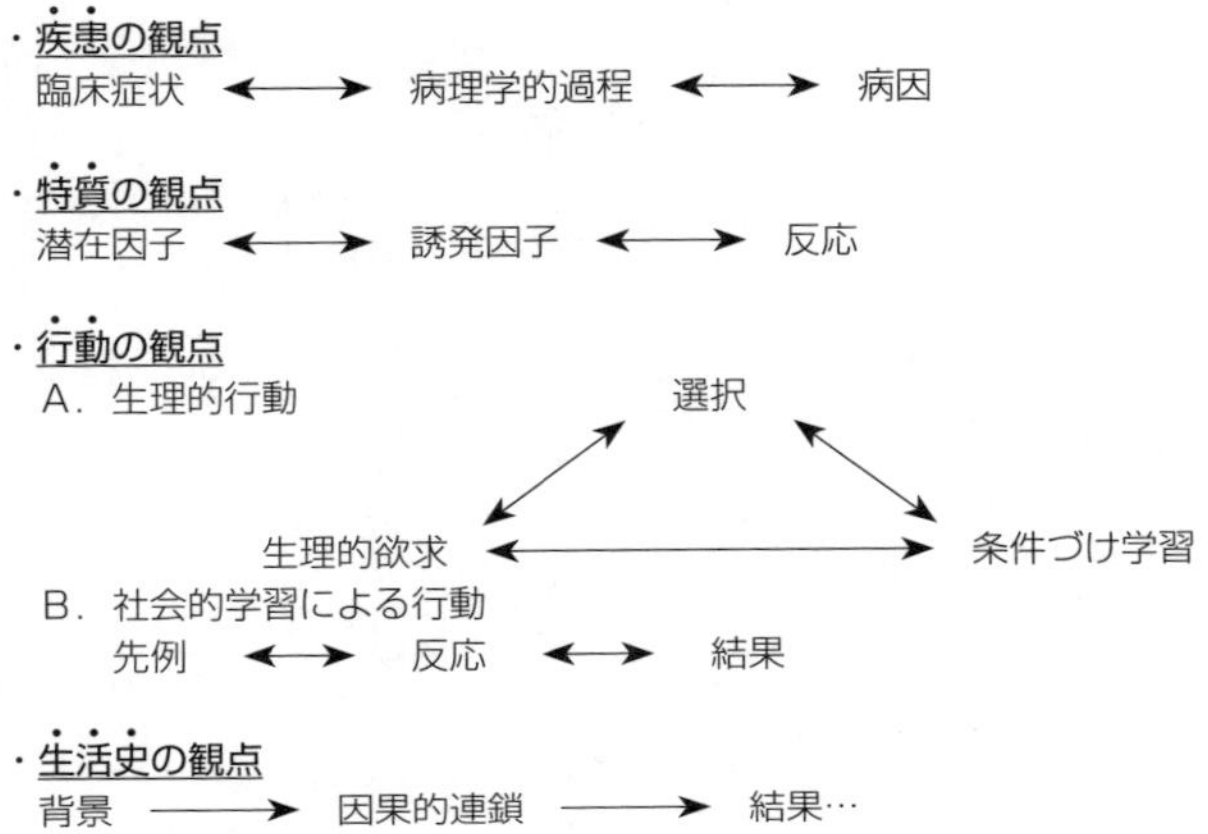

図１　精神医学の４つの観点

置のために、精神的苦悩に対し脆弱になる患者もいるという事実にこの観点は取り組むものである。患者は、正規分布の平均からいくらか距離の離れた場所に位置する。患者はその度合いが「異常」なだけであり、異常な種類なのではない。彼らの苦悩は問題を抱えたすべての人々に生じるもので、他の人なら解決できる困難により簡単に誘発されてしまうだけのことである。彼らの訴えや症状は、「治療」されるものではなく避けるべきものである。これらの患者を治療する上では、彼らが陥っている問題を将来はより洗練された方法で彼ら自身が解決できるように、彼らを強化し導くことに集中されるべきである。特質の観点は三つの概念的な要素からなる——潜在因子、誘発因子、反応である。

（3）　行動の観点は、人が目的志向だったり、目標に促されるような（すなわち目的論的な）人間生活の側面に注意を払い、そしてこの要素と結びついているいくつかの異常を同定する。したがって食べる、飲む、寝る、セックスする、といった目的志向的な行動は人の生活のすべての側面で見られ、身体的構造や成熟に伴う学習によって変わってくる。この精神科における行動の観点では、（物質使用障害のように）一部の人たちが普通でない目的に渇望するようになる障害か、あるいは（食べすぎて肥満になるように）通常の欲求が過剰に試みられるために起こる障害を同定する。身体の異常は、こうした乱れた行動のいくつかを引き起こすかもしれないが、文化的な圧力や条件づけの中で形作られた歪んだ学習経験もまた一つの要因となりうる。そして生理的な欲求に依存するのではなく、精神医学的脆弱性と社会的学習が合わさったものに影響される行動もあり、ヒステリー、自殺、犯罪などがある。医師はこうした誤った行動を防ぎ、また軽減するために、心理学的ならびに医学的な方法を模索する。治療上の成功のほとんどは、治癒を目指すものでなく、行動の転換を目指すものであり、それは努力に関して患者の協力を勝ち取ることができるかにかかっている。行動の観点は三つの概念的な要素からなる――生理的欲求、条件づけ学習、選択である。

（4）最後に、生活史の観点は、語りの論理に依拠する。精神の苦悩は、不穏な体験の後の、自然でとても理解しやすい結果であろう。悲しみは、喪失の感情的な表現であり、心に傷を負うような不運な出来事の後ではしばしば不安が生じ、そして絶望感は自分がおかれた生活の状況を失望をもって解釈することで起こってしまう。物語――背景、因果的連鎖、結果を経時的に伝えること――によって、これらの感情の状態を患者や医師が同じように理解しうるものとすることができるだろう。この観点と結びついている治療的な示唆としては、医者は患者を元気づけ、自然の回復の道筋へと導く必要があるということ、患者が将来似たような状況に遭遇したときにどのようにそれを避け、あるいは何を行うことができるかを理解できるように支援する必要があること、そして、彼らの生活環境をより前向きで効果的な活動を促す解釈で書き換える必要がある。生活史の観点は三つの概念的な要素からなる――背景、因果的連鎖、結果である。

要　点

精神医学的な思考、臨床に関する二つの含意が今や明らかとなったはずである。これらの含意は心脳断絶という、知識の増えた精神科医が乗り越えなければならない問題から導かれたものである。一つめに、精神科医は、治療の影響も含めて、精神障害の特徴を認識できるようにならなければいけない。指導者のもとで多くの患者を診ることによってこの知識を得ることができる。二つめに、精神科医は、患者を通して精神障害の多様性を理解し、治療の落とし穴を理解するために、いくつかの流儀の異なる説明（観点）に慣れる必要がある。実際に、方法――厳密に言うと方法論――を学ぶということは、効果的に働き、間違いを避け、臨床活動を批判から守り、研究を通じて精神科の知の領域を広げようとする精神科医には必須のものであろう。

　次章以降では、精神症状の描写とその発生の説明という、合理的な治療が依拠する二つの精神医学的な思考が、どのように結びつくのかを示していくつもりである。この方法によって、精神障害が「違った環境での人生」の例でもあると理解することで、精神医学はやっと医学に追いつきはじめることができるのである。人生は患者が何を「もっている」か（疾患）、患者が生来何で「ある」か（特質）、患者が何を「行う」か（行動）、あるいは患者が何に「直面する」か（生活史）で変わることがあるのである。

第2章　派閥争い
——精神医学における混乱のもう一つの源

心脳問題が精神科医の直面する第一でもっとも根元的な問題だとすれば、長期にわたる派閥争いは、二番目ではあるがおそらく一番目よりもうっとうしい問題である。精神科医は、それぞれ精神障害に対する信念に従って政党のようなブロックあるいは陣営を作り、それが精神医学の発展の障害となっている。この百年間にわたり、精神医学はその流れの中で多くの学派や流派を産み出してきた。その結果、精神医学は医学分野の中で唯一臨床家に、彼らのものの見方や哲学について尋ねることが理に叶っているとさえ言えるような分野となっている。こうした問題が示すのは、たとえば外科医の場合と異なり、ある精神科医によって支持される専門家としてのアイデンティティが、別の精神科医によっても支持されるとはかぎらないということである。

こういった派閥争いは、学問分野全体には受け入れられない単なる新発見の結果であり、それぞれの主唱者が擁護する流派によってすべての精神科医は生物学派か力動派かに分けられる、という意見もある。しかしこういった議論はあまり説得力がない。精神医学における発見は誰かが圧倒されてしまうほど多いものではないし、たとえば循環器病学のような多くの医学の専門領域では、そのメンバーに課せられる多くの新発見にもかかわらず、その専門家としてのアイデンティティを維持するのに困難はほとんどない。そこでは経験の長い長老的な医師も経験の浅い青年医師も、同じ血統に属している。したがって精神医学内での派閥争いには、何かもっと根源的なものが働いていなければならない。単一の要素、すなわち神経の構造と機能に関する知識だけでは精神障害のすべての側面を説明できないことを考えると、もちろん他の要素も探されねばならないが、精神と脳の非連続性がこの派閥争いに一定の役割を果たしているのは間違いない。

各流派自体の歴史的背景を見れば、それぞれの立ち位置や勢力について多くのことがわかる。これらの流派は無から生じたわけでもなければ、精神科医の経験と反省から唐突に飛び出してきたわけでもない。精神医学の派閥争いというものは、実際は、この二百年間にわたって西洋社会に出現してきた真実と人間の本質についてのより一般的な視点の相違の形成を反映している、というのがわれわれの見解であり、そのように教授している。また、心脳問題を回避する方法論（前章参照）はここでも派閥争いを乗り越えるのに有効であると信じているので、こういった問題がどのようにして起こったかを示すために、派閥争いの歴史的背景と精神医学の各流派の背後にあるそれぞれの概念の源について手短に述べる。

端的に言えば、一七世紀のルネ・デカルトの業績以来、西洋における三つの主要なテーマが精神医学に影響を与えてきた。われわれはこれらを、「近代思想」「ポストモダン思想」「反近代思想」と呼び以下にこれらの概念について論述する。重要なことは、それぞれの思想にはそれぞれの背景があり、それぞれ牽引する一連の人物たちがいて、文化史全般にも精神医学にもそれぞれ独特の貢献をしているということである。

以下で明らかにしていくが、これらの思想はその根元的なレベルでお互いに相容れないものをもっているが、どれか一つが残りを打ち負かすには至っていない。むしろ、これらの思想はお互いに競い合いながら今日まで共存し、強力な主導者がいて、精神医学の派閥争いの強力な要因となっている。精神医学における思考法や実地臨床を統合し、臨床医に共通基盤や専門家としてのアイデンティティを与えようとするなら、これらの思考様式やそこから何が与えられるかを理解しなければならない。

近代思想と精神医学

一八世紀中盤に西洋世界で勃興してきた一連の思考様式を近代思想と名づける。そのよりどころとなるのは啓蒙主義であるが、近代思想はさらにアメリカの独立やフランス革命といった歴史的出来事をもたらし、科学や技術における実証的方法の隆盛、権威主義に対する疑問、合理主義に対する関与や核心への接近、また非人道的な社会状況から人々を解放していくこと、などの実践も含んでいる。こういった探求のスタンダードを定義した指導的科学者たちは、物質界の研究の扉を開いた。しかしその性格上、人類の諸問題の理解を通じて探し求められ、発見されるべき第一の社会目標は、精神的な進歩ではなく人類の物質的進歩となってしまった。

近代精神医学的思想と近代的精神医学実地臨床の勃興

フランスが啓蒙主義の中心地であったため、フランス精神医学が啓蒙主義の影響を受ける最初のものとなった。一七九〇年代にフィリップ・ピネル[1]が精神科医療に人道的改革を行った。精神的に問題を抱えている者、精神病者、精神発達遅滞者、認知症患者、せん妄の患者などは、自然な過程での被害者であって倫理的退廃や超自然的な呪いによるものではなく、病に冒されているのだということを彼は理解していたからである。こうした考え方は、ジャン・エスキロール、ジャン・イタール、エドゥアール＝セガン、そして彼らの弟子たちといった他のフランスの精神科医や臨床心理士によって拡張されていった。彼らの業績は、患者に対する人道的治療への関与である。それはその時代に行われていた精神障害に対する経験主義的で実証的な探求から生まれ出たものであり、また病気による破壊に対して抵抗していこうとする人間の特徴の決定的な部分の理解から生まれたものである。[2]

精神障害の特質やそれらに対する適切な治療の一つひとつについての考察は、一九世紀や二〇世紀の研究者による努力と実験、そして臨床的実践によって向上してきた。症状や徴候が障害の公的な指標として同定され、それは障害や損傷のある一定の型に関連があると同時に正常な精神活動の一部分としても関連があるとされた。心理学の分野ではヴィルヘルム・ヴントやアルフレッド・ビネー、精神医学の分野ではエミール・クレペリンやオイゲン・ブロイラー、アドルフ・マイヤーといった先覚者が現れてきた。これらの先覚者はみな近代主義者で、ピネルの直系であり、とりわけ実地臨床と推論におけるスタンダードの擁護者であった――クレペリンとブロイラーは精神障害の徴候と症状の観察、分類、区別において、マイヤーは患者および患者の生活の包括的評価を可能にする体系的な検査において、これらのスタンダードを強く擁護した。[3,4]

精神医学におけるこういった近代的方法論の現代の表現形は、『精神疾患の診断・統計マニュアル』（Ⅲ、Ⅲ‐R、Ⅳ）である。ここに見られる操作主義と実証主義は明らかにネオ‐クレペリン主義者的であり、「生物‐心理‐社会」概念はネオ‐マイヤー主義者的である。[5] 最近の精神医学に現れているこうした近代精神医学の影響については第22章で詳説する。

近代主義の問題

自然科学は、人間に特有な性質を理解するというよりは、人間の心理学的な問題の種々の形式を同定していくことにより威力を発揮してきた。疾患というのは近代思想が定義し把握できたものの一つである。人間の意識、とりわけそれによって引き起こされる目的意識と自由の意識は、近代的意識の尺度の中では絶対的なものとしては捉えられなかった。しかしながら、人間の目的意識というものはある種の精神障害の原因となりうるし、また人間の自由というものが、啓蒙主義が擁護しようとしたものであることも明らかである。

しかしながら、近代主義の社会的、イデオロギー的表現形の多く――共産主義やファシズム、ナチス――においては、他の社会的目的が存在するときには、個人の自由というものは犠牲にしてもかまわないと考えられてきた。個人が他の何か、国家や階級、人民、人種、今日では経済といったものに付随するものであるという考えは、状況に対しての人間というものを強調することもあって、啓蒙主義の萌芽段階においてすでに存在しており、二〇世紀を通じて近代主義の否定的な一面として存在しつづけている。

医学や精神医学も、このような個人が付随するものであるという態度から逃れられているわけではない。近代主義のこういった側面は、今世紀初頭の優生学の潮流を伴った生物医学自体の中でのもっとも顕著な部分であり、今日のヒトゲノムプロジェクトにも暗い影を投げかけている。とりわけ、徴候、症状、診断というものに焦点を当てるドイツの施設中心の精神医学は、その専門用語を衒学的に駆使し、ダーウィン、メンデルの思考法を強引に組み合わせることによって、啓蒙主義の始まりにおいて近代主義が援助と保護が必要な人々としてみなしていたまさにその人たちを、社会の端へ追いやることに手を貸すことになった。この種の精神科医は、障害を、病人を含む人間一人ひとりの生来の価値に相当するものであるかのように定義・分類し、その結果、人間一人ひとりが本来無条件にもっている価値というものが曖昧になってきた。こうして、疾患による障害をもった人々を生きる価値のない生命であるかのように言いはじめた。つまり、そういった生物学的生存競争において絶滅しやすいと証明された生命は、経済的にも、公衆衛生政策でも、人種的純潔性の面でも、あるいは病人やその家族に対する単純な同情心の面からも、そのように見なされてかまわないという考え方が文化的に優勢となってきた。[6]

こういった考え方はまず最初に、多くの先進西欧諸国（米国でも三〇の州で行われた）で、精神病患者に対する強制的な避妊手術といった形で実施され、ナチスドイツにおいてはその論理的結論として、精神的に病んでいる患者は抹殺された。多くの者が述べるように、このように政府が積極的に患者の抹殺を行ったことが、ホロコースト〔大虐殺〕に対する容認を産み出す源となった。これらはともに、近代的な技術に支えられ、近代国家の法によって支持され、少なくとも部分的には、近代の生物医学から派生した考え方に正当化された近代的な出来事として、実行されたのである。[7]

こうした正当化は、功利主義者によって擁護された。功利主義者は、自由というものを人間本来に与えられているものとしてではなく、通常大義の前に役立つものとしてとらえ、人間の自由（そしてもちろん生命そのものも）というものは、それを排除することによって大義が得られるということが示されれば犠牲になってもかまわないということを、意図的でないにせよ暗に示していた。ケヴォーキアン博士を代表とする現代のオランダ人医師たちはこういった「病気よりは死を」という概念を極端にして、クレペリンが確立した診断基準によってかなり性急に推し進める準備をした。

自由をもって生まれたものとする、人間意識に関する現象学への考察が欠如している段階で、このような精神医学の劣化を予想した人もいるだろう。実際後に明らかになるように、近代（と近代精神医学）に対する挑戦は以下の二つの源をもつ。その二つとは、人間の精神生活についてのより進化した現象学と、どんな場合においても個人の自由を主張する原理主義者である。

ポストモダン思想と精神医学

われわれはまず、現象学について考察する。それは、最初は徐々に密かに始まったが、この五〇年の間に発言力と権威をもつようになってきた。それは、文化的な知性の運動であり、もっと相応しい名前があるのかもしれないし、どこからどこまでをそう呼べるのかについても多くの議論がある。しかし、ここではそれをポストモダニズムと呼ぶ。実際、この運動は、啓蒙主義における近代思想の延長線上にあると考えると一番わかりやすい。ポストモダニズムは、近代主義を形作る合理的な主張を、より現代的誠実さをもったものにしようとした。そこでは、近代主義の基礎である啓蒙主義的な基準や確実とされていることは、社会を操作できるような強い権威が自己防衛的に保全しているものかもしれない、と批判の矢を向けた。

ポストモダン思想は、近代主義の中で、近代主義自身の原則をも転覆させてしまったものと考えると一番よくわかるかもしれない。しかしながら、ポストモダニズムの存在を可能にしたのは、フリードリッヒ・ニーチェが導入したある種の現象学である。それは周囲から蔑視されることを自ら挑発するようなものであり、社会の文化的基礎、そして徴候、症状、診断の精神医学を軽視するようなものである。

ニーチェは人間の情熱の心理学、そして情熱がわれわれの思考に与える影響の心理学を産み出した。彼はわれわれの行動や行為の裏側に隠された――実のところ偽りの形を取った――われわれの本質を読みとった。彼はわれわれの本質を暴き出し、われわれの「暫定的な最高価値」の起源を明らかにすることが自分の役割であると考えていた。[8] 彼の神の死の概念は、信仰の終わりの比喩というだけではなく、進歩、人間の完全性、歴史的必然、普遍的倫理といった近代的概念の消散の比喩でもあった。自らの情熱に相応しい理性をもった個人、すなわち超人（Uebermenschen）、感傷や伝統に打ち克ち、自らに何が適用されているかに従って、真実と生活における決断を下すことのできるポストモダニズム主義者というものの存在を、彼は知らしめ賛美した。

精神医学実地臨床における機能と形式の対立

最初のポストモダン精神医学の実地臨床家はジークムント・フロイトである。彼もまた情熱の現象学に自らの考察の基礎を置いた。フロイトにとってクレペリンの言う鑑別診断は付帯的な事象にすぎなかった。クレペリンは、形式的な徴候と症状を通じて診断に至るという方法論を重視したが、フロイトにとってそれは表面的な「記述精神医学」であり、精神障害の真の原因である情熱の葛藤の探求から目を逸らすものにすぎなかった。同様にマイヤーによって主張された総合性の基準は、生活歴のすべての側面を同様に扱っており、精神障害の発生と形成において性的リビドーが他のいかなる要素より重要であることを軽視しているという点で、過剰であり散漫であるとフロイトは感じざるを得なかった。[9]

フロイトはニーチェが切り開いたポストモダンの足跡に従って、人々は人生をやっていくために、多くの欺瞞と合理化を必要とし、それによって、自分たちが本当に考えていることや実際に自分たちに降りかかっていることが見えなくなっていること、またそういった合理化のために精神障害に至ることとさえあることを明らかにした。フロイトが精神科医にもたらしたものは、精神障害の中には各個人の心的態度に起因するものがあるという認識である。それらの心的態度は意図的なものではないが、怒り、憤り、罪悪感、葛藤といったものを含む包括的な心理学的感情から、必然的に生まれてくるものである。精神障害、さらには、夢、冗談、言い間違えといった他の多くの精神現象も、特定の病理や人間の精神現象のカテゴリーに分類されうる形式の問題ではなく、自らの情熱と社会の期待の葛藤を処理する人間の精神機能の現れである。[10]

すべての精神障害は自然現象であり、典型的な徴候と症状により同定できる、説明可能ではあるが非個人的なものであるという、近代的推論では達成できないような進歩をフロイトは精神医学にもたらした。彼が見出したのはむしろ、精神障害には患者の意図と現実の衝突に当惑した自己の葛藤の所産であるもの、理解可能で個人的なものがあるということである。自己盲目的で誤った概念やイデオロギーに捕らわれている状態から自由になれない患者を援助するにあたって有益な教訓は、フロイトの概念から得られた。今日の精神科医も、フロイトの功績であるこういった進歩をもちつづけている。それは、悩んだり当惑したりする患者を共感的に理解することが、彼らを援助する治療法を導くことを重要視していることである。

精神療法の技術を増強させたもう一つのフロイトの概念は、患者と治療者の間の感情的な相互作用への関心である。それは彼の「転移 transference」という用語に集約されている。フロイトにとって治療セッションは単なる職業的相互作用の一形式ではなく、患者と治療者双方の情熱や希望や願望で形作られた一種の出会いであった。クレペリン流の近代精神医学者は治療を手順に従った技術と理解し、こういった感情的力の機能を過小評価しているため、こういった感情から患者が怒ったり、治療に従わなかったりすると当惑しがちである。

フロイトとその後継者たちはさらに遠くを見据えて、精神障害、そして最終的にはその解決も、疾患としての形式にではなく個人の機能にあると考えた。フロイトは、ちょっとした悩みから得られた知見を精神病の考察に適用した。たとえば、「妄想形成は病的な所産であると考えがちだが、実際は回復への試みであり、再構成の過程なのである」とフロイトは述べている。[11] カール・グスタフ・ユングは、「妄想者を丁寧に観察すれば、これらの患者は新しい世界システムを作り出そうという願望に飲み込まれていることがわかる。それによって彼らは未知の精神現象をわが物とし、自分たちの世界に適応できるようになるであろう」と言っている。[12]

これが、近代精神医学とポストモダン精神医学、もっと聞き慣れた表現を使えば生物学的精神医学と力動精神医学の論争の決定的な部分である。つまり、障害を記述するために、方向性の違う精神科医は最初から違った用語を用いていると理解してもらってよいだろう。一方の精神科医は、「状態」「条件」「精神的な出来事」という用語を用い、症状と徴候の存在を示唆することによって表出の形式を強調する。他方は、顕在化している障害の背後により深い意味が存在することを暗示するような用語を用い、「過程」や「葛藤」「防衛」「潜在」および「顕在内容」について語る。

精神的な病について語るときに「症状」という用語を用いるか「防衛」という用語を用いるかによって、精神科医は一方の考察法を採用し、形式か機能のどちらかを強調している。どちらを強調するかで、現象そのもの、精神的出来事が同じであっても、開始から異なる説明および治療的暗示に発展していく。しかしながら、どちらを強調するかを選ぶことが、別々の方法論を選択したものとして認識、評価あるいは理解されることは稀で、結果として精神医学的状態の性質が意味するものについて議論が噛み合わなくなっていく。

精神障害の説明、患者の介護、そして精神科医としての適切な思考法における権威を巡って、精神医学における一つの見解が他方を圧倒しようとお互いに試みている。近代思想とポストモダン思想それぞれの源に見られるように、これらの見解は共に何が正統で重要かという点で、それぞれの推論に基づきそれを包括する形で成立している。実際、フロイトがクレペリンに対抗したように、それぞれの精神医学は他方と対抗することで成長してきた。それぞれの思考法を擁護する者たちの論争は最終的にはお互いの絶縁状態に終わり、われわれの患者、学生、そして同僚の医学者を当惑させている。確かに、この対立の原因を認識していない人からは、「あなたたち精神科医は何について争っているのか？」という質問が出てくる。われわれは患者の精神状態を評価するのにもっとも重要なのは何か、形式的な内容なのか、機能的な意味なのかについて争っているのである。

しかしながら、フロイトはニーチェと同じように極端に走ってしまった。彼の転移の概念は彼の信条を加速させた。ニーチェと同様、彼は世間に対して挑発的であることを得意に思っていた。彼に対する批判についてフロイト自身は、彼の考えはまだ啓蒙が不十分な性的な問題に関して人々がこれまでに受け入れてきたものに対して挑発的だと思われるゆえだと表明していた。彼は、すべてを知った上で間違った手がかりは切り捨て、権威ある洞察力をもって、患者を援助し患者が表現している障害の裏側にある性的衝動の湧出を患者自身に理解させることができる分析家を想定してしまった。[13,14]

問題点

フロイトは硬直した評価と診断から精神医学を解放し、精神障害の奥にある一般的な論理を感知しようと意図した。この方法論は有益ではあるが、彼は極端に走りすぎた。理想的な精神科医として、すべてを知り、秘密を探り出し、絶対的に信頼のできる案内人や指導者であるという考えは、最終的には自信過剰につながる。総合的な評価、観察の信頼性、意見に対する実証的検証といった、ヴント、クレペリン、マイヤーらによって導入された慎重な基準は、フロイトの仮説の前には魅力に欠けた。こういった近代精神医学者や近代心理学者が擁護する基準は、基本的に間違った信念であり、情熱を認めたくないという信念でもあり、とりわけ性的欲動とその社会的抑圧を認めたくないという信念に基づいているというフロイトの揶揄は、彼らの教え子の大半を圧倒した。

こういった近代主義の基準が放棄され、アカデミックな施設もフロイト派の軍門に降るようになると、彼らの門下生はより非論理的になり最後には反論理的になった。彼らはすべての精神障害に刻印された形式として存在する葛藤の本質への特別な洞察力に基づいた権威を、それも申し分ない権威を要求した。彼らに対する疑念は治療に対する抵抗以外の何者でもないとされていたからだ。

最初、アルフレッド・アドラーやカール・グスタフ・ユングにおいては、その変化は単純に何を強調するかという問題であった。もし隠された人間性を見つけ出すといったことさえ言い出さなければ、こういった変遷は隠された葛藤についての力動的精神医学を有益な成熟へと導いたかもしれない。しかしながら精神分析家は、手技というものが普通そうすべきであるにもかかわらず、自らの方法論によって自らの限界や内容をはっきりさせることもしなかったし、科学というものがそうすべきように、論争を解決するためにデータを外部から確認してもらうこともしなかった。

結局精神分析は、公に検討され、確認され、あるいは棄却されるような論理的な発展の方法論を、その理論に関しても実践に関しても見つけることができなかった。一方、心理学的社会運動の明確なビジョンをもった側面は、大衆主義や流行的熱狂、金銭欲等を原動力にして熱狂状態を産み出し、模倣者を惹きつけた。精神症状のほとんどは解決されていない情熱や人生の中での外傷的な巡り合わせの結果であり、その大半は無意識の王国の中に潜在的なものとして潜んでおり、ある種の専門家によって取り出されるのを待っているといった内容であった。エンカウンターグループ、ＥＳＴ〔Erhard Seminars Training＝エアハルト式セミナートレーニング、エスト。自己発見と自己実現のための体系的方法。米国の企業家ヴェルナー・エアハルトが一九七一年にはじめたもの〕、内なる子どもに焦点を当てた交流分析、過去の人生からの被害者学といった派生的な治療法が流行し、エイリアン・アブダクションさえもが大学の精神医学センターでヒアリングを行われるようになった。このようにして、われわれが今日目にする精神療法の一団が生まれてきた。無茶苦茶で、移り変わりが激しく、そしてこれは認めなければならないことだが、詐欺と言っていいほど、あるいは軽蔑に値する悪い冗談と言っていいほどに間違っている。[15]

患者の精神状態に関する報告を、人間の意識内容として検討するのではなく、抑圧の偽装、否認、反動形成等といったもの――これはニーチェの基礎概念である――として見破るべきものと考えるような実地臨床はかつて、また今でもポストモダン精神医学のアキレス腱である。こういった潮流は、近代精神医学やポストモダン精神医学に対する反近代原理主義による近年の暴力的な反対運動の一因を担っている。

反近代原理主義と精神医学

この二五年から三〇年の間、とりわけ一九六〇年代以降、近代思想、ポストモダン思想の双方が共にわれわれの社会を蝕んでいるという内容の、さまざまな抗議が沸き上がってきた。消費社会と金権政治支配が人々を腐敗させているというのがこれらの運動の主張である。しかしそれ以上に、人をものとして扱うこと、人間の選択は常に自らではコントロールできないリビドーの力によって強要されたものであると考えることに、究極的な不道徳さを感じ取っていた。これらの運動においては、人間は神の創造の過程で選ばれた特別な存在であり、その運命は神秘的であり、生き方を自分で選択して自らを変えていく自由を与えられているという伝統的な概念に最善の形で見られるものを、再び強調することが試みられた。こういった運動は、宗教的原理主義のように宗教的な形を取ることもあれば、ある種の人権原理主義のように非宗教的な形を取ることもある。

精神医学における反近代主義者というものは、近代主義精神科医やポストモダン精神科医が胡散臭い治療を行って人々から自由を奪った、もしくは人々から自分は自由であるという信念を奪い去ってしまった、と徹底した合理主義を唱える権威主義者に反対した人たちだった。こういった反近代主義精神医学者は、患者が精神医学的に問題のある状態にあるからでなく、精神科の施設が存在するから患者はそこに閉じこめられているのだと信じるに至った。反近代主義者はジョン・ロックといった近代哲学者と同様の見方をしていると主張していたが、実際には自由に対して原理主義的な方針をもっており、すべての患者が自由である状態を想定し、この自由に対する精神科医療の実施によるすべての制約を解放するよう、（自由という名の下に）それを唱えたのである。

「精神病の神話」を主張したトーマス・サースといった精神科医や、彼のアルコール依存、薬物依存に対する精神医学的概念への取り組みを見てみると、反近代主義思想が何であるかがはっきりしてくる。彼らは人間性の本質は自由であると見なし、したがって人間は多くの形の生活形態を取りうるものであると見なす。したがって、無秩序な生活様式も、それが薬物乱用や自殺といった致命的なものであっても、人間の選択した生き方の一つとして、社会から許容されるべきであると結論する。「結局それは誰の人生なのか？」とこれらの精神科医は尋ね返す。こういった言説は反近代原理主義者をいかなる責任からも自由にしてしまう、魔法の呪文の一例である。

サースのような精神科医の行為は、学生にとって、訓練の結果起こりうることを慎重に考慮した、合理的で一貫性があり進歩が期待できるような指導を行う教師のそれではなく、聴衆受けのために極端なことを言う説教師のそれである。絶対の自由がサース派の精神医学の心臓部である。とりわけ、ピネル以来近代精神医学者が指摘しつづけてきた、疾患によって自由が障害されうるということを反近代精神医学は受け入れない。ポストモダン精神医学者が依存といった行動を説明しようとすると、反近代精神医学はそれは「説明という名の言い訳」にすぎないとあざ笑う。確かに、精神薬理学の進歩によって、死に至らしめるようなものとは異なる化学物質が、人生を変えてしまうほどの生物学的効果をもっているということがわかったということも、サースは認めるのを拒んでいる。[16]

しかし、サースにも功績がある。それは、彼にはあまりにも恣意的に思われる疾患のカテゴリーや、彼には単なる説明方法の一つにすぎないように思われた行動障害のカテゴリーに、精神科医たちが何でもかんでも当てはめようとするのを止めさせようとしたことである。精神医学においてサースが示したように、反近代主義というものは、リベラル派か保守派かといった単純な政治的カテゴリーに収まるものではない。反近代主義者はどちらの陣営にも存在し、単純に正統や異端を反近代主義と同一視するのでは、この運動の本質を捉えることはできない。

サース派精神医学とは、精神障害に関する近代思想の歴史をすべて拒絶するものであり、彼の言うことは結局のところ、ピネルが監獄から救い出した統合失調症患者を再び監獄へ連れ戻すことにしかならない。それにもかかわらず、彼の精神医学は近代精神医学やポストモダン精神医学の帝国主義に対する批判勢力としていくらか有益な貢献を行っている。彼らは、精神障害による無秩序な行動や精神状態の真っ只中においてさえ、人間の尊厳を重んじる。その美辞麗句や平易なたわ言の中に少なからぬ善良さが埋もれている。その善良さとは原理主義者の善良さである。すなわち、根本的な何か、本質的で主要な、存在に不可欠でとても大事な欠くことのできないものであり、日々の生活をただ軽率にこなしているとしばしば忘れてしまうようなものである。われわれは、自分たちの習慣を誰かに説明することを迫られるのも、時には必要なのである。

現時点での困難

この章の最初に述べたように、近代、ポストモダン、反近代といった三つの知的テーマは今日も平行して存在している。どれか一つが残りを撃ち破ってしまうには至っておらず、三つともが生き長らえ、競い合いながら、精神医学における派閥争いが存在する原因となっている。実際、精神障害の見方が競合している中で、無自覚にこのうちのどれか一つの知的テーマに身を捧げてしまっている精神科医がいることが、多くの精神医学界を特徴づける、絶え間のない混乱、答えの出ない個人的論争、そして進歩の欠如を説明している。

知的世界の至るところから、この状況を乗り越えようとする声が聞かれるようになってきており、そういう人たちには共通点が多い。彼らは、近代科学が達成した偉業や問題解決した点に注目する。技術や医学により身体的な快適さが進歩したことを讃えるだけでなく、ポストモダン思想を通して人々に仲間意識が高まったことも喜ぶ。しかしこういったこの状態を乗り越えようとする人たちは、脆弱さを暴き出すためだけでなく、すべての人々がもつ主観的ではあるが共通の体験が、人生の健全な目標のより深い理解をもたらすということのためにも現象学を用いる。

例として、この時代の指導的言語学者であるノーム・チョムスキーの言葉を引用しよう。「もし実際人間が、無制限に可塑的で完全に可塑的で、生まれながらの精神構造をもたず、本能的に文化的・社会的特徴を求めることがなければ、それは、国家権力や、会社重役、管理職、中央委員会といった者たちにとって、行動改造の対象として都合のよいものとなるだろう。人間であることに誇りをもつものは、われわれはそうあってはならないと望み、しかるに、知性の発展、倫理的意識の成長、文化的発展の基盤を作り、自由な共同体の構成員になるのに必要な、人類が本来的にもつ特徴を決定していこうとする」[17]

精神医学におけるこれらの問題を乗り越えようとする反応

こういった派閥争いを乗り越えて新しく統合された精神医学に至ろうとする意見が、近代主義思想からも、ポストモダン主義思想からも、反近代主義思想からさえも、同様に聞かれるようになってきた。こういった試みの偉大な例はカール・ヤスパースである。彼は（精神医学的評価に代表されるような）近代の合理主義と、ポストモダニズムの中心的な業績である現象学を融合させた。精神医学的評価の方法の長所と短所、そしてどういった場面でどの方法を用いるのが適切かということを主張し、一貫性のある研究を行った最初の人である。[18]

このような方法により、実際のところ帝国主義的戦争とでも言うべき近代主義精神医学とポストモダン精神医学の衝突をもたらしている誤解の根源を見つけた後でさえも、人間の神秘的な側面を反近代主義者らより遙かに深く認識することができたのである。ヤスパースの精神医学の概念は、彼の業績のいくつかの特徴の中に見ることができる。それは、精神を研究するにあたって、多くの違った方法論を取ることを擁護することであり、科学的方法論が適切な場面では科学を追求し、人間が根本的に自由で神秘的な存在であることを擁護することである。

カール・ヤスパースの影響は本書の至るところで明らかになる。この本の根本的な目的は、臨床分野における基本的な面接法の枠組みを提供し、近代精神医学の要素、ポストモダン精神医学の要素、そして反近代精神医学の要素さえも、その中に盛り込むことである。われわれは精神医学研究の方法論をさらに細分化することで、彼の考えを詳説しようと試みた。しかしながら、精神医学における派閥争いはその進歩の妨げとなっており、精神障害を理解するために精神科医が用いている方法論を明らかにすることによって――いやむしろすべての精神科医に意識させることによって――それを乗り越えられなければならないと考え、われわれも彼とまさしく同様の見地である。われわれは根元的な観点として、疾患、特質、行動、生活史を考える。

この本が目指すのは、方法論を分類し、データを解析し、この学問分野を論理的で効果的な方法で構成することだけではない。具体的に言うと、意識というものが生成されることの謎（第1章参照）から派生してくる精神医学そのものの不確実性を強調することで、近代主義の中にある物質主義とポストモダニズムの中にある虚無主義に戦いを挑みたいと思う。意識というものは人間にとって絶対的な経験であり、人間の本質が宿る場所であり、われわれすべての社会的相互作用、対人的相互作用はそれによって存在しているのである。また、繰り返し述べるように、意識がいかにして生成されるかをわれわれはいまだ理解していないのであり、意識のすべての能力を知っているとは言えないのである。

要点

この章の目的は精神医学における派閥争いの原因について、水先案内を提供することである。この派閥争いは、心脳問題の次にこの学問分野の発展を阻害する要因となっている。実際、前章で心脳問題を回避するための方法として四つの観点の考え方を紹介したが、これがこの分野における分派主義的混乱を乗り越える方法にもなりうると提案したい。四つの観点からの考え方は、精神医学における近代主義、ポストモダン主義、反近代主義それぞれから一番よいところを引き出したものである。具体的に言うと、形式と機能の要素をどのように扱うかが異なっている複数の観点を提案することにより、近代主義精神医学者とポストモダン精神医学者の間の形式と機能の対立について言及を試みるものである。すなわち、疾患の観点においては、形式がもっとも重要視されており、症状、徴候、診断といった用語に典型的に表現されている。生活史の観点では、患者の目的と実際に経験したギャップから生じる精神的な苦悩を説明するために、機能が使われている。これらの方法論はすべて、心というものは、思考、気分、知覚といった構成要素（形式）が存在し、目的、意図、欲動と機能的に相互作用している（出来事と目的が絡み合った）一つのシステムとして理解するためのものである。

以上より、四つの観点について二点強調したい。この四つの観点は、一つは心脳問題を避けて精神障害を理解する方法であるということ、次にこの学問分野を混乱させている長期の派閥争いを乗り越え、実際解決する方法でもあるということだ。われわれは次にそれぞれの考察方法について、それらはどのような精神障害に適用されるべきか、ならびにそれらの論理的関係性、説得力の源に触れながら、一つずつ説明していく作業に移ろうと思う。こうすることで、われわれが強調する二点を納得していただけるだろう。

第3章　精神医学における分類とDSM－Ⅳ

精神医学における分類とは、他のあらゆる医学の分野と同様に、患者を該当すると考えられる病気に当てはめる作業である。つまり、共通の病因・病態を効率的に研究する試みと言える。しかし、精神医学においては、この試みは特殊な問題をはらんでいる。いかに病気を定義するか、つまり一つの疾患単位を他のものと区別するのにどのような病歴、臨床症状、病因を用いればよいかということは、概して困難である。さらに分類法の習得そのものに対しての嫌悪が持たれ、時にはこの試みが放棄されてしまう。多くの精神科医は、ある状態像を精神障害と判断することは、それを異常と判断しているのだが、その根拠は今日の偏見に基づくものとさして変わらないとさえ感じている。精神障害患者がそれぞれに異なり健常者ともさまざまな点で異なっているという考えは、「人類みな兄弟」という信念に反している、などと言う人さえある。われわれの感情は共通で、不幸に対しては同様の脆弱性を有し、困難に対して似たような感情を抱き表出する、ということである。この信念は、特定の人間を精神障害と分類し患者を異質だとする――実際に病理学的には異質なのであるが――行為に対して疑問を投げかけるものである。

精神障害の分類と鑑別診断を行うことは、呪いや偏見を必ず伴うもののように思えてしまう。この分類に反対する人たちは、精神障害の病態の理解のためというコンテクストでなくその字面のため、精神医学用語（たとえば、「彼は妄想症だ」「彼女はヒステリーだ」「あなたは否認している」）の使用を批判したがる。しかしこれらの問題から逃れるため、精神障害の分類学と、直面している問題の程度に差はあれ、基本的には同じような問題で悩んでいる人たちである精神障害患者の同定を放棄してよいものだろうか？　やはりわれわれは、患者の苦悩は特定の苦痛に対する自然な反応と理解でき、さらに人間の心の悩みの普遍的な性質を理解することができるようになるべきであろう。

こういった考え方を尊重できるすべての人にとり、すべての精神障害患者は同一で単に何に遭遇したかやその障害の程度が異なっているだけだとする考え方は、問題の説明を単純化しすぎており、対象となる人々（患者）に対する精神医学的視点を狭めてしまう。実際、鑑別診断や分類を捨て去ることは、他の医学の分野では障害の病態の理解や治療の進歩に貢献する機会を失うことになる。残念ながら、人間はさまざまな理由や方法で、他の人間を軽蔑したり不当に扱ったりするものである。もし、われわれが彼らの障害を分類でき、われわれの方法の示唆することを注意深く吟味すれば、そのような害は最小限に食い止めることができるであろう。しかしながら、精神医学における鑑別診断や分類は不可避かつ便利なものであると容認できたとしても、われわれは偏見の問題や、一貫性のある分類システムの構築についての問題を解決することにはならない。この章では、最初に診断システムの問題を論じることにより、これらの問題を解決していく。精神障害を分類するにあたっては、その根本となる問題、つまり精神障害の基本的な成り立ちに直面しなければならない。第1章でも述べた通り、精神障害（思考、気分、行動の障害）は、その性質において似通っていない。いくつかの精神障害は他の医学分野の障害と同様に、脳や体の生物学的な影響の所産である。しかし、精神状態の障害は、そのような原因だけで生じるものではない。その多くは、人が人生において目指すものと現実との葛藤に起因する意欲、感情や行動の障害の所産である。精神科医が取り組もうとしているすべての精神障害を包括するような、基礎的な統一された概念は存在しない。生物科学（分子生物学を通じてもっともよく理解される）は医学における説明の基本的なものだが、精神障害はいくつかの異なった原因から生じるものである。それゆえ、精神科医がお互いに似通った患者について論じることができ、同時に人間の心の悩みの原因は多岐にわたっているということを考慮した分類システムの発展は、常にその開発の努力が続けられるべきであるし、今日においてもそのシステムは不完全であることを肝に銘じなくてはならない。この章の目的は、分類そのものの基礎的問題を明らかにするとともに、現在のアメリカ合衆国でのゴールデン・スタンダードである『精神疾患の診断・統計マニュアル』[1]（DSM－Ⅳ）が、これらの問題や、精神医学に内在する問題にどのように対処してきたかを考察することである。

カテゴリーの種類

それぞれのカテゴリーは本質的に異なっており、もしカテゴリーの概念の基礎がよく検討されていない場合には、そのカテゴリーは問題となる。カテゴリーの種類は、障害の症状や兆候などにどのようなものが含まれるのかを意味しているのではなく、むしろカテゴリー間を区別している、そのおのおののカテゴリーの要素の平均の定義、特に、そのカテゴリーの診断基準がどのように選ばれたかを意味する。カテゴリーの包括性、統一性、参照しやすさは相互に影響する。

結合的カテゴリー

申し分のないカテゴリー、つまり結合的カテゴリーは、該当者をその診断基準をつなぎ合わせることで、メンバーを集積する。もし、ある人がより多くの診断基準を満たすことが観察された場合には、その人はそのカテゴリーのメンバーであると考えられる。この診断基準は結合によってつながり、かつこの結合により、各個人のカテゴリーへの該当・カテゴリーからの除外が可能になる。カテゴリーの元となる概念は便宜的なものであるかもしれないので、それぞれの診断基準は互いに補完しあいカテゴリーを明確にする。したがって、「男性」のカテゴリーの診断基準（一八歳以上の男性）は、このカテゴリーのメンバーを幼児、少年、少女や女性のカテゴリーのメンバーから区別する。男性という用語は、「XY染色体パターンの者のみに限る」へ変更することができ、そのようにして、種々の半陰陽例を除外することができる。個々の基準によって概念はより明確になり、要素の知識が増えることにより、カテゴリーの概念は発展する。

この意味で、多くの医学的カテゴリーは結合的である。事実、疾患の概念が当てはまる結合的なカテゴリーを見つけることが期待されている。さて、「はしか」のカテゴリーとは、免疫のない人間に特定のウイルスが感染すると、一定の潜伏期間の後に発疹とともに発症する発熱性の病気である。これらの特徴は、このカテゴリーのメンバーをより正確に定義するために、もっとも直接的な方法である宿主からの感染源を特定し診断を確定するまでは、有益かつ必要なものである。はしかというカテゴリーは最初の観察から確かなものであり、特定の組み合わせの出来事が規則的に起こり、特定の事項がすべての出来事の共通の原因となっているものである。

非結合的カテゴリー

すべてのカテゴリーが結合的というわけではない。非結合カテゴリーがあり、これは定義をより明確にするために診断基準を組み合わせるものではなく、さまざまな異なった個人に診断基準を当てはめられるようにするものである。カテゴリーへの帰属がカテゴリーの概念を形成しているものの、非結合的カテゴリーの場合は、基準を満たせば交換可能な診断基準に基づく。非結合的カテゴリーは、「かつ and」で結びつくのではなく「もしくは or」で結びつく診断基準のリストで形成されている。どの診断基準が他のものに置き換えられるかについては、しばしば大いに議論される。交換可能かどうかの決定はカテゴリーが含もうとする概念によるが、その明確さはまちまちであるため、決定はしばしば便宜的なものになりうる。

非結合的カテゴリーのよい例は、野球におけるストライクの判定である。バッターは、バットを振りボールを逃したとき、あるいはボールがホームプレート上で彼のひざと上腕の間をすぎていってバットを振らなかったとき、あるいはバットを振ってボールに当たったが、ボールは一塁線・三塁線が作る九〇度の角度以外に飛んで行ったときに、その時点でツーストライク以下の条件で、ストライクを取られる。

カテゴリーには基本的な概念があることに、注意していただきたい。つまり、バッターはバットを振ったがボールをちゃんと打てなかった際と、アンパイアがボールがストライクの範囲を通ったと判断したときに、ストライクを取られる。しかし、これはかなり曖昧さを伴う複雑なカテゴリーである。そして、残念ながらこれまでにこの素晴らしいスポーツを観戦する機会をもたなかった人にこれを説明するのは難しい。

もしバッターがツーストライクをとられていたときに意図的にバントをしてファールになった場合に三番目のストライクを取られ、似たような状況でも他のファウルはストライクととられないことを説明しようとした場合、複雑さが加えられて概念の分断が起こることが嫌われる理由であることが理解できる。精神医学においても野球と同様に、非結合的カテゴリーを説明しようとすると、しばしば新たに加えられる診断基準が本質的な概念とどのように関係するかを、繰り返して証明しなければならないことが起こる。このため通常、非結合的カテゴリーから結合的カテゴリーへの変更は歓迎される。

精神医学には多くの非結合的カテゴリーがある。多くのカテゴリーは、似通ったやっかいさが伴い、時には現実的で使いやすいかどうか、あるいは便宜的で特殊かどうかについて考えてしまう。もし、診断基準がたやすく同定され、信頼性をもって評価が行われる場合でも、そのようなカテゴリーに対する疑問は残ることを認めるのは大切なことである。というのも、診断基準そのものは、診断基準を通じて形成されるカテゴリーほど疑問視されることは少ないからである。診断基準が相互交換可能であれば、カテゴリーは非結合的であり、たとえば、あるカテゴリーが、グループAの三つの診断基準のうちの一つ、グループBの六つの診断基準のうちの二つ、グループCのうちのどれでもない診断基準を必要とする場合など、である。

精神医学における非結合的カテゴリーのよい例は、「アルコール使用障害」のカテゴリーである。アルコール使用障害の伝統的な概念に基づくと、アルコールを飲むことによって自分もしくは他人に苦痛を与える人々がこのカテゴリーに当てはまる。この「もしくは or」はすでに定義に含まれている。この定義によれば、ある人間が肝硬変になるまで体を壊すほど酒を飲むか、もしくは仕事を失うまで酒を飲むか、もしくは時々飲む程度だがその飲酒により危険な運転をして逮捕される場合に、アルコール使用障害と診断される。すでに定義づけられているように、これらの出来事はすべてアルコール使用障害のカテゴリーに結びつく診断基準である。

このカテゴリーはアルコール摂取から生じる問題に援助を必要としている人たちをひとまとめにするという役目を果たすが、範囲が広すぎると思われるかもしれない。というのは、このカテゴリーはアルコールの身体依存がある人とない人（これはまた別のカテゴリーになりうる）にも適用できるし、少量のアルコールを飲んだ場合でも容易に怒りっぽくなったり攻撃的になってしまうため、飲酒を控えた方がよい人たち（決して稀なことではない）を見落としてしまうかもしれない。繰り返しになるが、このような議論は個々の診断基準の信頼性ではなく、そのカテゴリーが提唱された背景概念に起因しているのである。

精神医学においてコミュニケーションと教育が難しい大きな理由は、非結合的カテゴリーについてまわるやっかいさとカテゴリーの背景にある中心概念を注意深く説明する必要性、カテゴリーが形作られる特徴、そしてその有用性などを認識できないことにある。非結合的カテゴリーは容易に生じて、広がる傾向にある。というのは、その他のやり方では分類することが困難なさまざまな症例を、一つの用語でまとめることができるからである。このことは精神医学分野の概念の難しさを表している。非結合的カテゴリーは今のところ、よりよいものがない場合に使われるべきである。通常は、結合的カテゴリーに置き換える努力が必要とされる。それは単に、結合的カテゴリーに置き換えることによって曖昧な要素がなくなるからだけではなく、非結合的カテゴリーでわからなくなってしまった「隠された」推測が見えてくるかもしれないからである。

実際、アルコール使用障害が病気かどうかと問われた場合、アルコール使用障害の非結合的カテゴリーは混乱していると言わざるを得ない。このアルコール使用障害のカテゴリーは多数の異なった現象を含んでいるため、すべての症例が同一の病気であるとは考えにくい。しかしながら、行動に関する章で詳しく論じているように、グリフィス・エドワードはいわゆるアルコール中毒と呼ばれる一群からアルコール依存症候群という結合的カテゴリーを切り出し、そのより小さな集団の該当者たちに共有される一貫した症状と兆候は一つの原因によって引き起こされることを示した――すなわち、アルコールへの心理的・薬理学的依存である。[2]

診断・統計マニュアル――DSM-Ⅲ、-Ⅲ-R、-Ⅳ

米国精神医学会の『精神疾患の診断・統計マニュアル』（DSMと省略される）は、精神科医が対処するさまざまに異なった病気を一覧にまとめるべく作成されたものである。その初期段階（DSM-ⅠとDSM-Ⅱ）では単に病気の国際分類システムに準拠した分類リストであり、病気の簡単な定義が行われた。一九八〇年の改訂版（DSM-Ⅲ）から、精神科医が統合失調症、認知症、反社会性パーソナリティなどの特定の状態像を呈する患者を分類する際に使われる、明快で区別しやすく、かつ操作的手法を用いた、もっとも進歩した診断基準を作成するように試みられた。これにより、DSM-Ⅲとそれに続く改訂版（DSM-Ⅲ改訂版とDSM-Ⅳ）は、精神医学におけるイデオロギーの対立を反映したものも含め、精神医学の分類学についてまわるあらゆる方法論上の問題を浮かび上がらせた。

特に、DSM-Ⅲに含まれる病気は、DSM-ⅠやDSM-Ⅱと同様に、今日的な診療概念を反映するように作成された。DSM-ⅢやDSM-Ⅳについては、専門家組織によって、おのおのの精神障害の診断に対して適切と考えられる定義が初めて議論され、操作的に修正された。概念的定義のコンセンサスが得られた後、統合失調症や認知症などの診断カテゴリー（特定の症例を同定するために用いる操作的診断ステップに沿ってこれらの概念を理解できるとされた）が、臨床上用いるために専門家へ提示された。ＤＳＭ－Ⅲは、それ以前の版の単なる改訂版ではない。その目的は、異なる疾患群を明確に定義し操作的に特徴を同定することで、精神医学における診断技術の信頼性を向上させることであった。

ＤＳＭ－Ⅲの第一の目標は「信頼性」であって、「妥当性」ではない（この区別の議論は補遺を参照のこと）。確かに、信頼できる用語に基づいて診断を確立することが、そうやって診断された病気の研究を促進し、またその概念の背景もそういった研究を通じて検証されることがわれわれの期待である。事実、ＤＳＭ－ⅢからＤＳＭ－Ⅳに至る分類法の変化は、一九八〇年から一九九四年になされた診断を検証し改善されたことの表れである。しかし、これらの分類はなおこれらの疾患単位が存在するというその時点でのコンセンサスによるものであり、必ずしも証明されたわけではない。ＤＳＭ－ⅢやＤＳＭ－Ⅳがもたらすものは、あらゆる状況で、精神科医が異なっても信頼性をもって想定されるそれぞれの病気が認識されうるということである。

この点においてＤＳＭ－ⅢはＤＳＭ－Ⅱよりも進歩している。しかし精神障害の定義する特徴は通常、心の問題で、診断カテゴリーは本質的に非結合的であり、多くの精神障害の違いや経過を説明する機序と病因についてはまだほとんどわかっていないという点から、ＤＳＭ－Ⅲは精神医学における分類学の問題も示している。いわゆる専門家でさえ、これらの問題を解決することはできない。また、いくつかの疾患群を診断枠に当てはめていく議論のように、多かれ少なかれ誰が専門家であるかという点自体が、その線引きに問題をはらんでいるものである。

確率的なアルゴリズムとＤＳＭ－Ⅲ、ＤＳＭ－Ⅳ

ＤＳＭ－Ⅲの著者らがその作業に携わる際、多くの精神障害の診断の非結合的特徴は、ＤＳＭ－Ⅲを精神科医たちが一貫性・信頼性をもって使う際の障害になることを、彼らはすぐさま認識した。もし精神障害の概念が野球におけるストライクの判定のように複雑なものであるならば、あるいはある国の国民の特徴のように非結合的であったならば、どうやって信頼できる方法を確立できるだろうか？　ある施設では統合失調症と呼ばれた症例が他の施設では双極性障害、別の施設では単にストレスによるものと、施設ごとに病気の特異的な概念が生じうる。

この問題を解決し、診断の信頼性を改善し（場所にかかわらず類似した症例には同じような診断が適用されること）、特定の病気の概念には異なる見解が生じうることを考慮するために、ＤＳＭ－Ⅲの著者らは、もっともコンセンサスが得られやすい方法として、確率的なアルゴリズムという新しい方法を選んだ。この診断方法では、ある患者Ｘにおいて、Ｘが慣習的に状態Ｙに想定されている、重みづけられた特徴の閾値以上の症状を表出していた際に、状態Ｙの一例と同定される。[3]

ＤＳＭ－Ⅲの診断方法は、ある精神障害のそれぞれの患者はきわめて異なった兆候と症状（複数患者における状態Ｙ）をもちうるという前提に立つため、確率的なのである。このように（しばしばＤＳＭ－Ⅲで述べられるが）、患者がグループＡのいずれかの三つの症状があり、グループＢから二つの症状があるが、グループＣには症状がない場合に、同一の診断を満たすとされる。このような確率的な規則は、どのような症状が診断に適合するかをそれぞれの病気について定義しているが、診断カテゴリーの中で異なった組み合わせの症状から同じ診断を下すこともできる（つまり、複数の患者が同じ状態Ｙ）。

ＤＳＭ－Ⅲの診断方法がアルゴリズム的（操作的）であるということは、そのいくつかの特徴において見られるが、ここでは二つについて述べる。まず、定められた法則に従って集められた症状の和から、診断は下されるかもしくは却下される。もし、許容される組み合わせの範囲内で重要な症状の数が十分にそろった場合は、その患者に診断がつけられる。ＤＳＭ－Ⅲの法則はしばしば、その特徴的な多軸診断が印象的であるが、このようにしてつけられた診断は現在の概念的な便宜性を反映しているのであって、それだけで妥当性が高まるということではないことを覚えておく必要がある。

第二に、ＤＳＭ－Ⅲのアルゴリズム的性質は、診断カテゴリーにおいて特殊な症状に異なった価値を置くように推奨されている点に見られる。もし、ある病気において、三つの症状がグループＡの五つの症状リストから三つ、グループＢの七つのリストからは二つ見つからねばならないとしたら、グループＡの症状は診断においてより重みがあることになる。診断における重みづけが最大となるのは、一つの症状の有無が診断に必須（もしくは除外に必須）となる場合である。ＤＳＭ－Ⅲの多くの病気は、このような症状の重みづけによって特徴づけられる。症状があらかじめ定められた合計に達したときにのみ、診断は患者に適切に適用される。

ＤＳＭ－Ⅲの診断方法には明らかな利点がある。ＤＳＭ－Ⅲは今日的な概念と利便性からスタートしているため、精神医学分野で幅広く受け入れられやすい。ＤＳＭ－Ⅲが患者と同定する人たちは、精神科医が患者と認識する人たちと似通っており、また「統合失調症」「大うつ病」「反社会性パーソナリティ障害」といったＤＳＭ－Ⅲが使う用語はなじみのあるものである。確率的アルゴリズムの使用は、多くの精神障害の診断における非結合的な側面に対処する優れた方法である。ＤＳＭ－Ⅲは、精神障害の診断の背景となる基本的な概念はつかみどころがないにもかかわらず、いくつかの異なる症状を集めることによって診断が導き出すことができる、非結合的カテゴリーを包含しているのである。

ＤＳＭ－Ⅲのもっとも重要な利点は、診断基準のわかりやすさによるものである。診断の基準、つまりどの症状が存在し、どの症状が存在しないかが規定され、適切に適用されれば場所と対象にかかわらず信頼性の高い診断がもたらされる。信頼に足る診断は精神医学の理解のさらなる発展にとって欠かせないものである。DSM-Ⅲ（その基本的な方法を共有する他の試みと同様に）は、そのような信頼の礎となる。確率的アルゴリズムの利点は信頼性に基づいており、信頼性はあらゆる優れた診断システムの欠かせない特徴である。しかし、カテゴリーは結局、その妥当性を問われるものであり、精神医学のカテゴリーの妥当性は、それら（カテゴリー）を高い信頼性で同定できる方法を見つけたからといって確認できるものではない。

DSM-Ⅲの全体の作業が専門家の話から始まったとすれば、DSM-Ⅲの概念的な基礎となる診断カテゴリーは、アルゴリズムがデザインされる以前から思いつかれていたのだろう。アルゴリズムは、専門家がこれらのカテゴリーの表出として想定したような症状を、高い信頼性で収集できるような役割を果たす。しかし、重要なことであるが、状況が変わっても診断の再現性があるということは、診断に至る方法が優れたものであることを示しているが、この再現性は必ずしも診断の妥当性を示すものではない。実際、診断に至る確率的アルゴリズムの方法は、それ自体として問題をはらんだものである。

次のようなことを考えてみてもらいたい。われわれは、患者にはっきりと見られる心の状態や行動などの症状に基づいて臨床診断を下したいと思う。しかし、そのような症状は限られており、そういったものは一つのカテゴリーではなく多数のカテゴリーに現れる傾向がある。確率的アルゴリズムは、この問題を排除できないだけでなく、このことを混同しがちである。たとえば、ある患者が自己愛性パーソナリティ障害、境界性パーソナリティ障害、演技性パーソナリティ障害の診断アルゴリズムすべてに当てはまったとする。これらのカテゴリーはすべて非結合的概念であり、操作的診断に基づくがどちらかというとよく似た精神状態（もしくはパーソナリティの偏倚）である。この人がこれらすべての診断を受けるべきだという主張は、われわれの論理に基づきもっともだというより、なんだかだまされたような感じである。その患者はどうして不幸にも三つの異なった病気を抱えることになったのであろうか？　この重複するカテゴリーに関する重大な疑問は、何が何を内在しているのかということであり、確率的アルゴリズムがこの疑問を十分に解決できないのである。われわれは、臨床的な見地からは区別することが困難ないくつかの異なった症状が存在するのか、あるいは単にいくつかの異なった診断用語やアルゴリズムが一つの群に対して存在するのかどうかはわからない。このような曖昧さも妥当性の一つということである。いくつかの診断的定式化が一人の患者によって満たされたとして、それが病気の基本的性質や治療と予後においてどのような意味があるだろうか？

ＤＳＭ－Ⅲの確率的アルゴリズムを使うにあたっては他にもいくつか問題がある。ＤＳＭ－Ⅲに明確に定義された量的な診断基準が必要であるがゆえ、臨床医が診断の際に用いることができる患者の症状の質的側面を捉え損なうことが時に起こりうる。また、患者を一つの診断グループに当てはめていく際のルールの数と複雑さが増えてあまりにもかさばり、コンピュータの仕事のようになってしまうかもしれない。

しかし、これらは過去の方法よりも進化した、症状像を分類する手法に対するごく些細な異議である。根本的な問題は、いかなる方法から導き出されたカテゴリーであれ、それが信頼できるＤＳＭ－Ⅲの方法であっても、それまでの診断方法でのコンセンサスよりもすぐれた客観的妥当性が必要であるということである。ＤＳＭ－ⅢやＤＳＭ－Ⅳに内在する最たる問題は、診断的慣習を一致させる際に介在した政治的な要因に端を発している。何が病気を形成するか、その病気が一体全体本当に病気とみなされるべきかどうか、ＤＳＭ－Ⅲの策定委員会は最初から混乱していた。たとえば、はたして同性愛をＤＳＭ－Ⅲの診断分類に入れるか入れないかについては、おそらくもっとも徹底的に議論されてきた問題である。誰かを同性愛であると診断するための診断基準の妥当性はここでは問題ではない。この問題はある人間の性行動の側面が、ＤＳＭ－Ⅲに含まれ、つまり病気を構成するかどうかということである。

ＤＳＭ－ⅢやＤＳＭ－Ⅳのいくつかの他の診断的アルゴリズムはその本質、つまりは存在そのものが今日も議論となっている対象を診断として正当化した（専門家による検証や信頼性の高い診断基準、しかし究極的にはレトリックにより）。外傷後ストレス障害はこれに当てはまり、ＤＳＭ－ⅢやＤＳＭ－Ⅳに現れるに至った歴史的な経過は、アラン・ヤングの著書『ＰＴＳＤの医療人類学』[4]によく描かれている。解離性同一性障害も別の例であり、その人があたかも複数の人格をもつかのごとく振る舞う状態であり、ある臨床家のグループの働きかけによって一つの疾患単位と認められたものである。ＤＳＭ－Ⅳにおいては解離性同一性障害の診断を、今日の心理学的概念の中の差し障りない位置に置こうとする意図があった。しかしこの病気は、これまでと同様に臨床家の興味を引いてついその診断をつけたくなってしまう状態であることは変わっていない。

確率的アルゴリズムをもってしても（実際にこれは部分的には使いやすい）、精神障害の分類に問題は残る。特に、ある症状を検証・確認し他のものを除外するために、これらの症状に関するより詳細な研究が非常に重要であるが、定式化する診断システムのためこのことはしばしば見過ごされている。おのおのの精神障害の本質と存在を正当化する検証が、患者の兆候や症状、病歴以外の、心理測定学、神経生物学、遺伝学などによって探索されるべきである。症状表出の規則性の根本は、生物学的なメカニズム、人格の特質、動機づけられた行動、ライフイベントに対する反応などに関する情報から同定されるべきである。精神障害のカテゴリーがこのような領域にどのように関係するかわかったときに、他の医学の分野と同様に理解できるであろう。そして、「このような精神障害はどのようにして起こったのか?」「この特別な障害の本質は正確には何なのだろう?」「この精神障害や他の障害はどのようにしたら避けられるのか?」「このような特殊な状態にある人生とはどのように進んでいくのであろうか?」といった重要な疑問に対してもっと自信をもって語ることができるであろう。このように、現在はまだカテゴリー化や分類学の領域を超えた質問が残っている。

要　点

ＤＳＭ－ⅢとＤＳＭ－Ⅳは診断学の進歩を示している。信頼性の高い分類法は、精神状態を解釈し理由づけしていく過程における重要なステップである。しかし、ＤＳＭ－ⅢやＤＳＭ－Ⅳの診断カテゴリーは慣習の積み重ねを反映したものであることが多い（つまり、慣習的に認められてきたような臨床症状を有す患者を想定した精神医学用語や診断方法）。検証の試みにより、これらの慣習的なカテゴリーの採択と棄却がなされ、精神医学とその分類システムが進歩していく。

これらすべての理由により、本書ではＤＳＭ－ⅢとＤＳＭ－Ⅳが目指したところである病気の概念とその基本的な区別について、ＤＳＭ－ⅢとＤＳＭ－Ⅳを超えた次元で論じていきたい。このことは、分類の試みを非難するのでなく、現在の診断マニュアルはこの分野における重要な問題を解決するというよりは単に体系化しているだけであると強調するものである。これらの問題は、その分類が絶対的であると考えてしまうと決して問題の解決に至らないのである。

第Ⅱ部　疾患の観点の概念

第4章　疾患の観点
——精神医学におけるその前提、歴史、利点と限界

疾患の概念はある前提のもとに成り立つ[1–4]。つまり、疾患とはある身体部分の異常が、特徴的な症状・兆候・臨床的経過を生じた結果の苦痛であるということである。疾患による身体的異常は、器質異常（癌や梗塞など）であることもあるし、一部は機能異常（神経活動、内分泌の異常など）のこともある。患者の症状と兆候はしばしばその身体的異常の特徴を示唆するが、疾患を特定するためには、血液生化学的検査、放射線検査、心電図などの検査が通常は必要である。

疾患の推定は、実際に、ヒトの苦痛、究極的にはその背後にある異常（心不全、甲状腺機能亢進症、胃潰瘍など）を区別するための分類学的手法に、それらの原因（感染症、ビタミン欠乏、遺伝的変異など）を同定する首尾一貫した識別法を組み合わせて行われる。疾患推定の分類学的および解釈的側面は、疾患の表れをより明確に区別・理解するものとして連続的に機能している。

精神医学を学ぶ者にとって、「疾患」という言葉は、認識されうるほとんどすべての精神・行動の異常に対して非特異的に用いられているかもしれない。しかしこのような使い方——この単語が dis と ease から成ること（良好ならず）から「不調」と同義に用いている——は、疾患推定がどのような障害に用いられうるか、あるいは

用いられないかということを特定し損なってしまう。精神医学においては、精神・行動の典型的な症状の組み合わせを捕捉することが説明に不可欠であり、症状の組み合わせは上記のような一般身体医学領域で定義されている疾患と定義できることもあるし、そうでないこともある。このため、この用語の使い方の間違いは問題となる。このような誤りは、一般身体医学に明確さをもたらしてきた手法をないがしろにするものであり、ゆえに精神医学が捉えどころのない境界不明瞭な概念構造でありつづけ、ひいてはこの分野の発展を妨げているのである。よって、基本概念を見直す必要があり、特に疾患推定によって医学全般ならびに精神科領域に特異的な臨床的表出の背景にある、身体的異常と病因を明らかにできるようになることが望まれる。

疾患の観点に関する歴史

「疾患」という言葉は障害、病、苦痛などの概念に用いられるが、疾患の現代医学における概念は、一七世紀の英国の臨床医であり臨床症候群を特定し分類する有効な手法を発展させたトーマス・シデナムによるところが大きい。彼は、臨床家は患者を注意深く観察し、特に患者の疾患の症状を明らかにすることで疾患を区別できるようにすべきであると推奨した。シデナムは、臨床症状とは通常識別可能なクラスターであり、これらの症状のクラスターの発症と寛解こそが研究すべきことであり、これらによって患者の予後を予測できるのだと説いた。彼は自身の研究について自然主義者のように次のように語っている。

「第一に、すべての疾患を明確にし一定の種類に絞らなければならない。植物学者がその分野で示すのと同じような方法で。というのは、現時点では同じカテゴリーで同一の学名が付けられ近似した症状であっても、その本質が異なり治療法も異なる多数の疾患が存在するからである。［…］

多様性とは、人々の気質の違いであるとか、またあるいは治療の違いということであるかもしれない。それにもかかわらず、疾患の発症という点においては、疾患の本質は同質で一貫性のあるものである。同様に、異なる人において同じ疾患が生じた場合、症状はどの人でもおおむね同じである。そして、ソクラテス〔賢者〕の病において見出した現象を愚か者の病においても観察するのである。ちょうど一つの植物の普遍的特徴がその種のすべての個体に見られるように。一輪のすみれの色、匂い、姿などを正確に描写できれば、地球上に咲くその種のすみれに対してその描写が当てはまると理解できる」[5]

特徴的症状と経過によって疾患を区別するという、現在われわれに大変馴染み深いこの方法は、医学に多大な影響を及ぼしている。ヘンリー・シゲリスト（医学史家）はシデナムについて以下のように語っている。

「ヒポクラテスのように、彼の医学的思考の基本は体液の病理であり、またヒポクラテスと同様、彼の疾患に対する全般的見方は、それが自然治癒の過程であるということである。それにもかかわらずこの二人の間には大きな相違がある。二人の間で決定的に異なるのは、病気の広がりに関する見方である。ヒポクラテスは、ある患者固有の一つの疾患を見たのであって、疾患を群として見たのではない。ヒポクラテスは、病める人、病気の症例を見ていただけである。ヒポクラテスは、患者とその患者の病気は互いに切り離すことのできない、その患者に特有の出来事であり、決して他者において繰り返されるものではないと考えた。しかし、シデナムは、ある患者に見られた症状はすべて典型的なものであり、またある患者に見られた病理学的過程は他の患者においても再び見られるであろうと考えた。すべての患者には疾患の特徴が見られるとした。つまり、彼にとっては、疾患は実体であり、よって彼の疾患に対する見方は存在論に基づいていた。ヒポクラテスは「病人の歴史」を論じた一方で、シデナムは〝疾患の歴史〟について述べたのである」[6]

シデナムの教えと影響は、特定の疾患を同定し分類する現代医学の礎となった。このことによって、区別し特定できるようになったこれらの症状のメカニズムや原因を同定する道を切り開き、臨床家は自然とそのことに関心をもつようになったのである。疾患の現代的概念の次の進歩は、一八世紀のイタリアの臨床家で、解剖学者バルサルバに学び、ベサリウス（一六世紀の解剖学者）の後継者とされるジョバンニ・バティスタ・モルガーニによってもたらされた。モルガーニは臨床病理学的な相関の方法を用いた。すなわち特定の臨床的徴候と症状（シデナムが同定したマーカー）を、身体組織における特定の病理的変化と結びつける方法である。シゲリストは次のように述べている。「このことがモルガーニの業績をきわめて重要たらしめているのである。画期的に重要なのである。［…］症状はもはや空中に漠然とぶら下がっているものではなくなった。その症状で機能が障害されている器官、組織までが突き止められるようになったのである。症状、症状複合体、疾患は、厳密にさまざまな器官に関連している。このように、疾患概念の実態が強固なものとなったのである」[7]

臨床病理学的な相関を通して客観的な病理を同定することが、現代的な疾患推定における最終的な概念形成のスタートラインである。つまり、原因の探求、体内の器官で病理学的過程を生じている病因を探索することである。一九世紀のドイツ人医師であるロバート・コッホによる炭疽病の研究はこの最終段階を要約している。コッホは、罹患した患者の炎症を起こしている組織から炭疽菌を抽出したばかりでなく、感染性疾患の同定に際しての基本的ルールを考案したのである。シゲリストは、コッホとルイ・パスツールの貢献によって「感染疾患の脅威の多くが消失した。これらの感染疾患はそれ以前よりもよく知られ明らかとなった。敵を知れば、敵はより恐れるに足りない。癌が災いなのはそのためなのである。癌は未知の敵であり、その性質の一つですらわれわれはまったくあるいはほんの少ししか知らない。それゆえわれわれはその癌の根本を断つことができないのである。しかし、大多数の感染性疾患は今やその秘密が明らかになっている。コッホがその研究活動から退くころには、それらの大部分の感染性疾患において、何を断てばよいかがわかっていたのである」と述べている。[8]臨床症状、病理学的過程、病因のリンクは、このように現代医学の開拓者たちの多大なる貢献の結果なのである。われわれはついでこの方法を、精神障害をより明確に区別することに応用するのである。

解釈のための概念的アプローチとしての疾患

疾患は有形ではない。疾患は症例から離れて観察することはできない。その本質は概念的かつ推論的である。概念として、疾患とは症状・兆候や検査所見において一致する一群が、その疾患を定義する生物学的異常を共有するとみなされるという前提に基づいている。この異常の基準が、一群の患者を他の臨床的特徴をもつ患者や健康な人から区別する。

疾患につながる診断過程は、観察、判別、分類における推論的手法である。それは特定の状態を呈する患者に、推定される共通の異常に該当する用語、つまり疾患を当てはめる際に用いられる。身体の異常——精神障害においてはより特異的に脳の異常——を同定することは、臨床症状の表出が疾患であるという過程を検証することである。

この分類と検証方法は、最初の症状の認識から原因の特定まで段階的に進んでいく。このようにどちらかというと型どおりであるが、患者が表出する観察されうる徴候や症状の収集によって、臨床疾患群を同定し、それを他の疾患群や健康な状態から区別する。体内の病理学的変化の探索にはじまり、この変化の原因の特定、そしてもちろん、その変化を修正するないしは予防する治療へとつながっていくのである。これらのステップは操作的な言葉で表すことができる。

三段階のアプローチ

疾患の分類は、治療が目的でかつ原因がまだ発見されていないときには、無味乾燥な作業のようである。しかし、疾患推定はまず観察可能な症状に着目することにより、症状を同定し、症状と病理を関連づけ、病因にたどり着くという三つの段階で進歩する。患者の現病歴を記述し、生理学的・心理学的検査を行い、時間経過に伴う症状の変化を観察することにより、臨床家は特定の患者が他の患者と症状と徴候においてどの程度類似しているかを評価することができる。特に患者が、基本的あるいは「決定的」なある特徴を表出している場合には、その患者がある「臨床症状」あるいは「臨床疾患群」を患っていると判断できる。[9] うっ血性心不全やてんかんのような状態は明確な特徴をもつ一般医学における臨床症状である一方、せん妄、認知症、双極性障害（躁うつ病）、統合失調症は、おのおの特有の特徴をもった精神医学における臨床疾患群である。

病理を身体、器官、組織、細胞そして今や遺伝子レベルにまで同定できるようになり、これらにより臨床症状から疾患推定を行うことができるようになっている。病理学的探索による所見が集積すると、特定の臨床症状が、いくつかのまったく異なった身体病理の共通の表現型で明らかとなることもある。たとえば、うっ血性心不全の症状は、心筋梗塞、弁膜狭窄、冠動脈閉塞、あるいは甲状腺機能亢進症等の臨床表現型でありうる（図2）。

これらの状態において、うっ血性心不全の症状は臨床的に観察されるのだが、異なった病理学的機序を明らかにすることでいろいろな異なる疾患を特定し、[10] このことによって、予後の予測と適切な治療法選択の根拠が得られるのである。実際、臨床症状が一見似ていても、その臨床的類似性の背景にある病理学的過程が異なっていれば、ある患者には効果的な治療が、別の患者には無効となるということが生じる。疾患の診断は、特定の身体的・機能的異常に典型的に表れる症状のクラスターに関する知識から始まり、そして、X線、生検、血液検査、

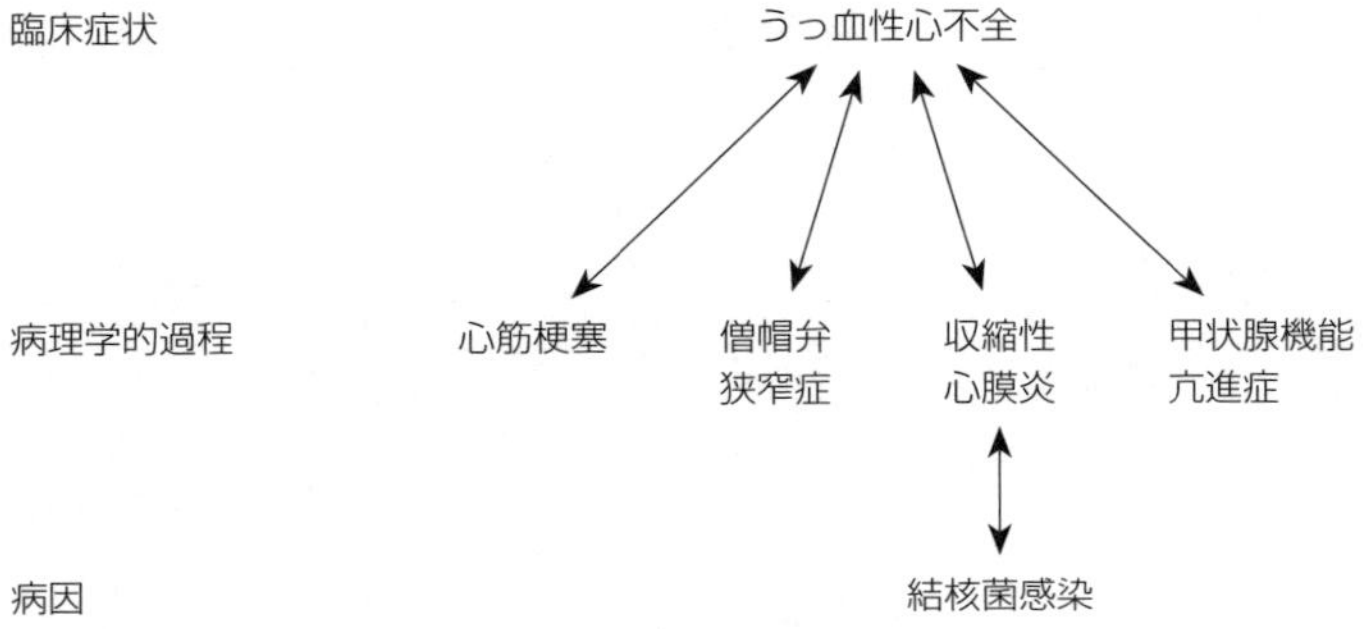

図2　うっ血性心不全

心電図や脳波などの客観的臨床検査から確認された所見により確認されていく。たとえば、単にうっ血性心不全ということではなく、「僧帽弁狭窄症とうっ血性心不全を含むその合併症」として捉えられるのである。

そして病理学的エビデンスに基づいて、臨床家は基礎生物学研究者（遺伝科学、分子生物学、生化学、神経生理学）と共同して、これらの病理を発生させる機序と誘因を突き止めようとするのである（健康な人体のある特定の機能を障害することにより、疾患は身体および精神の生物学的メカニズムを明らかにすることから、疾患とは「自然の実験」であるとしばしば言われてきた。このように疾患は正常な状態だけでなく、異常な生物学的機能を解明するものである。たとえば、冠動脈疾患はそれが心臓虚血状態の経過であることを説明されるとともに、冠動脈の酸素を心筋へ持続的に供給するという機能が生体に存在することも明らかにしていることに留意されたい。このような理由で循環器内科医は究極的にこれら冠動脈疾患ばかりでなくそれらの冠動脈の生理学のエキスパートとなる。同様に、健忘症患者の研究をした神経精神科医は、しばしば正常記憶の異なる側面や機序のエキスパートとなる）。

真の合理的治療（すなわち症状の改善にとどまらない）は、病理学的過程の原因（病因）が完全に理解されたときにのみ実現される。遺伝子、細菌、ウイルスなどが身体器官——精神障害に関しては特に脳の——の構造や機能をどのように障害しているか理解することによってのみ、われわれはある疾患について完全に理解できたと言うことができる。そして、遺伝子発現、感染過程、生化学的状態などの指標の測定により、治療ターゲットや予後の予測についてより明確に理解できるようになるのである。究極的には、予防法は――疾患の原因に関するすべての要素が明らかになる以前にも可能であるかもしれないが――疾患の原因とその身体に対する作用を理解することでよりよく導かれるのである。

要約すると、疾患とは自然の経過として理解することのできる生物学的変化の表現形である。図２にうっ血性心不全におけるこの概念が示されている。たとえば、収縮性心膜炎に注目すると、患者のうっ血性心不全の症状の背景に結核菌感染（原因）と心室充満不全（機序）が存在することがわかる。

疾患推定の利点――知識に焦点を当て、仮説、論理、法則の探索を進めるのであるが――は明白である。それは手近で信頼性の高い観察から始まり、まずこれらをおおまかに分類する。うまく進むと（通常は予後の予測が立つようになることが多い）さらに研究が発展し、究極的には疾患の理解と、治療と予防法の合理的根拠の確立につながるのである。

精神医学における疾患推定

疾患の概念は一般医学と同様に精神医学においても有効である。それは特定と説明の過程で行われていく。第一段階は、臨床症状の認識であるが、これは多くの患者で生じている特徴的な心理学的症状と兆候のクラスターを同定することである。第二段階は、特定の神経病理学的所見とその臨床症状を結びつけることによって説明しようとする試みによって始まる。神経病理の探索は、症状や徴候と結びついた手がかりを追跡していくものであり、脳内の変化の性質、程度、部位を同定するべく臨床的取り組みおよび実験（研究）によりなされていく。最後の段階は病因の発見であるが、これは神経毒性、遺伝子変異とその神経発達・神経変性に及ぼす影響や、神経

臨床症状 ←→ 病理学的過程 ←→ 病因

図3　「疾患」の観点

薬理などの神経科学の発展により導かれるものである。もう一度述べるが、疾患推定は疾患の発見と究極的には合理的な予防法と治療につながるものである。

疾患の概念の精神医学への応用における長所と弱点

いくつかの明白な長所から、疾患の概念は精神医学における説明的手法の研究の開始点として最適である。第一に、実体や存在論的アプローチ（臨床症状－病理学的過程－病因）は医学を学ぶ多くのものにとって馴染み深い（図3）。第二に、疾患の概念は研究を方向づけたり方向転換させる道筋を提示できるという点で検証可能なモデルを作り出すが、実際過去に新しい知見を導き出してきた。第三に、この概念は研究を推進させる上で有力だが、それは最初の仮説を検証し発見を導くという本質的には明白かつ一方向の方法で行われる。第四に、この概念は科学的厳密さを前提にしているので、ゆえに臨床家と基礎科学研究者との共同研究を円滑なものとする。

疾患推定のいくつかの弱点にもまた言及しなければならない。第一に、それによって苦痛を生じると仮定されている疾患に焦点を当てるあまり、このアプローチでは各個人に特異的なストレスに対する脆弱性を考慮できない場合がある。第二に、苦痛を説明する疾患モデルは、病理、病因学上予測された研究結果が得られなかった場合に際限なく変更されてしまうということがある。ゆえに反証に耐えねばならぬし、将来きっと確認されるであろうといったふうに推測的に行われてしまうこともありうる。第三に、疾患の概念によって、すべての精神的苦痛の原因が脳にあるとみなす誘惑が生じる（ねじれた思考を生じるねじれた神経といったように）。それゆえ、精神医学における論議の中でその他の考えうる説明を退けてしまいかねない。

この疾患推定の過剰な応用には明らかな効果もまたある。いったん疾患推定が明確に理解されると、生物科学がより精神医学に貢献するのは明らかである。また、人格基盤と行動制御の生物学的基礎もいずれ少しずつ明らかになるだろう。よってすべての精神障害は——他の身体性の病気と同様に——病理および病因の生物学的基礎に基づいていると言ってしまうことも可能になるかもしれない。だからといって、そうした精神の病気の生物学的要因のすべてが必ずしも疾患として表れてきて、そのように臨床的に捉えられるのが適切だ、とも言えない。

要点

疾患の概念は現代医学において歴史のあるものであり、病態を分類しそれらを研究する手段である。疾患について推定するこの方法は精神医学において大きな価値があり、いくつかの精神障害は、疾患として理解されるのが最適なのは明らかである。すべての説明的方法と同様、疾患推定には明らかな利点と欠点がある。疾患の観点は、その方法論から精神医学の観点に含まれ、また精神障害を説明する他の方法とは異なったものである。以降の章において、疾患の観点からアプローチするのが最適な病態について考察する。一つは病理学的機序と病因が知られている例であり、もう一つはその表現形が患者間で均一であるために病理と病因の探索が適当であると思われる例である。

第5章　疾患の概念、これまでにわかっている精神障害の神経病理による例示

精神症状が疾患により生じていると説明できるもっともよい例は、精神症状と神経病理学的変化の間の関連性が十分に理解されている場合である。そのような例は、認知症、せん妄、コルサコフ症候群、失語症といった臨床症状である。障害によって症状表出や神経病理は異なるが、「疾患」の概念は、それらの原因を推定する適切な方法となる。おのおのの疾患では、特定の心理学的機能が障害されており、一種の欠損状態として認識され、かつ他の状態と区別される。この欠損状態を特定することで、臨床症状と脳の病理学的過程との関連が明らかになり、多くの場合、こういった臨床－病理学的関連によって臨床症状の病因研究が進められていくのである（表1）。

認知症

認知症は三つの特徴によって、他の精神障害とは区別される。第一に、患者は以前に獲得した知的能力の明らかな低下を呈する。その後生涯続くこの特徴は、認知症を他の精神障害と区別するものである。第二に、患者は記憶、理解、抽象的推理を含む生活上必要となる認知機能のあらゆる要素において、困難を生じる。認知機能の

表1　精神医学における疾患の観点

大脳のはたらき	臨床症状	病理学的過程	病因
意識	せん妄	網様体賦活系（脳波における徐波）	毒物
認知機能	認知症	アルツハイマー病，ハンチントン病，多発脳梗塞	遺伝子，血管性傷害
記憶	コルサコフ症候群	両側内側側頭葉病変，視床背内側核病変	外科的剝離，ヘルペス脳炎，アルコール使用障害
言語	失語症	左側頭頭頂葉病変	感染，梗塞，新生物，外傷など
感情	大うつ病，双極性障害（Ⅰ／Ⅱ型）	不明	症候性，原発性
遂行機能	前頭葉症候群（統合失調症？）	前頭葉の傷害	感染，梗塞，新生物，外傷など

全般的低下を示すため、他の認知機能障害で言語や記憶といった全体の中で一部の認知機能の低下を示す失語症やコルサコフ症候群と区別することができる。最後に、認知症患者には意識障害はみられないということである。この最後の特徴は、認知症患者でみられる認知機能の低下と、せん妄患者でみられる認知機能障害を区別するものである。

この臨床症状を定義する特徴は、心理学的性質のものである。ゆえに認知症は精神医学における典型的な臨床症状であり、この段階においては現病歴と精神科現在症の評価こそが、患者が認知症を有するか否かを判定するのに必要なものである。診断は臨床的であり、特定の神経病理学所見の発見に依存するものではない。しかし、一度、精神医学的臨床症状が認識されれば、神経病理学的探索を行うことが可能となる。この探索は、診断過程と疾患概念に基づく推定における次のステップとなる。

すべての臨床症状と同様に、認知症は多様な病理学的過程と関連がある。これらの病理学的過程は、まず脳内に局在しているかもしれないし、二次的に大脳皮質機能に影響を与えているかもしれない。疾患概念における臨床－病理学的関連の傑出した例はアロイス・アルツハイマーの業績に見てとれる[1]。二〇世紀初め、アルツハイマーは明らかな脳萎縮の原因がない認知症患者の脳に、顕微鏡学的変化

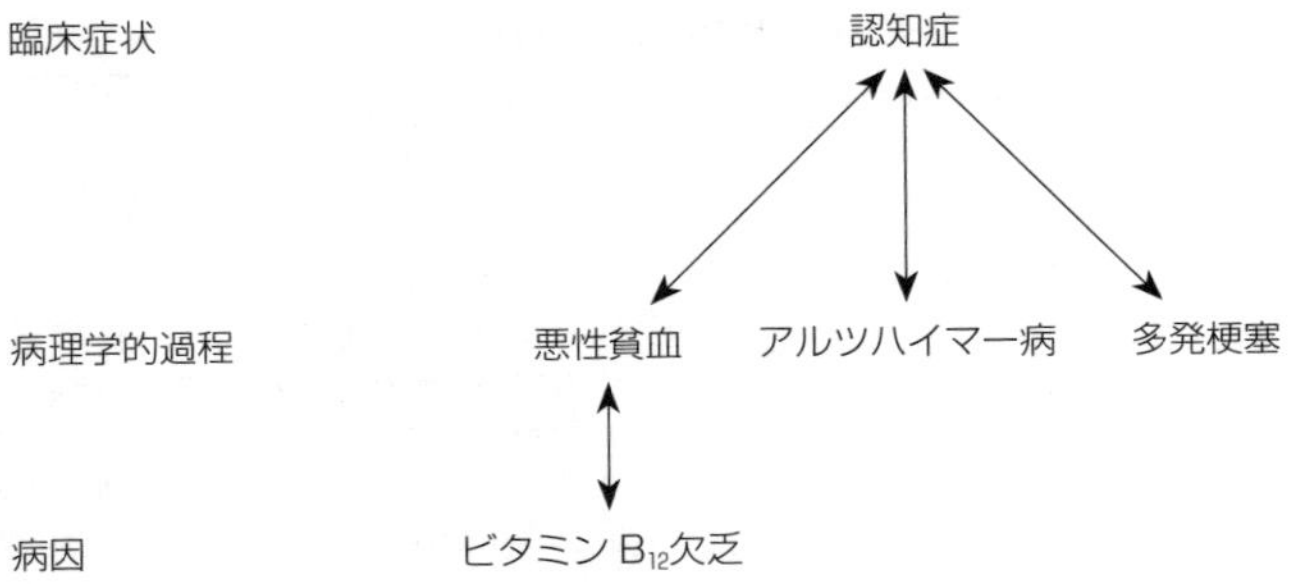

図4　認知症

（老人斑と神経原繊維変化）が高率に認められることを発見した。ゲイリー・ブレスド、バーナード・トムリンソン、マーティン・ロスらは従属変数（認知症）と独立変数（老人斑の数）との間の定量的相関関係を示した。[2] 病理解剖所見における変化と認知症の臨床症状が関連している一方で、関連した生化学的異常のエビデンスも発見された。たとえば、エレイン・ペリーらは、アルツハイマー型認知症患者の低下した認知機能と脳内の老人斑の数が、アセチルコリン合成に関与する酵素であるコリンアセチルトランスフェラーゼの脳内レベルの減少と強く関係していることを示した。[3] 脳内のアセチルコリン伝達にかかわる神経細胞はその後ピーター・ホワイトハウスらによって発見され、マイネルト基底核から生じ、アルツハイマー病では低下していることがわかった。[4] マーシャル・フォルスティンとジョン・ブレイトナーがアルツハイマー病診断のため厳密な診断基準を用いた際、疾患の優性遺伝の証拠を発見した。[5] ここで、蓄積された疾患概念の知識は、相互に関連する臨床症状、神経病理、生化学的異常、遺伝的要因として示され、さらなる研究の方向性を示している（図4）。

　明らかな病理学的異常の存在が認知症症状を形成するという認識のもと、障害の特定から解明までの過程――病気の理解における最終ステップ――が可能となる。たとえば、慢性硬膜下血腫のため認知機能が低下した場合、臨床症状、責任病巣の神経病理学的変化、病因は明らかであり、特定の治療が適用される。しかしながら、ほかの認知症では、疾患概念に基づく推定における最初の二つの段階のみが得られる。たとえば、ピック病においては、病理学的異常の特定は容易だが、その原因はわからず、また、治療も対症的である。認知症のあるタイプで——それは双極性障害のうつ状態で見られるものであり、それ自体は大脳の機能異常は明白ではないのであるが——特徴的な臨床症状は確認でき、臨床－病理学的関係のプロセスは始まっている。

双極性障害に認知症の症状が起こることは、精神医学に疾患の概念を適用するに際して興味深いことであり、議論の対象ともなるものである。認知症の優れた研究者の幾人かは、気分障害のある患者にみられる認知機能の全般的低下は、「仮性認知症」と呼ぶべきであるという主張を変えることはなかった。こういった主張の背景には、うつ病患者のための適切な診断と治療を保証すべきとの考えがあるのだが、これは「真の」認知症は脳の構造や代謝における明白な障害が存在するときにのみ生じるという前提に基づいている。双極性障害においては、粗大な神経病理学的変化や理学的所見や明らかな病態生理が示されたことはない。これらに基づき、時にうつ病に伴う認知症が、真のものではなく、「中枢神経における錯覚」にすぎないというのである。[6]

われわれが述べてきたように、認知症は心理学的特徴によってのみ定義された臨床症状とするのがもっとも適している。背景にある病理学的変化や病因についての理解が欠如していても、もし表出症状が適切な臨床診断基準を満たすものであれば、それを臨床症状から排除するべきではない。この論理は、特定と説明が別の段階にある疾患概念の根本的なことである。症状そのもの以上の他の脳障害症状がないために、症状そのもの以外に明らかな脳の障害が認められないから仮性認知症が存在するとして、では七〇年前に時計を戻すなら、小発作のてんかん患者は、形態的変化が脳に見られず、その後病態生理を明らかにした脳波がまだ当時発明されていないため、「偽てんかん」とされてしまうのである。

認知症は、麻痺やてんかんのように、時に詐病によるものであるかもしれないし、認知機能の低下はしばしば意欲や集中力の低下がその原因である。しかし、たとえば認知症の症状がうつ病でみられる場合は精神運動制止がその唯一の原因であるとしてしまうことは、抑うつ気分、認知機能の低下、精神運動制止がすべて同一の脳機能の低下（同定はされていないが）が背景にあるかもしれないということを見過ごすこととなる。[7]

せん妄

疾患の概念を用いる推論形式は、臨床群としてのせん妄、コルサコフ症候群、失語症の理解にも大変役立ってきた。せん妄は決定的な特徴が意識障害である心理的症状である。意識状態の考え方を用いることで、完全に清明な状態から昏睡状態までにおよぶこの精神活動の特質について説明することができる。この特徴について「注意」という言葉よりもむしろ「意識」という言葉を選んだ理由は、注意は意識の表れの一つで、意識とは別に変化しうるからである。完全に意識清明であっても不注意ということもありうる。

一七世紀のトーマス・ウィリスの時代より、多くの病理学的異常がせん妄を生じうることが知られていたが、[8]一九四〇年代までは低ナトリウム血症とバルビツールの過剰投与、低酸素症と尿毒症、肺炎と脳外傷といったまったく異なる疾患で引き起こされるということはわからなかった。ジョージ・エンゲルとジョン・ロマノは、脳波計で記録された脳活動の緩徐化に反映されるように、従属変数と（意識レベル）独立変数（大脳病態生理）の間の相関を見出した。[9] 彼らは、多くの異なる疾患に関係するせん妄において、進行性の意識障害は進行性・びまん性の脳波の徐波化が伴うことを発見した。この発見は、臨床症状を病理解剖学というよりもむしろ病態生理と関連づけるものであった。

数年後、ジュゼッペ・ムルッチとホレス・マグーンは、脳幹網様体と脳波活動の相関を示した。[10] このように、せん妄で見られる意識障害は、覚醒状態を維持し調整する脳の活性化機構に依存していると考えることができる。認知症と同じように、せん妄の治療と予後はその原因となる病理学的異常のそれらと同一なのである。ある患者はただちに治療可能で予後は何の心配もない状態であるインスリンの過剰投与による低血糖である一方、別の患者は不可逆性の肝障害によるせん妄状態で、ほとんど死ぬ間際であるかもしれない。

コルサコフ症候群

記憶は全般的知的機能低下に特徴づけられる認知症において障害されるが、コルサコフもしくは健忘症候群において特に顕著に障害される。この場合特徴的な心理学的障害は近時記憶（新しい出来事を覚える能力）の障害であるが、発症以前の出来事を思い出すこともまた障害されている。他の認知機能（たとえば抽象推理など）はたいていの場合完全に保持されており、読んだり書いたりする能力と同様である。記憶以外の認知機能の保持は、コルサコフ症候群と認知症の相違であり、また意識清明な状態で生じることでせん妄と区別される。記銘力の低下は通常、病歴と精神科現在症からわかる、ウェクスラー記憶検査のような心理検査が記銘力低下の確認と経過のフォローアップに使うことができる。

一九世紀後半にこの症候群を発見したセルゲイ・コルサコフは、最初にアルコール使用障害患者で見出したが、その後の論文では持続する嘔吐症に伴って出現することを報告している。[11] 一九三〇年代になって、サイアミン欠損がこのようなすべての症例において確認されたが、同一の心理学的症状が両側性の脳梗塞、感染あるいは海馬の外科的切除といった栄養と無関係な病因にも伴うことも明らかになった。

このような心理的障害と神経病理の関係は、乳頭体、視床の背内側核あるいは海馬の両側性障害がすべて同じ臨床症状を生じることから解剖学的関係であると言える。[12] たとえ症候群の原因、たとえばサイアミン欠損のように完全に可逆性であったとしても、先ほど言及した脳構造が一度障害されると記銘力の低下は不可逆となりうる。

失語症

神経病理が判明している心理学的症状を例示するのに論ずる最後の例は失語症であるが、ここで障害されるのは言語である。われわれは会話から言語を同定するが、失語症患者の問題は発声（aphonia：失声症）や言葉の構音（anarthria：構語障害）にあるのではなく、言語そのものにあり、それは会話であれ筆記であれジェスチャーであれ、いずれにせよ言語理解と言語表現に反映されるのである。さらに、失語症の心理学的障害は主に命題言語に影響する。抽象的意思表示能力を失った患者でも感情表現は可能ということはありうる。

健忘と同様に、失語症における障害は局在した神経病理から出現する。そして健忘症と同じように、その病理にはいろいろなタイプがありうる（たとえば梗塞、腫瘍、膿瘍など）。失語症の臨床－病理学的関連の最初の記載は古典的医学の一つである。それらは言語機能の概念を明らかにするばかりでなく、特定の認知機能が脳の特定部位に依存することを示しているからである。一九世紀後半、ポール・ブローカとカール・ウェルニッケは、いまだに彼らの名前が冠される失語症の類型を記述した。ブローカは、左下前頭回後部の障害が言語の理解は比較的保たれるが発語の困難さを（表現、運動性、あるいは非流暢性失語）を引き起こすことを観察した[13]。ウェルニッケは、左側頭葉の角回の障害が異常な発語のみならず、聞き取り、書かれた文章の理解の障害（受容性失語、感覚性失語あるいは流暢性失語）も引き起こすことを発見した[14]。他の臨床症状と同様に、治療法と予後は背景にある神経病理によって異なる。もしその神経病理が可逆性ならば失語症も可逆性となる。

今までに述べてきたおのおのの病態において、疾患の観点の適切さは明白であろう。認知症、せん妄、コルサコフ症候群、失語症はすべて、その心理学的特徴によって区別される臨床症候群である。特定の徴候や症状の集まり（クラスター）がこれらの症候群を同定し、互いを区別することになる。とはいえいくつかの症候群は症状を共有しうる。たとえば、近時記憶の障害は、認知症、せん妄、コルサコフ症候群に生じる。いったんこれらの症候群が同定されると、説明のプロセスが可能となり、おのおのについて病理学的過程や病因が何であるかが明らかになるのである。この説明のプロセスはすべての症状についてなされるが、多くの場合病因が不明であり、また脳と心の分離は特定の脳損傷が特定の心理学的障害を生じるメカニズムをわかりづらくしてしまう。

疾患の観点を体系的に応用することによって得られる明解さは、どれか一つを「器質性脳症候群」という言葉を実際に用いることをためらわせるものである。この実践は疾患推論を進歩させるというよりもむしろ自由度を奪うこととなる。それは評価の第一段階で神経病理に関して曖昧で本質的に重複した意味づけをしてしまう。

「器質的」神経病理から発生した精神障害は多数存在する。われわれは、認知症、せん妄、コルサコフ症候群、失語症について述べてきたが、局在性脳症候群、病的認知機能低下、てんかん性もうろう状態、ある症候性精神病のようなのちに述べるような病態も存在する。これらの状態はおのおの器質性ではあるが臨床的には他とは区別され、おのおの特定の神経病理と病因を有するのである。

「認知症」「せん妄」「コルサコフ症候群」などの用語は、表現型と神経病理における相互の相違があるので、診断的定式化の過程において使用されるべきである。認知症を単に「器質性脳症候群」と表現することは、これらの区別を曖昧とし、疾患推論の過程を省略してしまうこととなる。

それぞれの疾患の表現型

この章では、疾患推論は類型の推論であることを示してきた。疾患群の発見は、徴候と症状の一群（クラスター）がすべての患者に生じることを認識することから始まる。したがって、すべての認知症患者は意識清明な状態で全般的な認知機能の低下を示すのである。しかし、おのおのの患者では全体的な臨床像は幾分異なっているだろう。というのは障害の特徴的症状に加え、個人おのおのの障害に対する反応としてのその他のさまざまな症状も随伴するからである。障害とは個人によって体験されるものであるため、根本的かつ典型的な障害に特異的な症状に加え、個人的で変動的でありまた可塑的な症状も存在する。疾患は患者の生活史の一部であり、患者は他の重大な問題に対処するときと同じように疾患に反応する。一部の反応は、年齢、性別、社会・経済状況、職業、パーソナリティが似ている他の患者の反応と類似する場合もあるが、多くの反応は各個人に特有であり、各個人にとって疾患のもつ意味合いによって異なるのであろう。

疾患の観点からの推論は、患者を有機体としてのそれと捉え、彼らの苦悩を形式、類型として理解するものである。その経過においてわれわれは疾患をもつ患者を同定するかもしれないが、病名をつけることで患者をラベリングするようなことになってしまうこともある（〝あれは七号室の認知症患者だ〟など）。しかし、病気のさなかでさえ患者は一人の意思をもったものでありつづけ、障害とそのほかの多くのことに反応し、考え、感じ、意図し、行動しているのである。それぞれ個性的な表出をする人々の中に特定の疾患を見出すことを初学者に教育することはしばしば困難である。人それぞれの生活史に疾患が及ぼす影響から生じる各個人の反応はさまざまである。人は認知症にも精神障害にもなりうるのである。

要点

この章は、神経病理とつながりのある精神障害を同定し、疾患の観点の二つの直結した側面について強調した。特定の疾患群——認知症、せん妄など——は、根底にある病理と病因の探索にわれわれを駆り立てる。表1は脳の特に重要な機能のいくつかを取り上げ、疾患が「自然の実験」であることを強調している。すなわち、これらの機能が別々に障害されるということはそれぞれ別々の脳の異常に依拠するという示唆である。これらの特定の精神障害の研究は、脳に障害を与えうる自然の摂理に関する知識を発展させるだけでなく、脳が正常な精神状態を維持する上でどのように働いているかを明らかにする研究の方向性を明示するものである。

どんな疾患もそれぞれの個人の人生における体験であるため、患者の特質によって疾患の表現、体験の仕方はそれぞれ異なっていることを強調して本章を終えたい。このように、実際の臨床では四つの観点はその中の一つだけ用いるのではなく、組み合わせて用いることを強調したい。疾患とその経過について理解することで、病める患者の心理学的反応の背景となる生活史に関する事柄について無視してよいというわけではないのである。

第6章　疾患の概念はあるが、神経病理が解明されていない精神障害への適用

疾患の概念は適切であると考えられるが、背景に存在する病理や病因が明らかにされていないため、単に臨床症候群として表される精神医学的状態がある。そのような状態に直面する際には、解剖学的および生理学的な異常の影響についての確かな知識を欠くからのみでなく、心理的体験を一つひとつ分類する技術とその心理的体験の重要性と経過について評価する技術が重要なので、（現代医学においては少々当惑させられることかもしれないが）用語を明確にしなければならない。この点で、推論と用語法は他にないほど混乱しているのである。

精神科を訪れる多くの患者は、困惑させられ、制御不能な心理的体験が生活の中に押し入ってきたために受診している。それは患者にとってはこれまで耐久性や感情などが適切に統合されていたシステムが、気分、思考、知覚などによって崩壊させられるプロセスであるかのごとくである。このプロセスは患者の多数の心理的体験を無効に、または別のものにしてしまう。このような患者のうち、麻痺や感覚障害を同時に呈している場合は脳機能が障害された病的状態に苦しんでいると認識でき、彼らの精神的変調はその病理による症状があると理解できる。しかし、類似した精神的変調をきたしているが明確な病理を見つけることができない患者が同様に存在する。彼らの原因は何なのか？　説明可能な身体的変化なしに、どうして別のものではなく疾患の概念を用いるのであろうか？

疾患とは器官の、特に一部分の障害を意味する。一般医学において、表出される機能不全としての症状は、痛みのように何かがおかしいという表れであったり、体温調節（発熱）などの生理機能の不全であったりする。同様に、精神医学において疾患の解釈は、知能や意識などのような正常能力の破綻のエビデンスによって、または幻覚（刺激がない状態での知覚）や妄想（確信された、事実とは異なる奇妙な思考）などのような新たな精神現象の確認によって行われる。

「形式」という言葉を使用するとき、われわれは思考、夢想、知覚、計算などのような特定の種類の精神活動に加え、知覚を感情と結ぶ、またはある思考を別の思考と結ぶ関連性との意で用いる。すべてのこのような「形式」あるいは精神活動の種類は、その「内容」から効果的に区別することができる。その「内容」とはすなわち、その人が何を夢見、何を考え、どの知覚がどんな感情反応を引き起こしたかなどといったことである。

多くの人々が精神状態が不安定になり精神医学的なケアを求めるが（たとえば失敗の後の絶望や不確実さゆえの不安）、新たなそしてただならぬ心理的体験をしている患者こそが、苦しんでいる対象としてわれわれ治療者が彼らを理解すること以上に（苦痛の）説明を必要としているのである。それゆえ、もし苦痛が幻覚の形をとる場合、どのような幻覚であるかにかかわらず、刺激なしで生じる知覚体験は説明されねばならない。他の精神活動の障害の形は、妄想、思考のつながりの消失（思考形式の障害）、感情と行動の不調和を含む。これらの現象が器官の機能不全に由来する症状の現れであるという意見に説得力があるのは、とりわけ脳の機能不全が原因で同一の症状が出現するという病態がすでに発見されているからである。

精神活動上のこのような形式の変化は精神病様現象と呼ばれ、その現象が生じる状態は精神病と呼ばれる。しかし「精神病」（psychosis）や「精神病的」（psychotic）という言葉は、精神活動がその許容力あるいは形式上異常をきたしていることを単に示すのであって、その異常の程度や種類については曖昧なのである。このようなわけで、精神病とは狂気の現代版であり、狂気が専門的に丁寧な言い方に置きかえられただけである。これらの用語は、新しい形式の心理的体験による精神活動の障害を示す。

それゆえ「精神病」という言葉は広い意味で分類的であり、その中には下位グループがある。認知症とせん妄は、認知機能と意識の異常に特徴づけられるため精神病である。気分障害と統合失調症は、了解不能な感情、妄想、幻覚によって精神活動の形式が障害されることから精神病なのである。

時に「精神病」という言葉は、本来もつ意味以上のものに用いられることがある。このことは、明確であるはずの用語をしばしば曖昧にしてしまうことが残念である。それゆえ、「精神病的」という言葉は「統合失調症的」と同義語として使われるかもしれないが、統合失調症的でない精神病的な人は（せん妄状態、躁状態など）が多く存在するため、後者の方がより好ましい。「妄想的」あるいは「幻覚的」という単語の代わりに使われるとき、「精神病的」という言葉は精神病理学的な重要な違いを曖昧にしてしまう。そして、「精神病的」という言葉は重篤な異常との意味合いになりうる。この用語の使い方には、すべての精神的な問題は神経症状態から始まり、異常の度合いの増加とともに精神病的になる連続的なものである、という論理的な含意が背景にある。しかし、精神病が単に重症度の同義語として用いられるなら、疾患群を区別することはできなくなり、ひいては疾患のメカニズムや病因の解明の手がかりも失われかねない。

次の二つの章で、了解不能な気分、妄想、幻覚状態を伴って現れるが、疾患として明確な説明ができないこれらの病態について議論する。これらの症候群、双極性障害（躁うつ病）、統合失調症は、患者それぞれの生き方からその意味や思惑が見出しうることから、時に「機能性」精神病と呼ばれる。そして機能性精神病は、病理学的機序や病因が明らかになっている、せん妄や認知症のような「器質性」精神病と対比される。しかし、神経病理が解明されている、あるいはされていない精神医学的症候群は、いずれも〝二次性〟および〝一次性〟狂気について記したウィリアム・バティによって一七五八年に言及されている。

「第一に、外的で間接的な原因と考えられるような出来事が先んじていたり伴ったりしていない際に、狂気が一次性なのではないかと推測される。第二に、疾患が遺伝性のものであれば必ずそれは一次性である。狂気が特定の外的な原因で生じている場合ももちろんあるが、狂人の子孫一家を特徴づける著しい奇妙さや、そういった家系からしばしば発症する本物の狂気、そしてそういった狂気が原因不明であると、そのような人の感覚器官や神経がその他の人々のものとはまったく異なっているのではないかとの印象を強く受けるのである。第三に、明らかな原因がないままに生じ過ぎ去るなら、われわれはその狂気が一次性である可能性が非常に高いと推測する。遺伝性であれ伝播性であれ、一次性の狂気は、現在の不完全なものでしかない医術の科学のいかなる方法を用いても取り除くことはできない。しかし一次性の狂気が人術で救済できなくとも、このような状態の運命は時に完全なる回復で報われることがあるし、時にそれは長い期間の後にわれわれの助けなしに、そしてわれわれの想像を超えた形でなされることがある。一次性の狂気そのものは生物としての営みに対してはほとんど害がない一方で、ほかの疾患や外的な要因の結果としての狂気は、そのような疾患や外的要因を治癒・除去することで緩和しうる。しかしながらそういった要因や疾患はしばしばそのほかの（身体的な）病的影響を伴うことから、二次性の狂気は一次性の狂気と同様に生命に影響がないとはいえ、それに付随する要因によって致死的となったり人体に有害となることもあるのである」[1]

双極性障害と統合失調症が、バティのいう「一次性狂気」の多くの特徴を共有することは明らかである。しかし、器質性疾患に対比する意味でそれらを機能性と呼ぶ場合、神経病理が存在しないとか、脳や心の統合的〝機能〟の異常によって、おそらく完全に心理的要素によりこれらの疾患が生じているというような議論に短絡しないように注意すべきである。「原因不明」や「特発性」という言葉が「機能性」より適切な形容詞かもしれない。というのも、双極性障害と統合失調症は医学において大きな謎だからである。この二つは劇的で破滅的な症状を引き起こすにもかかわらず、その原因や機序についてほとんど知られていないため謎めいている。それらの疾患を検知し、経過をある程度予測し、症状に応じて経験的にもたらされた方法で治療することはできるが、根治や予防はまだ可能ではない。比較的均一な症状と経過からこれらの研究に疾患の概念を適用できているものの、双極性障害と統合失調症は今のところ、確定的な病理学的メカニズムや病因のない臨床群にとどまっている。

歴史的経過の短観からも明らかなように、これらの病態の認識と区別ですら多くの問題をはらんでいるのである。

双極性障害と統合失調症の歴史的経過

双極性障害と統合失調症の概念の歴史は複雑に絡みあっている。一方を書いて他方を書かないことは不可能であり、これらの病態の精神医学における歴史的な背景描写を避けて通ることはできない。
一般的には、エミール・クレペリンが最初に双極性障害と統合失調症を区別したと教えられる。しかしながら、それ以前の先駆者たち——フィリップ・ピネル、ジャン・エティエンヌ・エスキロール、ヴィルヘルム・グリージンガー、ヘンリー・モーズレー——も、重症の精神障害について二つの臨床的特徴を認識していた。一つは、気分の異常（気分性精神障害）により特徴づけられ、もう一つは、気分の顕著な変化のない思考と観念の異常（観念性精神障害）によって特徴づけられる。彼らは、気分性精神障害はうつと高揚した感情が入れ代わる周期的な特徴をもつ傾向があり完全に寛解しうる一方、気分性精神障害をもつ多数の患者が病気の第二段階として観念性精神障害を生じ、そこに至った場合は予後不良であろうことも説いている。特にグリージンガーは、精神障害とはいくつかの段階をもつ疾患（Einheitpsychose）で、気分障害はその中の最初の治癒可能な形であり、観念性障害とは「第一段階の中枢神経障害が治癒されないときの結果および終末にすぎない」という点を特に強調した。[2]
グリージンガーの『精神病の病理と治療』（一八四五年）はいまだに興味深く読まれているが、精神障害をメランコリー、躁（マニー）、偏執狂（モノマニア）、痴呆に分類し、精神障害はいずれもそのうちのどれかの一部分もしくはすべてを満たすとした。すべての患者が同じ内容の症候群を同じ順番に体験するわけではないが、おのおのの精神状態は、精神障害の経過中の異なった段階における症状群として考えられた。このようなアプローチで、個々の症状に基づいた精神障害の意味のない分類の増加を防ぎたいとグリージンガーは考えたのである。

グリージンガーと同世代の人々は、梅毒の進行麻痺の知識のもと、初期の気分の変化から痴呆への段階的な変化を多くの精神障害患者に見出すことを期待したのだろう。しかし、梅毒が特定の神経病理（慢性髄膜・脳炎）と明確な病因（梅毒感染）をもつことが理解されるにしたがって、うつから痴呆へ進展するという精神障害の単一的見方はできなくなった。なぜなら、それらの進展の背景に存在する神経病理は見つからなかったからである。

フランスの精神科医ジャン・ピエール・ファルレとジュール・バイヤルジェの関心は〝気分性精神障害〟にあったが、経過の中でメランコリーと躁の寛解と再燃を繰り返す、彼らが「循環精神病 folie circulaire」あるいは「二つの形式をもつ精神病 folie à doubleforme」と呼んだ病態を詳述することで精神障害の単一疾患説をさらに無効なものとした。彼らは、この間欠的な精神障害は症状が永続する疾病ではなく、一部の患者は明らかに生涯にわたって完全に健康を取り戻すと記した。

クレペリンにとって精神障害のこれらの概念の進化に関しては、特に彼が「躁うつ病（双極性障害）manic-depressive insanity」と名づけたものの発展に相当する。双極性障害という言葉は、一つの疾患群のもとに循環精神病、単純躁状態、メランコリー、そして患者の体験とは明白に関連なく周期的にあるいは連続的に生じる、より軽微な気分の障害さえも包含するのに用いられた。[3] この疾患群のすべての病像にクレペリンが見つけた共通点は一様なる予後であった。双極性障害はたとえ症状が何十年に及んでも、決して人格や思考の深刻な荒廃はきたさないのである。むしろすべての病的症状は病相の間の期間ではまったくなくなるか、あるいは一連の病相の後永久かつ完全に消失するのである。

クレペリンは彼自身が「早発性痴呆 dementia praecox」と呼んだ病態と双極性障害を区別した。早発性痴呆という言葉は最初フランス人の精神科医ブノワ・モレルによって使われた。この症候群においてクレペリンは、思考、感情、判断力における障害をきたすさまざまな状態が見られ、やがてこの病態に特有の人格の荒廃をきたすものと認識していた。

クレペリンのこれらの精神病の概念は研究をうながす意味で重要であった。それは、精神障害の一つの特徴的性質――ある患者は回復し、他方の患者は荒廃すること――に注目し、これらの病態の遺伝性は経過と同様に明確であるかを探索するための遺伝学的研究を推進させた。そしてこのことは、クレペリンを含めた先人たちが、患者の転帰が定まってしまう前にこれら二つの病態を区別する症候群を同定する試みにつながっていった。そのような努力は今日にいたるまで続けられている。

診断と予後の決定は、原因の理解や効果的な治療を導き出しえない場合は、医師にとって不満の残る行為となる。双極性障害や早発性痴呆の経過を変えうる治療が発見されなかったため、クレペリンの概念に疑念をもたれることもあった。

オイゲン・ブロイラーは早発性痴呆の症状の定義を中心に研究することでクレペリン学説を進展させようとした。彼は「統合失調症 schizophrenia」という言葉をこの病態のために作り出した。彼はこの病態には多数の病因が存在すると仮定し（それゆえ「統合失調症群」と呼んだ）、その症状を思考過程と心的体験を統合する心理的能力の基本的な欠陥の結果として説明しようと試みた。[4] ブロイラーの「統合失調症」という言葉は病態と共に現代まで残った。その理由は、おそらく「痴呆 dementia」という言葉は別の意味でも使われていること、そしてすべての患者が若い間に認知機能の低下にいたるわけではないためであろう。しかし多くの状況下で思考は異常をきたすため、思考障害が統合失調症の中心だとするブロイラーの強調点と、早期かつ軽い症状の段階から症例を検知したいと望んだことが理由で、おそらく彼とその信奉者がこの疾患（統合失調症）の診断をクレペリンよりも頻回に下す結果となったのであろう。

二〇世紀の精神医学を特徴づけるクレペリン学説に対する主な論争は、双極性障害と統合失調症との区別よりはむしろ、これらの状態が疾患として概念化されることがよいかどうかという問題であった。これらは精神的な健康状態から定量的に区別でき、これらは神経を障害し、精神の機能不全につながる生物学的要因によって引き起こされるのか？　あるいはそれらは個人間でその程度が異なるにすぎない、ライフイベントに対する反応としてみる方がより正確なのか？

精神科医の一部は人生経験と両親との心理的葛藤を重視することで、これらの精神病の機能的な説明を探索してきた。ジークムント・フロイトは双極性障害と統合失調症の研究に関する本を、彼の最初の精神分析に関するものの後すぐに出版した。それはおそらく彼が私的な診療環境で神経科医として仕事を始め、主に神経症患者の治療にかかわってきたためであろう。実際、彼の主要な統合失調症研究であるシュレーバー症例は、彼自身の診察ではなく、シュレーバーが出版した自叙伝がもととなった。[5] フロイトはシュレーバーの妄想内容に注意し、妄想型統合失調症の機能的説明を患者の葛藤、特に同性愛に対する葛藤から引き出した。フロイトは妄想体験の形式は無視し、この疾患の悪化の過程を彼の説がどのように説明できるのか議論しなかった。しかし彼の有意義な説明は現代まで生き残った。その理由は彼が精神分析学の潮流を起こしたからばかりでなく、長期間に渡り治療する必要のあった医師に統合失調症患者の人間的側面を見るような努力を勧めたからであろう。同じ観点が、気分障害の症状を説明するために、『喪とメランコリー』でフロイトが行った試みの中に見られる。[6]

アドルフ・マイヤーも同様に、双極性障害と統合失調症を疾患というよりはむしろ反応として特徴づけた。[7] 彼は病状を患者の全人生経験の結果として見るために、患者の生育歴の研究を奨励した。マイヤーの学説は、患者が心理的に必要とすることや、心理的資質の理解を通してこそ患者の問題をよりよく解決できるような疾患の説明の仕方をするという利点があった。しかし彼もまた、彼の論理がそもそも症状の形式やその自然経過を説明可能であるという必要条件を無視した。フロイトと同じく、彼の説はその説明のもっともらしさに支えられていたのである。

カール・ヤスパースは、このような議論に対して一つの見解をとることが難しいことを初めて指摘した学者であった。その理由は、似たような心理的現象が一部の患者では環境によって、また別の患者では疾患によって引き起こされるからである。彼はこの議論を「病的嫉妬 morbid jealousy」と名づけられた研究の中で、長年にわたって猜疑的な傾向が発展した人において、状況に応じて根拠のない過剰な嫉妬へと発展（このようなケースに対しては「神経症性嫉妬 neurotic jealousy」という言葉を使うべきかもしれない）することがあるし、また一方で一部の患者では病前のパーソナリティやライフイベントからは予期しえないような表出ということもある。後者の表出はその内容が了解不能な嫉妬妄想のようなものである。[8] ヤスパースが統合失調症症状の特徴と結論したのはまさにこの了解不能性であった。彼の「人生の変曲点 lifebreak」や「病的過程という現象 process phenomena」といった言葉が示唆するように、そのような症状は身体疾患によって引き起こされた一貫した精神活動と行動の崩壊を反映したものであると彼は信じていた。しかし双極性障害の精神病理もその形式において了解不能なことから、このような特徴が統合失調症の症状に限定されるというヤスパースの主張に同調することは難しい。

双極性障害と統合失調症の対症療法の出現や、脳に影響を与える薬剤によって類似した状態が作り出せることがわかってきたため、これらの病態がすべて反応性のものと捉える考え方はここ数年その勢いを失いつつある。しかしこれらの障害における特定の神経病理や病態生理を同定できないでいるため、これらを確信をもって疾患であると言い切ることはいまだできない。統合失調症と双極性障害はその本質的性質の確認ができないという意味において謎と言える。確実な病理学的実体や病因がいまだに発見されていない、しかし疾患の観点に分類されるべき臨床的実体として見ることが現時点でもっともふさわしいであろう。われわれは役に立つ治療法に出会えて幸運である。そしてそのような意味で、多分われわれはジギタリスを発見した後のウィリアム・ウィザリングのようである――ありがたく思いつつ驚愕するのである。

要　点

双極性障害と統合失調症という精神障害は、認識されはじめたときから正確に説明することが困難であった。われわれはこれらの障害の歴史的背景とその原因に関する初期のいくつかの説を呈示した。ここでは、おそらく精神医学の他のどの分野よりも、さまざまな学説の対立がある。これらの障害を脳の異常に由来する症状のための疾患であるとする考え方は、人の欲求とその欲求が人生でいかに抑圧されているかという葛藤で生じる感情的反応に由来するという考え方との間で議論が続いてきた。この意見の相違の解決はさらなる科学的発見を待たなければならないのである。

薬理学の発達とこれらの障害の患者についての縦断的研究の所見から[9,10]、これらの病態は病理学的機序と病因がいまだに完全にはわかっていない疾患としてみるのがもっとも適当であるとわれわれは考える。われわれはまた、他のどの疾患とも同様に、これらの疾患は患者の生活史を妨害し、そしてその妨害自体が問題を生じるため、第5章で述べたように治療計画を立案する際にこの点を考慮すべきであることを強調しておきたい。

第7章　双極性障害
――情動領域における疾患

気分や感情の不快な変化は人生の出来事への反応として自然に生じうるもので、たいていは精神科はもちろん科にかかわらず医師の診察を受ける原因となるものではない。病院を受診する患者の三分の一は、落胆、悲しみ、心配などの症状を訴えるだろう。このような多くの患者は人生の重大な状況に直面しており――たとえば大変やっかいな障害を患っているような――彼らの感情の状態はその状況に起因し得、状況が改善されるとそういったものも消失する。しかし、多くの患者がそのような状況反応性の気分変調ではなく、ある程度固定し患者を悩ますうつ状態に苦しんでいるであろう。そのようなうつ状態というのは通常の抑圧された感情とは異なった特徴がある。それはいわゆる大うつ病――精神科医が精神障害の重い病型の一つと認識し治療する情動領域の障害――と理解されるべきであろう。本章はその症状について述べ、次々と見つかっているこの障害が疾患であることの裏づけとなるエビデンスについて確認し、疾患の概念に直結する研究・治療・予防に対してそれらが意味するところについても述べていく。[1]

定　義

躁・うつは感情の統制の乱れが基本的な臨床的特徴となる状態のことであり、おそらく「情動障害 affective disorder」と明記する方が適当であろう。「情動 affect」「情動的 affective」「情動性 affectivity」という単語にはさらに定義が必要である。「情動」とは「思考や命令を決定する際に重要な意味をもつ感覚、情緒、欲求」と定義されている。[2] ブロイラーの学説に従う精神科医は「情動的な」ものを精神活動の認知領域と異なるものと認識している。心のこの二つの側面は互いに関連しているが、思考、動機、知覚、判断が、気分、感情、欲動、気持ちとは違うと認識することは難しいことではない。

「情動」とは広範な用語で、気分、感情、動機、そして喜び、自信、うつや落胆などの気持ちを含んでいる。別の言葉に置き換えようとしてもそれに足る言葉は見つからない。たとえば「気分 mood」は比較的持続した主だった感情を表す。「感情 emotions」はより短い束の間の情動である。「気持ち feeling」とは身体知覚と混同しやすい言葉である。「情動」という用語は、精神活動においてこういった種類を含むので重要である。通常の精神活動において、認知と情動の領域間に一貫しかつ自然な関連がある。多くの思考はいくらか気分的要素を伴うし、特定の思考は悲痛などの強い情動を生じうる。同じように、恐怖が猜疑を導き出すように多くの気分は思考を導く。精神活動における情動領域を主に障害し、気分、感情、欲動に多大な変化をもたらす疾患が存在することは、認知領域と情動領域の違いが精神構造――おそらく脳の――の重要な側面を表している。主として情動領域に異常が現れることが、このカテゴリーの重要な前提である。

症状と臨床経過

いまだに一貫性のある身体の異常によって病理や病因が定義されていないため、双極性障害は臨床症状として扱われるべきである。状態像は、記述された通りに定義される。つまり、その症状と臨床経過によって定義される。しかし、臨床経過はさまざまであり、障害を特徴づける症状群は、信頼性の高い三つの関連した精神的変調（気分の障害、自己評価の変化、精神的活力と身体的健康における主観的感覚の変化）から構成されていたとしても、患者によって異なって表出されうる。

病態の定義は臨床的特徴に限定されてしまうということはあるにせよ、明らかな不均一性——病歴、症状、転帰に関して——が、疾患が各個人で明らかになる過程で認められる。この不均一性は、この病態にかかわる病理学的機序や病因が判明した際によりわかりやすく説明されるであろう。しかし現時点においても、この病態をその他の感情的要素を含んだ精神障害から区別する十分な情報はあるのである。

臨床経過

双極性障害の経過は寛解と再燃の繰り返しであり、予測不能な形で出現し持続期間も不定の症候群である。おのおののエピソードはたとえ治療されていない場合でもやがては寛解し、患者は次のエピソードまでは症状のない病前の状態に戻るのである。この経過の中でもっとも顕著な特徴は、情動の質において両極端な状態のエピソードが別々に起こりうることである。あるエピソードにおいて感情は抑うつ的特徴を示し、それ以外のエピソードでは高揚傾向となる。この点においてはかなりの個人差が認められる。ある患者は抑うつ状態から躁状態へ連続的に変化する。一方の気分状態が他方よりも優勢で、躁あるいは抑うつのどちらか一方だけの症状をもつ場合もあろう。しかし多くの患者が両方のエピソードをもつ傾向にあり、それゆえこの疾患は、研究者によっては伝統的な躁うつ病という呼称よりも「双極性障害」という呼び方を好む。

双極性障害の臨床経過は挿話的、周期的、あるいは循環的である。全生涯を通して一度だけの病相（たいていうつ病）を経験するだけのこともあるが、それ以外はうつ状態のみ、あるいは躁とうつ、そしてあまり多くはないが、躁状態のみのエピソードを何度も繰り返す。多くのエピソードにおいて心理的・身体的ストレスが先立つこともあるが、その発症は予想不能である。女性でこの疾患を発症する場合は特に産褥期にリスクが高まる。

この疾患は特定の季節に出現する場合もある。特に秋か冬に決まって発症する場合などである。この季節性の変動——現在、「季節性感情障害」と称される状態——の理由はよくわかっていないが、日光の強度と照射時間の季節的変動が関連しているはずであり、というのは患者を毎日二、三時間明るい光の前に座らせることで症状を軽減せしめうるからである。[3]

最後に、少数の患者において双極性障害は循環性の経過をたどり、躁とうつが交互に規則正しく現れる。そのような症例においては躁からうつ、そしてまた躁というような予想可能な変化となり、頻繁な例では四八時間ごとに繰り返す。[4] このような規則的な病相の出現は、双極性障害が疾患であり、具体的なメカニズムと病因がその根底にあるという考えを支持するものである。

気分

気分が抑うつ、あるいは高揚／興奮のどちらかへシフトすることがこの疾患の基本的かつ通常はもっとも明確な特徴である。時に気分の変化はほんのわずかであるため、患者自身もそれに気づくことが難しい場合もある。「抑うつ」という言葉は実際には医療者の用語であり、通常患者が発症した当初に使うようなものではない。患者は抑うつ状態のとき、「不安」「心配」「気分が冴えない」「恥ずかしい」などの言葉を、そして高揚しているときには「興奮する」「すごく楽しい」「エネルギッシュ」「最高」などの言葉を使って自身の状態を表現するかもしれない。

しかし数回の気分エピソードを経験すると、患者は病的で制御不能な気分の変動を、通常の感情的反応からはっきりと区別することができるようになる。患者はそれらのエピソード間は奇妙かつ広汎性で寛解せず、ほぼ固定されたパターンとも言える類似性があることを述べるのである。このような患者は以前は人生の出来事に反応して悲しみや幸福を感じていたにもかかわらず、これらのエピソードの間の気分についてはそれが憂うつであれ高揚であれ、以前に反応性に経験したものと質的に違うと感じる。多くの患者がこの実に特殊かつ特徴的な気分変動——その重症度はエピソードごとに異なるが——により病相の再発にすぐに気づくことができる。

情動の変化は精神活動のさまざまな面に影響する。抑うつ状態のとき患者は引きこもりがちになり、たとえそれが普段は患者に喜びや心地よさをもたらしていたとしても多くの活動に興味がなくなる。周囲に対する知覚でさえ鈍感になることもあり、たとえば、音がぼやけて聞こえる、色あせて見える、あるいは暗く見える、食事の味がしないなどと述べたりする。活力が増大する躁状態のときは正反対のことが生じる。思考やアイデアはすばやく頭に浮かび、活動量は増加し、知覚はよりはっきりとし強くなる。

この変化を描くためにどんな用語が使われようと、決定的特徴は、患者の気分状態がどちらか一方に偏り「固定」されてしまうことである。患者が感情やそれに伴う思考について訴えるときに使う表現がどんなものであっても、この特徴こそが診断に際して重要である。この臨床群（症候群）における診断上の心理学的異常とは、持続的な気分の偏倚であり、それは環境によってあまり影響されないのである。よい知らせも悪い知らせも、友人や医師からの励ましの言葉、あるいは損も得も、どれもほとんど影響しない。通常、気分は精神活動における反応性のものなのだが、この場合は反応性ではなく独立して進展していくのである。

この複雑で捉えがたい気分変動の特徴は、患者の近親者によって訴えられることもありうる。青年期におけるうつ病の共通した特徴は、焦燥感、慢性的な不満感、時に両親への反抗といった方向への気分の偏倚である。家庭生活におけるささいな問題が極大化され、みなの注意が気分とは別のある種の不満へ向けられる。「青年期は感情が激しいものである」とか「ティーンエージャーは問題が多い」などといった思い込みが適切な診断を遅らせ、時として破滅的な結果を伴う。何はともあれ家族間できつい言葉がかわされることもあり、回復には関係改善のための時間と労力を要する。

人生の異なる年代における抑うつ気分はその年代特有の心配事や人間関係に関連し、異なって表現されることが多い。かつてはうつ病のサブタイプ（退行期メランコリー）と定義されると考えられていた激越や恐怖といった傾向は中年期に優位に見られる。高齢者ではしばしばうつ状態の際に感情が全般的に失われたと訴える。たとえばある患者は、抑うつ状態に伴い、孫に会うときにいつも感じる愛情が消失したと落胆し、それは彼女にとって感情を失うことで生じる一番つらい体験である。一方で青年期の患者は、多くの場合易刺激的である。

気分の評価において、気分の変動がさまざまな形で体験され、訴えられることを理解することは非常に重要である。双極性障害において患者の年齢、生活環境、習慣、性格などの特徴に基づく「病理学的可塑性」があるため、「疾患特異的」な特徴である気分の変化は固定的でも反応性を欠くわけでもない。

自己評価

双極性障害の二つめの基本的症状は、通常は気分の変動に平行して認められる自己評価に対する変化であり、ある意味で気分そのものと区別することは難しいものである。躁状態の患者は自分のことを健康で、金持ちで、才能にあふれ、権力もあると信じるかもしれないし、一方で抑うつ状態のときは病んでおり、貧乏で、非難されるべきであり、愛されず、罪深く、役立たずであると感じるかもしれない。

そのような自己評価の変化は妄想となりうる。うつ病相では、患者は悪評の高い罪人である、性病に感染している、癌に冒されている、人々に侮辱されて当然である、死刑になってもおかしくないとさえ考えることもある。躁病相の患者は自分が神であるとか、自分は億万長者であるとか人類を救う知識と能力があると信じることがある。これらの妄想が患者の中で構築されるに従い、他人が危害を加えようとしていると考えるかもしれない。そのような妄想を「自分にとって当然だ」と思う点は（たとえば大きな罪を犯したため罰を受けなければならないとか、患者のとてつもない力のため妬まれているというような）、気分障害患者の被害妄想と統合失調症患者の理由なく他人に抑圧されていると考える迫害妄想とを区別する一助となる特徴である。

自己評価における妄想的変化は破滅的行動を引き起こすかもしれない。妄想の恐怖や恥辱は自殺につながる可能性がある（もし患者が自分の悪業のため家族も穢れ、あるいは恥辱を受けていると信じているならば家族を殺害することもある）。躁病においては、財産に関する妄想的確信、経済的破綻につながるような浪費をもたらすかもしれない。しかしながらそのような重篤な妄想は通常は体験されるものではない。大部分はより些細であり、環境変化に対する反応と区別することが難しい。軽症うつ病と考えられる状態の間は、多くの患者はたとえば学生としていかに自分が不適格かとか、パートナーとして不能であるとか、科学者として愚かであるとか、外見がいかに醜いかとか、家族の一員として無価値であるかという自分自身の気持ちを正当化しようと医師と議論し、それを支持する過去の出来事を指摘するだろう。

周囲の者の多くがこの時点において、転職するとか職種を変えるといった将来についての重要な決定においてさえ、患者に同意するまでに取りこまれてしまう可能性がある。自信過剰な躁病の従業員が雇用主を侮辱し、自信が欠如したうつ状態の学生は大学を辞めてしまう。もっとも極端な行動は自殺であり、自殺は自己評価の変化とそれを増長させる患者の深刻な懸念によってもたらされる。自己評価の変化の影響については、自殺についての章でより深く議論することにする（第19章）。

繰り返し指摘しておくが、気分障害を発症すると基本的な自己評価の変化は重要な症状の一つとなりうる。患者は、自己評価を自明のものとして受け入れるので、変化した自己評価に基づいて行動を起こしてしまうことがある。これらの自己評価の変化の原因に気づかないでいると、特に患者が軽症で妄想的でないときに、取り返しのつかない結果を招きかねない。

活力の変化

患者の精神的活力と身体的健康に対する感覚の変化が双極性障害の第三の特徴である。抑うつ相のとき、患者の思考はゆっくりで、非効率的であるかもしれない。また、疲労や身体的不調、時には古傷の強い痛みを訴えるかもしれない。診察時に患者は病み、えてして無感情に見える。そして知的作業の際に明らかに集中力を欠き遂行能力が減弱している。

うつ症状が悪化すると、患者の精神・身体の活動のすべての面が緩徐になる。患者は精神運動制止を示し、質問に答えたとしてもゆっくりで、パーキンソン病に見られるような足取り、姿勢、身体硬直、表情を呈しつつ歩く。昏迷状態がこの疾患のもっとも重症の表出である。患者は寝たきりで、失禁を伴い、緘黙で、食事もとれず、自分自身の世話もできないで、適切に診断・治療がなされなければ命にかかわる。

そして、より有能な臨床医はこの活力の低下のより軽症のタイプを見出すのである。患者は少し反応が遅いだけでそれほど明瞭に精神運動制止を示すわけではない。患者は作業はできるが非効率だと訴える。患者は完全に体が硬直しているわけでなくただ動きが鈍いのである。これらの患者の特徴、つまり反応性と動作の変化は、のちに家族が再燃の兆候として認識しうるものとなる。覚えておくとよい。配偶者や親の言う、彼らがよく知る患者の再燃の徴候を疑ってはいけない。たとえ患者がその意見をいかに強くに否定しようとも。

躁状態のとき、患者は自身の思考が楽で回転が速く、身体的にも健康でエネルギーに満ちているかのような経験をするかもしれない。この状態が悪化するに従い、患者はどんどん活動的になり、ついには行動が制御不能な病的に興奮した状態になり、思考の回転があまりに速く無秩序にすべての刺激に反応するため、継続的で目的をもった思考が不可能になる。

これらの変化のわずかな徴候は、元気はつらつさ、反応の勢いのよさなどで、ひょっとしたら少しへりくだった態度を伴っているかもしれない。そしてやはり、このような徴候は患者と一緒に生活する人々に速やかに気づかれる。家族は態度、顔つき、ジェスチャーの変化の中に傲慢・横柄の出現につながる初期の兆候を見出すことがあるが、過去においてそれらの徴候が、易刺激性や軽率な行動へと変化していくのをすでに見ているのである。

随伴症状

これらの疾患を決定づける症状は往々にして、さまざまな感情と関連する問題を伴う。たとえば、食欲はエピソードの間に変化する。その変化はたいていの場合、気分、自己評価、活力の感覚と同じ方向へ向かう。抑うつ状態の場合、患者は食欲をなくし、体重は減少し、睡眠不足となり、性欲がなくなる。しかし躁状態では、同じ患者が熱心に飲食し、睡眠時間は短いにもかかわらずそれで満足し、家族からの信頼と社会的評判の両方が危機に直面するほどの性欲の亢進を体験したりする。患者は多くの場合、気分や活力に日内変動があると述べる。たとえばうつ状態の患者にとって、朝は典型的に一日のうちで最悪のときとなる。

患者によっては気分の変化の観点から了解可能なテーマを帯びた幻覚（通常は幻聴）を体験することがある。躁状態の患者は、神が自らの行動を賞賛する声を聞くかもしれない。その一方でうつ病の患者は、死ぬことを奨励する声や、自らを罪人だと責め立てる声を聴くかもしれない。

思考過程がほとんどの場合変化していることに患者は気づく。うつ状態では遅く、躁状態では速い。うつ状態では考えを話す際やはり会話は遅いが、躁状態では会話の促迫、音韻連合、ごろ合わせ、そして話題の急な転換などがみられ、時に完全な支離滅裂状態に至ることがある。

双極性障害の推定されている機序と病因

双極性障害が疾患であるという仮説は、まだ説明されていない病理学的機序や病因がやがて判明し、その臨床症状に反映される不均質な症状や経過を説明できるようになるであろうことをその概念に包含している。そのような「壊れた部分」が発見されたとき、治療法や予後の予測が向上するであろう。もし双極性障害が認知症、せん妄、コルサコフ症候群や失語症などと同様の臨床症状として加われば、情動の神経学的基盤が明らかになり、理にかなった治療・予防が可能になる。

神経学的なエビデンス

双極性障害が疾患であると妥当化する有効なデータは、いまだに断片的ではあるが、確信するに十分な説得力がある。一つの重要なエビデンスとして、典型的な一群の症状や双極性障害の双極性の経過が、すでに神経病理が知られているいくつかの疾患において認められることである。たとえばハンチントン病の患者はしばしば初発症状としてうつもしくは躁状態を呈する。[5] 左側前頭葉に脳損傷を（脳卒中がもっとも一般的である）もつ患者の約六〇パーセントが大うつ病に苦しむという無視できないエビデンスがある。障害部位が大脳基底核と眼窩前頭皮質に及んでいると発症リスクはより高まる。[6] ポジトロン断層法（ＰＥＴ）を使った機能的脳画像検査では、内因性の大うつ病患者において左側前頭葉の活動性の低下があることがわかっている。これらの所見は、気分障害は認知症やせん妄と同じように脳障害の結果生じている可能性があること、そして左側頭葉の機能低下が重要であるかもしれないことを示している。[7]

これらの所見から、双極性障害の背景にある神経病理の存在が確信できるばかりでなく、用語を定義できるようになる。既知の病理のもとに生じる躁うつ症候群を「症候性」と呼ぶことができ、それは「特発性」の障害と対比されるのである。このような言葉の使い方はてんかんの場合と似ている。すなわち、特定の脳障害に伴う反復性の「症候性」てんかんは、遺伝的要因が重要な特発性てんかんとは区別される。

神経化学的、神経薬理学的エビデンス

多くの双極性障害の研究者は大脳の神経伝達物質の役割の研究に注目している。この分野の研究は、一九五〇年代に高血圧に使用されていた薬剤レセルピンが、典型的なうつ症状を引き起こすことがあるという臨床的観察により始まった。[8] 動物実験において、レセルピンが神経伝達物質のセロトニン、ノルエピネフリン、ドーパミンの脳内質量を減少させることが示された。その後、モノアミン酸化酵素阻害薬と三環系薬物がうつ症状を回復させるばかりでなく、レセルピンによって枯渇した神経伝達物質の濃度を増加させるという実験による発見によって、神経伝達物質が重要であるという考え方が強固となった。[9] もし脳内アミンの減少や増加がうつ病を発症させたり回復させたりできるのならば、これが遺伝や他の病因がこの疾患を発症させる病態生理なのかもしれない。

双極性障害における薬理学の段階的な発達は、神経伝達物質の変化が気分障害の基本であるという考えをもたらした。これらの研究を今ここで述べるのは本書の主旨を越えるものであるが、選択的セロトニン再取り込み阻害剤（ＳＳＲＩｓ）（フルオキセチン、セルトラリンなど）の開発計画とその目覚ましい成功と、抗てんかん薬（カルバマゼピン、バルプロ酸など）の気分安定剤として使用することの提唱と実際の使用は、近年の特記すべき発展である。これらの治療は、双極性障害患者において、想定されている特定の脳のメカニズムに作用させることを目的としているという点で、単なる対症療法以上の意味がある。

遺伝学的エビデンス

遺伝的要因は双極性障害において疾患の原因として古くから考えられてきた。たとえば、一九五三年にフランツ・コールマンは、双極性障害で入院している患者の親族は双極性障害の発症リスクが高いと報告した[10]。異母（父）兄弟において発症率は一六・七パーセント、兄弟において二二・七パーセント、二卵性双生児（兄弟と同じようなものであるが）で二五・五パーセント、一卵性双生児では一〇〇パーセントであることを見出した。その後の別の診断的方法とサンプリング法を使った研究において多少の違いが認められたが（たとえば兄弟間ではより高確率に、また一卵性双生児は必ずしも一〇〇パーセントではないこと）、遺伝的要因は、双極性障害の多くの例において疾患の発症に関わっていることは確実であると考えられている[11]。

遺伝的要因より、むしろ環境的要因が前述の家族研究における所見の原因であるとする議論がいまだにある。その主張は、一卵性双生児が二卵性双生児よりも、また兄弟が異母兄弟よりもより高い一致率を示すのは、養育上、より共通点が多くなるからだというものである。このような理由から、双極性障害に関連する遺伝子（群）の研究に多大な労力が費やされているのである。

この点に関してはまだ明らかになっていないが、問題の多くは、真の症例の表現型を区別することの難しさに関連しているかもしれない。特定の遺伝子座と双極性障害の関連についてのいくつかの初期の論文は、その後追試研究で再現されなかった。ある論文[12]は、症例数を増やしたその後の複数の家族研究によって関連性が否定されたため取り下げられた[13]。しかし最近になって、双極性障害患者のいるいくつかの家系で第一八番染色体上の部位にはっきりとした関連が見つかっている。この関連性は、父系遺伝で強まり、罹患した兄弟姉妹間では、対立遺伝子の七〇―八〇パーセントが共有されていた[14,15]。

第一八番染色体のみが双極性障害関連遺伝子座でないことは、ジョンズ・ホプキンスのレイモンド・デパウロらのグループによって示されている。フランシス・マクマホンは第一八番染色体上の遺伝子と関連する家族が父性遺伝を主に示すのとは対照的に、別の何組かの家族は母性遺伝の方が父性遺伝よりも強いことを示した。これは、双極性障害においてゲノムすり込みか、ミトコンドリア遺伝か、何がしかの女系の遺伝の関連を示している。[16]メルビン・マッキンスは、双極性感情障害の家系において臨床的予測（世代が進むと発病が早まるとともに症状も強くなる）ができることを見出した。これは、三塩基対リピート延長が双極性障害の病因遺伝子（群）であることを示唆するものである。[17]

これらのすべてのデータから、デパウロは双極性障害の表現型がそうであるように、その遺伝性も不均一なものであろうと述べている。多数の遺伝子がそれぞれに少しずつ影響し、気分障害に対する脆弱性を増加させているのかもしれない。この結論は、当初期待されたような双極性障害の原因となる単一遺伝子の発見からとは異なるが、双生児研究、養子研究から導き出された明白な遺伝性の存在と、メンデルの法則に従わない遺伝形式をよく説明するものである。[18]

本節の要点

双極性障害の多くの症例の原因となる病理学的実体と病因が明らかになったわけではないが、症状精神病、神経伝達物質、精神薬理、遺伝学等の研究の所見は段階的疾患推論を支持しているようである。双極性障害が脳の情動システムの疾患という概念はここから出てきている。これらの情動システムは今や形態学的・機能的脳イメージングによって研究されている。この疾患における「壊れた部分」を表す脳の状態もいずれ見つかるかもしれない。

要　点

双極性障害の疾患特異的な症状は、精神活動における情動の異常であり、情動の異常のため精神活動の制御ができなくなる。疾患としての双極性障害の解釈は、情動の生理および病態生理が解明されたときに改めて確認されよう。双極性障害の病理と病因を同定しようとする研究は精力的に行われており、すでに受け入れられている疾患の観点のアプローチによってより前進するものである。病理と病因を同定する、神経科学における進歩によって、症候群の自然経過、臨床的不均一性、悲しみのような情動反応との違い、薬物・身体的治療への反応性について、よりよく理解されるようになるであろう。

第8章　統合失調症

統合失調症は精神医学における臨床上の偉大なる挑戦である。あらゆる文化において普遍的な障害で、統合失調症の罹患率は人口の一パーセントである。心理統合性が荒廃し、成人になろうとする時期（男性では一五―二五歳、女性ではそれより一〇歳ほど遅れる）に発病ピークを迎える。そして悲劇的な不幸――慢性で致死的ではなく、人生の障害となり、希望と機会を奪われ支離滅裂な方向へと向かい、頻繁な入院、混沌――にいたるのである。五〇パーセント程度の統合失調症患者が自殺を企て、一〇パーセントは最終的には自殺を既遂する。全員がこの病気のため家族や社会から孤立し、自己陶酔、混乱、苦悩へと引き込まれてしまう。

これらが統合失調症が精神科医にとり喫緊の課題である理由である。また、この障害はどちらかというと治療がうまくいかず不確かであることがわかっている。精神科医はたびたびその基本的性質と適切な治療に関する考え方を変えてきた。そして、たびたび統合失調症の管理に関する公共施策も変化させてきた。たとえば、ある時期においては入院治療が推奨され、その後のある時期においては入院が患者の「自由」の侵害にあたると見なされるようになった。これらの困難さは、精神科医がこの障害の基本的性質についての見解を統一できなかったこと、それゆえ統合失調症患者の対応と治療の最良の方法を構成できなかったことなどに由来している。幸運にもここ二〇年の間は、統合失調症は脳の病的状態によりもたらされるという安定したコンセンサスが得られるようになった。そしてこのコンセンサスによって、統合失調症患者の治療の進歩とより優れたケースマネージメントがもたらされている。[1,2]

この章でわれわれは、疾患の観点から統合失調症を捉える妥当な理由について述べる。これは、この臨床症状が、器官を侵す病因（群）によって説明される脳（「壊れた部分」）の病理学的過程（群）の表現型としていずれ理解されるであろうことを含意するものである。この最終的な到達点にはいまだに至っていないが、それがいずれ成しうることは明らかであり、これから簡単に述べる現時点でわかっている所見は、統合失調症が神経発達上の脳障害によるものであると強く示唆している。

定義

精神科医は統合失調症を定義することに困難を抱いてきた。これは単に統合失調症の特徴が定義された病理を欠く心理学的変化であり、またそれだけでなく双極性障害においても当てはまることであるが、統合失調症が統合失調症として認識されうる決定的な統一された心理学的特徴をもたないからである。知能の低下なしに認知症を、意識の変容なしにせん妄を、感情の変化なしに双極性障害を診断することは不可能である。しかし統合失調症にはそのような中心的な心理学的特徴が存在しない。統合失調症かどうかを考えるときは、冗長な臨床的記述から始めなくてはならず、そしてそれが現時点でできる唯一の定義法であり、そういうわけで大方非結合的カテゴリーとなっているのである。

この定義はしかしながら、症状と自然経過から臨床症候群として他のカテゴリーからは区別し、統合失調症を同定するものである。その経過は単一ではない。統合失調症は知らぬまに出現して徐々に容赦なく進行することもあるし、また、突然発症して増悪と寛解を繰り返しつづけることもある。もっとも劇的な特徴が統合失調症の急性期に現れ、妄想と幻覚の形をとる。奇妙な思考形式、独特の不適合な感情、そして軽微なものから重症なものまでさまざまな程度の精神活動の低下が、徐々にあるいは急性期に発症するが、発症後に回復しない場合もある。ケースによってしばしば患者の人格は冷たく予測不能となり、感情の感受性と能力が消失する場合もある。統合失調症の患者に軽度の認知機能障害が生じるとの十分なエビデンスがある。

統合失調症の症状は、便宜的に陽性症状と陰性症状に分類することができる。陽性症状は——そう呼ばれる理由は、それが精神活動上それまでは見られなかった新しい特徴の出現を表すからである——幻覚、妄想、急性期によく見られる思考形式の障害などを含む。一方で陰性症状（もしくは「欠陥 deficit」）は、正常の心理的能力の消失を表す。それは、精神的活力の低下、目標達成能力の低下、興味や行動の奇妙さ、他者に対する暖かい気持ちや思いやりの消失などを含む。患者は陽性、陰性症状のあらゆる組み合わせをもつ可能性がある。おのおのの症状は、精神活動と行動の著しい障害となる。適切に言えば、統合失調症の診断は、これらの症状をもつが脳神経疾患や気分障害をもたない患者につけられるべきである。それゆえ、統合失調症は除外診断によって診断される臨床症候群なのである。

統合失調症は通常青年後期か成人初期に発症するが、六〇歳以降の発症もある。一般的にこの障害は認知機能と人格の偏倚をもたらし、それゆえ、たとえ幻覚、妄想、思考形式の障害が寛解しても、患者は知的・感情的に障害され、思考は貧困化し、興味は狭小化し、他者から孤立した人生を送るのである。しかしながらこのような障害は必発ではなく、抗精神病薬の発見以前から一〇—二五パーセントの症例が寛解することが報告されていた。そして、効果的な薬理学的治療と精神療法が確立し、リハビリテーションプログラムとともに用いられることで、状況は改善しつつある[3]。

統合失調症の発症時に認められる徴候や症状の中で、この障害の決定的特徴とされるものはない。情緒不安定、疑心、困惑などが多くの症例で認められるが、これらの症状で統合失調症とは診断できない。しかしクルト・シユナイダーが指摘したように、統合失調症においてはたくさんの精神的変調が他の障害よりもより頻繁に認められる。これらの現象は、異常な心理学的体験と表現形式の障害に分類することができ、そのような初期の試みはその後「陽性」および「陰性」症状という明確な分類になっている。[4] シュナイダーが「一級症状」と称した異常な心理学的体験は、観察者の解釈に依存しないので、表現形式の障害よりも、統合失調症を示唆するよりよいエビデンスたりうる。しかし、一級症状がすべての統合失調症患者において認められるわけではなく、また他の障害でも見られることがある。

内的異常体験

幻覚と妄想が統合失調症の内的体験でもっとも目立つものであるが、しかしそれらがせん妄や認知症、双極性障害でも生じることを忘れてはならない。幻覚はどのような知覚形式においても生じうるが、幻聴がもっとも一般的であり、気分障害や粗大な脳神経疾患が認められない場合、幻聴での存在によってほとんど統合失調症と診断することができる。それゆえ、互いに議論している声（たいがい第三者的に患者のことを噂する場合が多い）、患者の行動に注釈を加えている声、あるいは患者の思考を繰り返しているような声を聴く患者は、統合失調症のもっとも典型的な幻覚を体験していることになる。

統合失調症における妄想は、最初ぼんやりとし、得体の知れないものと解釈され、あるいは「半信半疑」のような形で始まるが、やがて体系だった持続性のものとなり、訂正不能な確信へと発展する。突然生じる妄想で、幻覚や以前あった妄想によってもたらされたものでなく、患者の気分と何ら明白な関連性がないものは「一次性」あるいは「原発性」妄想と呼ばれ、統合失調症を強く示唆するものである。他の統合失調症性体験の特徴は妄想の型式をとってはいるが、それぞれ特徴的であるため別々に命名されてきた。その一つの身体的被影響体験においては、患者は身体に生じる感覚を外部の力によって生じていると断定する。たとえばC・S・メローのある患者は、転んで右ひざを怪我したにもかかわらず、「アメリカ軍の衛星によって集められた太陽光が強力なビームに変えられ、私のひざの中心に入り、外に放射して痛むのだ」と訴えた。[5] このような現象において、患者は望まない体験に支配されていることが現実であると確信し、おびえそして困っているのである。これらの現象はこのような不可解さゆえ、病気の症状と考えられるようになってきたのである。

表出障害の症状

患者の表出型式における障害には、「陽性」症状――思考形式の障害――と「陰性」症状――発動性の欠如と感情的ぬくもりの喪失――があり、患者によってさまざまな組み合わせで同時に出現することが多い。思考形式の障害は統合失調症の基本症状の一つである。その症状は患者の思考の内容ではなく形式における乱れを指す。観念の関連性が異常であるということであり、述べられた意見や考えが正しいとか間違っているという問題ではない。文法、構文、そして単語が混沌とする可能性がある。統合失調症の思考障害の主要な問題は、思考や言語がまとまりを欠くという点である。統合失調症患者の表現する思考は、筋が通り目的のある形でそれぞれが関連していくのではなく、ほとんどランダムで個々の関連性が希薄な形で表され、意思疎通可能な意味のある思考のつながりは失われている。言葉の選択の不器用さや文法的構文のぎこちなさも問題ではあるが、失語症に見られるようにそれが主要な問題点というわけではない。

統合失調症患者は自分の会話内容の方向性を監視することができないように見える。自分の言葉の二次的な意味に過剰に反応し、さほど重要でないことで脱線し、会話の初期の目的への見通しを見失い、ついで別の会話の目的を追うがそれもやがてフレーズや表現の混乱の中で失われていく。しばしば患者は自分自身と自身の反応の意図するところを理解しているように一貫して振る舞うため、観察者――特に患者を診察している医師――は、まず会話の問題が、初期の評価のための質問が多少曖昧だったために生じたのではないかと思ってしまう。しかし、何度も繰り返し患者の会話を止め、より筋の通った回答をするようにさせると、問題が患者の反応にあるのであって、医師の質問にあるわけでないことが明らかになるのである。

この現象のよい例が、エリオット・スレイターとマーティン・ロスによって示されている。彼らのある患者は次のように書いている。「これは多分悲劇なのだ。私は実際、すべての外国人がこの知識をもっていたことがわかっている。そして多分、少なくとも私自身のようなある自国民は知らなかったのだ。私の友人も戦友でさえ知らなかったが、国の機関は知っていたはずで、そのことを、聖なるものとして受け入れるであろう。そしてすべての点が、私の土地、私の不変の肉体、頭、おびただしく強く遠い顔と声の弾幕を活性化させることなどに関係があるのだ」[6]

思考形式の障害は、カテゴリーで括られるというよりは特質的に表される点で他の表出の異常とよく似ている。それゆえ、患者は幻覚があるなし（カテゴリー的区別）にかかわらず、彼らの思考の表出は論理的目的をもったものから一貫性のない目的を失ったものまで同じ線上に位置する。思考障害を見分けるのが難しいのはそれが極端な例ではなく、むしろより軽い一貫性が欠けた場合で、患者が表出する会話のまとまりのなさの基準が診断者間でまちまちなためである。思考障害は言語能力の問題や文化、教育によりもたらされる表現上の違いと区別するのが難しいかもしれない。実際、統合失調症における表出の障害は内的異常体験ほど高い信頼性をもって評価できず[7]、このため診断を進める際にこれらの症状の重みづけを考慮すべきなのである。妄想や幻覚のような内的異常体験はすべての診断面接において詳しく探索されるべきである。

患者の感情の障害は統合失調症の陰性症状のそのほかの例である。統合失調症初期において患者は不可解な怒り、困惑、あるいは恍惚を表すかもしれないが、よく聞いてみるとそれらは妄想や幻覚によるものと判明することがあるが、多くの場合患者自身はそのことを理解できない。患者の感情状態もまた、患者が表現する思考に一致しないかもしれない。それゆえ、惨めで恐ろしいと訴える患者が同時に笑っている場合がある。さらに、特に陽性症状中心の統合失調症急性発症が落ち着いたのち、患者は周囲の状況に関係なく奇妙で冷たくよそよそしいままである場合がある。このような感情表出の障害は患者をもっとも混乱させる症状かもしれないし、たとえ軽症でも家族を当惑させ悩ませるものかもしれない。

状況によって統合失調症に見られる他の表出形式の異常は、活動性、姿勢、可動性における障害で、緊張病症状と呼ばれる（繰り返すが、この症状は統合失調症を決定づける症状ではなく、気分障害や粗大な脳神経疾患においても生じうることは忘れてはならない）。動作は固く、遅く、形にはまったようである。動作は同じことを繰り返すか不完全であり、不自然な姿勢が長時間にわたって維持される。患者によっては顔をゆがめたり奇妙な抑揚で話し、そのほか反響言語（話しかけられた言葉をそのまま繰り返す症状）や、反響動作（患者の目の前で行われた動作をそのまま繰り返す症状）が認められる。それ以外にも無言症や無動症が認められる。

統合失調症の急性期においては、内的異常体験、思考形式の障害、そして緊張病症状が通常もっとも顕著である。一方、慢性期には感情表出の障害がもっとも目立つかもしれない。時に患者が残遺症状をもたないように見えるが、注意深く観察すると通常は軽い思考および感情反応の障害が明らかになる。

統合失調症における認知の問題——認知機能の低下——は長い間議論の的であるが、多くの精神科医は、認知機能課題の最中に幻覚や妄想によって思考することが困難であったり、あるいは課題に集中する意欲に欠けているためではないかと考えている。マッチした対照群を用意した周到な心理学的研究において、統合失調症患者が概念認知と結びついた課題、および注意の転換あるいは認知の「セットシフティング（事態の変化に応じて柔軟に行動を変えていくこと）」を要する課題において能力が低下していることが示されている。統合失調症患者はウィスコンシンカード分類課題のように、問題解決およびセットシフティングのようなもののパフォーマンスが特に低い。統合失調症患者にはまた、言語記憶、注意、視角注視の障害が認められる。[8] 興味深いことに、このような認知機能障害のいくつかは統合失調症患者の血縁者で統合失調症を発症していない人に共通して認められる。[9,10]

診断および分類

一九世紀後半に、エミール・クレペリンが早発性痴呆の概念を発展させた際、以前にフランツ・カールバウム（緊張病 catatonia）、エバルド・ヘッカー（破瓜病 hebephrenia）、L・スネル（妄想性精神病 paranoid psychosis もしくはモノマニア monomania）らによって別々の病態として捉えられていた状態をこの概念に含めた。異なる特徴にもかかわらず、クレペリンがそれらを一つの臨床カテゴリーにまとめたのは、双極性障害が挿話的で寛解するのとは対照的に、これらはみな慢性的かつ予後不良の経過を共有するからである。それゆえ、統合失調症の古典的分類はそれらの主要症状によって区別される。緊張病型では精神運動の変化が、破瓜型では思考障害と気分の不調和が、妄想型では妄想が、そして単純型では情動反応の消失と意志と欲動の障害がそれぞれ特徴的である。

これらの障害が発症するとき、多くの患者がこれらの古典的分類に合致する臨床像を示すが、その後経過とともに大部分がそれらの症状の混在したものとなり、下位分類は往々にして恣意的なものとなる。この事実により、病因と転帰の糸口となるものによって統合失調症を分類する試みにつながったのであるが（たとえば、過程統合失調症と反応統合失調症や、統合失調症と統合失調症様状態など）、これらの試みはいずれも不完全なままであった。われわれはオイゲン・ブロイラーが統合失調症群と呼んだもの[11]を扱っているのであり、妥当かつ臨床的に有益な統合失調症群の分類を発展させるような、心理学的ではなく生物学的なマーカーの発見を待っているのである。

統合失調症の症状の基本的特徴は、正常な心理的体験で認識されるような、了解可能な因果関係ではないと思われる認知・知覚の形態の精神的問題ということである。刺激がない状況での知覚（幻覚）、根拠のない確信（妄想）、論理的つながりのない思考（思考障害）、何も問題ないのに感情が変化したり、問題があるのに感情が動かない（思考内容と情動状態の不適切な分離）といったようなことが観察される。

シュナイダーが一級症状と呼んだ特定の心理的体験はすべて、その心理的原因や影響がまったく見出されない精神現象のリストに属する。たとえば、自分の行動にコメントする声を聞く患者、あるいは考えていることが世界中に放送されていると信じている患者の体験の中に関連性を見出すことはできない。他の研究者によって典型的統合失調症の特徴と表現された症状や徴候、ブロイラーの「思考障害」、あるいはイーウェン・キャメロンの「過包摂」なども、この明確な因果関係を欠くという特徴は共通している。

これらの体験が統合失調症様と呼ばれるのは、患者が一次的な気分障害や粗大な脳神経障害の徴候を示さないときだけである。そのような証拠が存在する場合、症候は常に双極性障害、せん妄、または認知症のために生じているとするべきである。統合失調症の症状は説明のできない心理的体験であり、「〜を欠く」というのは操作的な言葉である。症状が統合失調症のものであると判断するのは、明らかな証拠に基づくというよりは除外診断に基づくのである。

説明できないときにのみ症状が統合失調症症状と呼ばれるのなら、診断医がまずなすべきは、それが他の疾患によるものでないことを確認することである。統合失調症症状と称されるすべての内的異常体験や表出の障害は、双極性障害やせん妄そして認知症においても認められるため、患者の診断と治療について検討する際に、それらの疾患を注意深く除外しなければならない。さらに表出の障害はストレスにさらされている人にも生じうることから、患者とその周辺の状況について、症状が了解不可能であると断定する前に十分に考慮しなければならない。たとえば、不安が強く何かに心を奪われているような人は断片的な思考に陥りやすいし、もともと物静かで内向的な人はよそよそしくあるいは冷たく見えるし、診断者と異なった文化的背景をもつ人は馴染みのない感情表現をするかもしれない。

しかしこのような診断上の多くの問題は、受診した際に行われる横断的な検討に、症状の発症からその進展についての注意深い縦断的な評価を加えることで解決可能である。患者の人格や状況についての進行性の変化の詳細な評価が（家族や友人らの情報提供者の助けを借りるのがもっともよい）、臨床像と一連の症状が統合失調症の発症であると確信をもって診断される前に行われるべきである。時に入院による縦断的評価が必要になる。日中患者をケアする看護師の方が、患者を横断的に評価する医師が見逃すような、かすかな陰性症状を見出すことができる場合が多い。

このような理由から、患者が統合失調症に罹患していると同定することは、患者の状態の最小限の理解にすぎない。この診断は、他の疾患が考慮され除外された後に、患者の問題の説明として同定された「狂気」に罹患しているとするにすぎないのである。

精神科医は統合失調症を注意深く診断するのがよい。予後と治療が異なる他の疾患を見逃す危険のみならず、除外診断を基本とした診断が行われるとき、他の重要なこともいとも簡単に除外されてしまうリスクがあるということである。診断医のゴールは、可能ならば他の疾患や心因反応において患者の症状を積極的に説明しうるものを見つけることでなければならない。そのためには、詳細な病歴聴取、精神科現在症の繰り返しの評価、複数の情報源（家族、看護師、職業カウンセラー、ソーシャルワーカーなど）による観察、そしてさまざまな定式化を考慮することや多様な治療を試す心構えなどが要求される。

病理と病因

疾患推論が統合失調症の現在の基本である。しかし、臨床的記述を越える進歩によってのみ、統合失調症は疾患であることが確認されるであろう。統合失調症が疾患であると想定することを確信させる十分なエビデンスがそろいつつあるし、そして、統合失調症の病理と病因に関連するエビデンスが次々と見つかっている。

脳病理と統合失調症

統合失調症の特徴的とされる臨床症状や臨床経過は既知の脳疾患によってもたらされることがある。広範な総説の中でK・デビッドソンとC・R・バグリーは、遺伝的素因のない患者に統合失調症様症状を引き起こしうる、てんかんから脳炎、またウィルソン病から脳外傷まで含まれる疾患を列挙している。[12] さらに、この「症候性」統合失調症に関連していたのは全般的な脳の損傷ではなく、側頭葉と大脳基底核の特定の部分損傷であった。

統合失調症における進歩した手法を用いた神経病理学的事実が、さらに多くの事実を示してきた。過去において、統合失調症の患者の死後脳組織に見られた異常と気脳写で見られた異常は、おそらく長期間に及ぶ入院とさまざまな治療による人工的産物ではないかと疑われてきた。統合失調症の臨床診断に対する信頼性の高い手法と死後脳研究を組み合わせることで（それゆえ症例は典型的なものに限定された）、かなり再現性のある異常が下部内側側頭葉（海馬嗅内皮質、海馬傍回）における組織の萎縮と神経配列の乱れという形で見出された。[13] 神経配列の乱れは前頭葉においても同定された。[14]

一九七〇年代後半に入ってコンピュータ断層撮影（CT）が導入されると、統合失調症の神経病理の確信が増した。イギリスのエバ・ジョンストンら、アメリカのゴッドフリー・パールソンやダニエル・ワインバーガーらは、統合失調症患者の脳において脳室と脳溝の拡大が認められることを見出した。これらの構造的変化は、向精神薬や長期入院などによる産物と考えることはできなかった。[15-17] なぜなら、それらは疾患の早期よりすでに存在しており、しばしば治療の開始以前にも認められたためである。

ポジトロン断層法（PET）のような脳画像技術のさらなる発展は、意識清明な被験者の脳活動の機能的な画像化を可能にした。これらの技術によって、統合失調症患者が課題を解いている間や、幻覚を訴えている最中の研究が可能となった。主要な発見は、ウィスコンシンカード分類課題のような前頭葉賦活検査において、多くの統合失調症患者の前頭葉が活性化しないというものであった。ワインバーガーが「前頭葉機能低下 hypofrontality」と呼んだこの状態は、統合失調症患者の意欲の欠如と活動性の低下の重要な背景であるかもしれない。実際これらの特徴は、統合失調症における遂行機能の障害による症状と解釈できる。すなわち、健常者が意志決定したり、複数の選択肢を識別したり、論拠に裏づけられたいくらかの自信をもって目標に向かって進むといった能力である。そのような決定能力の欠如は統合失調症の一部の陰性症状の根源的なものかもしれない。[18]

パトリック・バルタとゴッドフリー・パールソンらは（磁気共鳴画像を使って）大脳半球の側頭平面、上側頭回、およびウェルニッケ領域周辺の聴覚野で、統合失調症患者において体積の減少と非対称性の異常がしばしば認められることを見出した。実際、これらの脳領域の萎縮の程度と、患者の幻聴および思考障害の重症度が相関することが示された。これは、統合失調症が脳の疾患であるという仮説を支持するのみならず、部分てんかんのように、統合失調症患者の特定の陽性症状が特定の脳領域の障害と関連するとのエビデンスをもたらしたため、非常に重要な発見であった。[19]

精神薬理学と統合失調症

精神薬理学の進歩は、統合失調症が脳の疾患であるという仮説を補強するさらなる知見をもたらした。ここでは双極性障害と同様に、大脳神経伝達物質に大きな関心が集まっており、さらにまた、特定の薬物によって統合失調症に表れる症状と非常によく似た症状を引き起こされることが発見されて以降、研究が盛んになった。アンフェタミンやコカインの特に慢性的な使用は、統合失調症の遺伝的負因のない人に妄想性症候群症状（意識清明下で妄想と幻覚を伴う妄想性症候群）を誘発させうる。[20] 実際、デキストロアンフェタミンの摂取量と妄想症状の重症度は用量依存性の相関を示す。[21] アンフェタミンとコカインはシナプスのドーパミン量を増加させる。[22]

この事実は、統合失調症の陽性症状を緩和する抗精神病薬が、後シナプスのドーパミン受容体、特にD2およびD4受容体を遮断するということがわかってからより重要性が増した。[23―25] これらの二つの知見は――症状の誘発とその治療がいずれもドーパミンに作用する薬剤による――ドーパミン過剰が統合失調症の一部の特徴の背景に存在する可能性と、ドーパミン放出、再取り込み、あるいは受容における異常が一部の統合失調症群において病理学的機序に重要であるとの仮説をもたらした。[26]

病因学的研究

統合失調症において可能性のある病理と病理学的機序の出現に伴い、それらと病因とを関連づける研究がそれに続いた。双極性障害と同様に、統合失調症における病因学的アプローチは長らく遺伝的原因に向けられてきた。統合失調症が遺伝性でありこの遺伝がどのように病理遺伝的に作用するか（すなわち遺伝型が表現型になるという機序）という研究が現在進められている。

家族研究においては、患者本人に血縁上近ければ近いほど統合失調症の発症リスクが高まることが繰り返し示されている。養子研究もまた、統合失調症が遺伝性であるという考えを支持している。レオナルド・ヘストンによるパイオニア的研究において、たとえば二組の養子家族間の精神医学的状態が比較された。（1）統合失調症を有する生物学上の母の子で健常者の家庭の養子となった者と、（2）精神医学的に健常な母親の子、同じように健常者の家庭の養子となり育てられた者である。[27] 統合失調症の母をもつ子どもたちの統合失調症の発症率は対照群と比較して有意に高いことが示され、このことは、統合失調症に関連するのは養子縁組ではなく生物的遺伝であることを示唆している。デンマークでは、法的に養子となった国内すべての成人についての研究がシーモア・ケティらによってなされ、彼らも同様に、統合失調症の病因における遺伝的要因の重要性を確認している。[28]

統合失調症の双生児研究における興味深い報告が、エイナー・クリングレンとガンナー・クラーマーによる統合失調症発症が一致しない一卵性双生児の（一方は発症し他方は未発症）追跡調査においてなされている。統合失調症患者の一卵性双生児で自身は発症しなかった場合でも、彼らの子孫においては統合失調症の発症が増加していたのである。この事実は、別々の病因要素、すなわち遺伝と環境因子が合わさって統合失調症を発症するのではないかということを示唆する。[29]

冬期および春期に生まれた人が、夏期や秋期に生まれた人より統合失調症の発症率が高いという発見は、非常に興味深い。この事実は、国、文化を越えて繰り返し認められ、さらにもっとも重要なのは、冬と夏が暦上逆になっている南北両半球において確認されていることである。統合失調症患者の生誕時の季節的要因は、寒い時期における母親の感染症による発達途上の脳への何らかの傷害を強く示唆する。[30,31]

最新の統合失調症の病因についての仮説は、疾患を引き起こす可能性のある遺伝子群と、妊娠中あるいは周産期において脳損傷を引き起こす出来事を組み合わせたものである。それら自体は幼少期にはわずかの影響しか与えないかもしれないが、成長すると統合失調症症状を引き起こすのである。このように、遺伝子群と環境病理要因の組み合わせで胎児脳発達に影響し、脳に生じた「壊れた部分」が統合失調症発症機序の背景に存在していると考えられているのである。この遺伝子群と環境病理要因の組み合わせという必要条件が、この病態がメンデルの遺伝法則に従わないことと一卵性双生児の発症の不一致を説明しうる。

統合失調症の神経病理が神経発達時に生じているであろうことを示す十分なエビデンスがある。下部内側側頭葉における異常はまさにこの種のものである。統合失調症患者の脳表面における脳溝・脳回パターンの異常は、新皮質の形成時の神経細胞の脳深部から皮質への移動の異常を示唆している（統合失調症患者の脳室の拡大を考慮すると、神経細胞増殖の障害や発達過程での神経の過剰破壊など除外はできないが）。

少なくとも一部の統合失調症患者において、遺伝性もしくはその他の偏移が胎生期に生じているとの、身体的ないくつかのエビデンスが出てきている。多くの統合失調症患者が高アーチ状口蓋、低位耳介、あるいは指紋異常を有するが、これらは、彼らが脳を含む外胚葉構造に影響する何らかの病理学的過程を発達途上で経たことを示すものである。[32]

若齢期の神経発達の障害が成人期の統合失調症発症にいたるという考え方を強力に支持する報告が、一定の期間中にイギリスで出生したすべての子どもを調査した、縦断的疫学研究（the National Survey of Health and Development と the National Child Developmental Sample）でなされている。両方の調査において、成人期に統合失調症を発症した対象が確認されている。このため、統合失調症を発症した対象の幼少時の状況や行動がわかるのである。将来統合失調症を発症する子どもたちは他の子どもたちと比較し、発達上の「指標」に到達するのが有意に遅れていた。彼らは始歩や始語が遅く、会話の問題が頻発に認められ、運動協調が稚拙であった。彼らは同年代の子どもに比べ有意に低いＩＱ値を示し、一人で行動して遊ぶことを好み、他の子どもを避ける傾向を示した。[33,34] 他の研究では、より重篤な徴候が後に統合失調症を生じたごく一部の子どもに認められ、それらは頭頂葉傷害患者に認められるような異常姿勢、不随意運動、体性半側空間無視などを含んでいた。[35]

神経発達障害仮説

これらの観察から、アメリカのダニエル・ワインバーガーとイギリスのロビン・ムリーらは、統合失調症を発達上の要素を伴う脳疾患とみなすことを提唱している。[36,37] 実際の脳損傷は胎生期に起こっているのであるが、その影響はすぐには明らかとならず、しかし確かに発達の過程を障害し、脳が成熟を迎える何年も後にこれらの領域における障害によって心理統合の欠如が明白となり、青年期あるいは成人初期に決定的に「マスクがとられた」状態となり、統合失調症の症状が産出されるのである。クリストファー・ロスとゴッドフリー・パールソンらは脳画像研究より、ヘテロモーダル皮質は、傷害された場合にちょうどそのような遅発性の症状を示す可能性のある脳領域であろうという興味深い仮説を述べている。[38]

統合失調症は、胎生期に起こり発達中の脳に影響を及ぼす、多くの他の遺伝性疾患あるいは感染性疾患とは異なっている。フェニルケトン尿症や先天性風疹のような疾患は、乳児期よりすでに明白な症状を示している。統合失調症では、最初はほんのわずかな兆候が確認され（これもたいてい振り返ってみて判明するものである）、完全な臨床像は青年期および成人初期になってようやく出現するのである。

　この強力な仮説は統合失調症の多くの特徴の理解につながり、疫学的、神経病理学的、そして遺伝学的研究によって明らかにされてきたさまざまな事実を統合できるという利点がある。[39] 他の優れた仮説と同様、この仮説は疾患のすべての症状の解釈と、この疾患に苦しむ個々の患者間での相違をより明確にするために必要な研究活動を推進する。しかしわれわれにとっては、そのより大きな利点は統合失調症が脳の疾患であるという概念を促進する点である。やがてある病理学的マーカーによりこの障害は同定できるようになり、症状を列挙する方法から進歩してより確信的に統合失調症の診断ができるようになり、またそれを予防する方法が見つかるかもしれない。

要点

　この章の目的は、臨床症状と経過のみによって定義されているにすぎない障害についての情報を、疾患の観点でいかに統合ができるかを示すことであった。もし診断がそのような症状に依拠するのであるならば、もっとも信頼性の高いもののみ強調されるべきである。われわれが病理や病因のレベルで障害を理解し、たとえば脳画像上でまたは遺伝子産出物から生物学的マーカーを得たとき、もっとも高い信頼性で確認できる症状は、さして重要でない指標となるのだが、それが実現するまではそれらの症状がわれわれがもちうる最善のものである。

　カテゴリーとして統合失調症は非結合型である。狂気であるという事実のその背景にある、統合失調症の概念の本質を完全に理解するのは難しい。統合失調症の本質が前頭葉機能異常と結びついた遂行機能異常ではないかという示唆があることや、幻覚症状と特定の脳領域の障害の関連がわかってきていることから、形態的および機能的神経病理を明らかにする手法によって臨床研究が推し進められている。統合失調症には症候学的であり特発的（たとえば遺伝的）であるという概念はいまだ強いが、アンフェタミンやコカイン乱用から症状性の統合失調症が誘発されることは疾患の機序についてさまざまな示唆をもたらす。疾患推論を用いたことによる情報の組織化は、統合失調症の本質に関する議論を終わりにするわけではない。というのもわれわれが現在有する強力なエビデンスが、すべての症例に当てはめられるわけではないからである。しかしながら、それらのエビデンスは、この症状（統合失調症）の解釈が、最終的には脳の病理としてなされるであろうという考え方を強く支持するものである。そして、「自然の実験」としての統合失調症は、脳という器官の、健常な精神機能の発達における役割について明らかにするであろう。

第7・8章で述べた状態は、疾患の概念が適切であろう精神医学的カテゴリーのすべてを余すところなく述べたわけではない。まだ明確な神経病理は明らかになっていないが、パニック障害や強迫性障害にもまた疾患の概念でとらえることが可能であるというエビデンスもある。一方疾患は、痛みや妄想のような「症状」と同義として考えるべきではない。なぜなら、症状は必ずしも実証的でない概念によって説明される出来事だからである。疾患は、ストレス因に反応することで生じる怒りや欲求不満のような感情を説明するのに用いるべきではない。また、生まれつきの気質や発展した性格を背景とした、臆病や目立ちたがりなどの個人の脆弱性を説明するのに用いられるべきでない。疾患の概念は、特定の意図をもった行動が重要であるような、非行やアルコール使用障害のような行動の障害に用いられるべきではない。

結論として、われわれは従来の疾患の概念を、人の苦痛や偏りを説明する他の方法から分けて考えたいと思う。これらの他の説明の仕方は、生物学要因とその他の素因や促進因子との関連を明らかにすることに貢献するかもしれない。しかし、われわれが疾患として推論するのであれば、特定の生物学的障害――「壊れた部分」――の原因を探し、そしてヒトの精神活動の構成、能力、過程をひどく傷つける自然の力を特定するのである。疾患が精神医学的症状の唯一の説明とするやり方では、動機、気質、学習、経験も伴った目的の葛藤などのさまざまな組み合わせによって理解するような、精神的苦痛や行動の異常を説明する他の方法を見過ごすことになる。

第Ⅲ部　特質の観点の概念

第9章　特質の観点
――階級的、定量的、気質的な区別

特質の観点は、広く知られている二つの面に基づいている。第一に、人々は肉体がそれぞれ異なるように、精神も異なるということである。聡明な者もいればできのよくない者もおり、大胆な者もいれば内気な者もいる。感情的な者もいれば穏やかな者もいる。第二に、ある者が活躍する場面で、一部の異なった者たちは躊躇する。彼らは葛藤し、人生における援助を必要とする。これらの事実はよく知られているので、小説の台本となったり、占星術師、手相師や占い師の予言に利用されている。[1]「胆汁質（黄胆汁質とも言う）」のイライラと「憂うつ質（黒胆汁質とも言う）」の不機嫌を記述に残した古代の人間は、その違いを胆汁によるものと考えた。

一九世紀半ば以来、精神科医は心理学的逸脱に、（しばしば「道徳白痴」や「自己愛」のようなやっかいな用語を用いて）別のレッテルをつけてきた。しかしたとえ彼らの逸脱に対する説明が、古代の人々のようにしばしば流行に乗ったものだったとしても（トイレットトレーニングという言葉もかつて流行したことがあった）彼らは患者と家族を助けようとしていたのだ。

計量心理学という科学的方法により、心理学に定量化と階級づけがもたらされ、同様に人の心理学的な違いについて、脳をもとにした説明によって観察や根本的な概念が変化するようになった。毎日の観察から生じたこの科学は、性格、認知、気質からもたらされる感情的、行動的困難をもつ患者への精神科サービスを強固にするものである。この章では、これらすべてがどのような経過をたどってきたかを示す。

われわれはさまざまな心理学的な定義と測定方法を明らかにし、計測可能な心理学的特徴において極端な逸脱がどのように苦痛や障害と関係するのかを示し、さらに、これらの要因を考慮した治療原則を特定したいと思う。まず手をつけるのは、さまざまな心理学的知能について、そして第10章では知能が限られている患者――認知機能が正常以下の人々の臨床的な問題について詳しく扱う。

背　景

心理学的差異を説明しようという試みには、それが脳の構造によるものであっても、教育によるものであっても、それらを明確にし、測定する手法が必要であった。一九世紀のイギリスの博識家で、計量心理学の先駆者であったフランシス・ゴルトンは、人間の心理学的差異における因習的見解について次のように述べている。「通常の一般化は、不正確な観察の曖昧な記憶でごちゃごちゃになっているものにすぎない。一般化はだらしない悪習である。われわれに必要なのは、すべてがそれぞれに立証され、評価され再評価され、全体として正確に足し合わされている事実のリストなのだ」[2]

ゴルトンは、個人の差異や心理学的能力の研究を、知覚、心像、言語連想を評価することから始めた。R・E・ファンチャーが記しているように、われわれはゴルトンから、「人々の心理学的な差異を計測するためにテストが使えるだろうという着想を得た。［…］彼は、このように個人差の科学的研究を、重要な社会的示唆を伴う主要な心理学的専門分野のレベルに高めた」[3]。

ゴルトンが始めた仕事はまだ終わっていない。しかしながら、彼の後に続いた心理学者たちは、知能や外向性などの心理学的潜在能力や気質的特徴に評価を加えた。この新しい関心に伴って、心理学の新しい問題が出現した。知能のような気質的特徴が考慮された場合に、その定義が論争の的となった。そして、検査がそれに値する心理学的特徴を測定しているかどうかという妥当性の問題がもちあがった。知能を測定しようとする初期の努力により、これらの問題とその解答が明らかになる。

知能——心理学的性質の定義

知能を表す多くの定義が提案されてきた——たとえば、学校教育で成功するために必要な能率や能力——が、どれも完全に納得のいく証明がなされていない。美しさのように知能も見る人によって異なると批判する者もいるであろう。問題は、知能は有形の物体ではなく、身長、体重、体形、顔の特徴のような身体的なものとは異なるということである。知能は、生まれつきの潜在的な能力であり明確ではないので、むしろ物質の溶解度や針金の電気抵抗のように、検査でのみ現れる差異で表現することが役に立つ[4]。知能は、抽象的な思考、問題解決、新しいことの学習が要求される場合に光が当たり、その潜在能力が明らかとなる。知能の高い人々は、そうでない人々よりも、より早くかつ能率的にこれらの課題を処理する。

知能は、定義することよりも、行動において理解する方がより簡単である。多くの他の心理学的特徴も、状況によって引き起こされる能力であるために定義上の同じ問題を抱えている。しかし、心理学者が初めにこの定義上の問題に直面し、少なくとも部分的に解明したのは、認知の領域である。

被検者の知能（認知能力）を評価するために、検者は課題を提示する。その課題の遂行は知能のある側面と考えられ、結果は得点として表される。これらの得点から、被検者の知的潜在能力を推定し、他者とどのように比較するかを考える。これらはすべて明確に知能を定義することなく行われる。点数化できる課題が研究されるにつれて、より信頼度のある認知機能評価の出現が進む。

臨床的に知能を定義するのは日常生活の中である。われわれはみな、言語の使用、状況の把握、反応の速さなどを観察することによって、人の知能を評価している。われわれは人を聡明かできがよくないか判断し、困難な状況に対処する能力を評価し、人の将来の見込みを予測するが、これらはすべてわれわれの他人との経験に基づいている。しかし、一度や二度はわれわれはこの判断が間違いとなることもあると学んでいる。話し方、アクセント、感情表現などの付随的な情報から個人を紋切り的に過大・過小評価することもあるのだ。

心理学者は基本的にはこれと異なったことはしていない。心理学者たちの評価における厳密さがその判断に自信を与えているのである。たとえば彼らはいくつかの異なる課題を課すことにより視野を広げ、自らの意見を導き出す。そして反応の点数化と多くの被検者間の点数の比較によって、正確さを加えた。さらに、バイアスを見つけたときはいつでも、検査からそれを取り除いた。これらはよいことではあるが、心理学者たちが、人の能力を評価する通常の方法を技術に変えてしまったというのは事実である。もしこのことを心にとめていれば、これらに基づいた検査点数と評価を過大評価することはないであろう。

歴　史

アルフレッド・ビネーは、フランスで二〇世紀初め、知能に関する最初の心理検査を開発した。彼のこの仕事は、知的発達の遅れた子どもの教育を改善しようと試みる政府の委員会に応えるために進められた。彼は子どもの精神能力を測定することが、この計画のために必要であると考えた。

ビネーと彼の共同研究者のテオドール・シモンは、三歳から一二歳の子どもたちの集団に徐々に難しくなる認知課題を示すことから始めた。彼らは、各年齢群でほとんどの子どもたちが達成できることは何かを記載した。

そして、彼らはこの知識も用いて、子どもが課題を十分に習得することができるかどうかに注目し、かつ暦年齢に対して精神年齢を比較することで、その子どもが発達しているか遅滞しているかということを決定し、個々の子どもの「精神年齢」を定義した。[5]

ウィリアム・シュテルンは、知能の概念を、精神年齢の観念を超えたものにする一歩となる初めての提案をした。彼は、精神年齢を暦年齢で割り、一〇〇を掛けることによって、知能指数（ＩＱ）とすることを提案した。たとえば、定義によれば平均的な子どもは精神年齢が暦年齢と等しく、ＩＱは一〇〇である。一方、一〇歳の精神年齢をもつある八歳の子どもは一二五のＩＱをもつ。心理学者はこの点数が七―八歳以降の人間では、かなり一定であることをすぐに示した。[6]

ゴルトンは、人々の精神的な特徴が正規分布を示すことを記載した。これらはベルギー人の統計学者アドルフ・ケトレー（一七九六―一八七四）による、身長や体重といった人の身体的特性の分布と似ていた。子どものＩＱ点数も、精神年齢以上に、人数分布が「正規」分布をしていた。この観察結果は、大人のための知能検査への道を開いた。大人のために、大きな母集団での得点が正規曲線を描くように質問項目が選択された。平均のＩＱ点数を一〇〇とする規定を維持することによって、一般的に使われている検査は標準偏差においてほんの少しの違いを示すのみとなった（スタンフォード－ビネーの検査での標準偏差は一六：ウェクスラー成人知能検査での標準偏差は一五）。

生まれと育ち――人の違いを説明することの問題

人の知能に差があるのはなぜかをわれわれはとても知りたい。ＩＱによって与えられる定量化され分類された点数は、この目的への第一歩である。なぜなら、点数化は他の定量化された変数に関連することがある。脳の構造や機能の測定可能な違いとＩＱとの関係を探す中で関連が見つかるかもしれない。そうした努力は、心理学的潜在能力が意味をなすことを目指す神経生物学の基礎であり、ある程度成功している。ＩＱと前頭葉の大きさとの間の軽度の関連性が示されてきた。[7] 同様に、ＩＱは刺激に対する反応時間と関連があるようで、[8] 神経伝達の速度とある程度の関連を示唆している。しかし、知能を示す脳の物質については、はっきりした知見は得られていない。

　ＩＱとの他の関連性についてはさまざまな情報が得られている。たとえば、ルイス・ターマンらは、生まれつき知能の高い人は（ＩＱ一三五以上）、感情的に安定しており、人柄もよく、勇敢で共感的である傾向があることを示し、彼らの一般的な固定観念である内気で、内向性で、心理学的に不安定な「オタク」とする一般的な固定観念に一石を投じた。[9]

　測定可能な知能の違いの認識とそれらを説明しようとする試みは、ＩＱ検査の初期の成功により激しい「生まれと育ち」の論争をもたらした。計量心理学の先駆者であるフランシス・ゴルトンは、この相反する用語を定義した。「「生まれと育ち」というのは響きのいい言葉である。なぜなら、二つの明瞭な項目をもとに、性格を形成している無数の要素を分類できるからである。生まれとは、人がこの世にもって生まれてくるものすべてであり、育ちとは、誕生後に受ける影響すべてである。区別は明瞭で、前者は、身体と精神の潜在的な成長能力を含めた子どもそのものを作るものである。そして後者は、環境を提供する。そこは成長が起こる場所であり、生来的な傾向を強めたり阻害したり、まったく新しいものが植えつけられることもある」[10]

最近の発展

ゴルトンの時代以来、知能の研究では、知的な潜在能力を発展させる点において生まれと育ちは一体となっていると報告されている。これらの要因がどのように相互に作用するかはいまだに正確にはわかっていないが、どんな個人にとっても、生まれか育ちのいずれかが予後により大きな、あるいはより小さな原因となりうる。心理学にとって重要な問題は、どのように人類が知性を獲得したか、そしてどの経験がそれにもっとも刺激を与えたかということである。正しい答えを得ることができれば、教育や子育てに有益となるであろう。誤った答えは、一九二〇年代に合衆国で行われた移民政策や州支援による断種と優生学にみられたように、悲惨な結果を招いてきた。

遺伝的な要素が知能の一部であることは確実である。[11] 家族、双子、養子研究からのもっとも強いエビデンスによると、ＩＱと生物学的血族関係は正の相関関係にあるということである。一卵性双生児の知能はもっとも比較しやすく、最近のスウェーデン、英国、アメリカの同姓の双生児の共同研究は、一般の知能遺伝を六二パーセントと概算した。[12]

知能は、身長のように多元性遺伝である。この見解は、滑らかに分布する多元的性質ではいつも見られる、世代間で平均への回帰がみられる現象（ゴルトンの見解とは異なっているが）によって支持されている。ある特質において平均から突出した人は、おおむねその特質においてより平均に近い子どもをもつこととなる。頭のよい両親は、平均して、親ほどは頭のよくない子どもをもつ。そのことは、しばしば、高い知的業績をもつ家族の大きな悩みの種となる。そして、できがよくない両親は、平均して、彼らよりも頭のよい子どもをもち、そのことはしばしば大きな満足となる。

知能における逆転の程度は、両親の平均からの差の約三〇パーセントである。つまり、もし、母親がＩＱ一三五で父親がＩＱ一二五であれば（彼らの平均は一三〇であり、母集団平均より三〇上である）、彼らの子どもは、平均一二一のあたりのＩＱに分布する。逆に、もし母親がＩＱ八〇で父親がＩＱ七〇ならば（彼らの平均は七五であり、母集団平均より二五下である。）、子どもは平均八二・五のあたりのＩＱ点数に分布する。平均への反転は逆の方向にも当てはまる。ひどくできがよくないかとても頭のよい子どもは、概して母集団平均のＩＱに近い両親をもつ傾向がみられる。

このような逆転という統計上の特徴は、世代を超えた母集団の中で安定したＩＱの正規曲線を規則的に再生産することにもつながる。しかしながら、頭のよい人は、おそらく子孫に刺激的環境を与えていると考えられるため、逆転の発見は、知的能力はすべて養育から引き出されるという見解を否定する結果となる。これらの観察をうまく説明するのは多くの因子、遺伝子がかかわるという説明であろう。

個人の知能は、遺伝のみによって説明されるわけではない。環境要因が機能形成にある程度の役割を果たすのは明らかだ。胚形成期の母親のアルコール使用障害、分娩時の無酸素症、幼少時の鉛への暴露などのように脳に損傷を与えるものは、知能に悪影響を及ぼす。

知能を高める環境の影響は、特に社会的な影響については特定化することがより難しいが、それが存在することは確かである。ひとつの例としては、機能不全の家庭から幼児期に養子に出た子どもにおいては、ＩＱ点数が（一二点ほど）増加するということである。[13]他の例では、二〇世紀にほとんどの国で、平均ＩＱ点数が増加したことである。さらにリード・タドナムは、第一次世界大戦から第二次世界大戦までの間に、アメリカ兵士における平均ＩＱが有意に増加しており、アメリカ人全体としての母集団の養育、衛生、教育の改善以外に明らかな説明ができないことを初めて示した。[14]このような改善は、同じ母集団における身長の全体の平均値の増加と関連があると考えられた。しかしながら、おそらく小児の発育期におけるよりよい教育は、きわめて重要であろう。Ｌ・Ｒ・ウィーラーは、テネシーのある地域における子どものＩＱ点数の上昇と、社会的状態の改善を結びつけ、同様に環境の影響を評価した。[15]

この初期の研究の到達点として、ジェイムズ・Ｒ・フリンがアメリカ兵における知能検査を継続して行ったものがある。そこでは二〇世紀のアメリカ人において、実質すべてのタイプのＩＱ検査において一〇年に約三点増加していることが判明した。[16] 実際、ウェクスラーとスタンフォード＝ビネー検査の双方による点数が、合衆国では一九一八年から一九八九年までに二四点増加している。[17]

フリンは、人々のＩＱについて歴史的記録をもつ他の国で同様の増加が見られることを明らかにした。ＩＱにおけるこれらの世代的増加は、文化的、または教育的な影響の少ない検査、たとえば、レーブン漸進的マトリックス〔レーブン色彩マトリックスとも言う〕という抽象的型認識や非言語的課題解決能力を調べる検査でも明らかとなっている。[18] この注目に値する観察結果は、リチャード・ハーンスタインとチャールズ・マレイにより「フリン効果」と呼ばれてきた。[19] 彼らは、この現象を単なる珍しいものとして問題にはしなかったが、それは人口動態上衝撃的な観察結果であり、遺伝子による作用よりはるかに短い期間で出現していたのである。このことは特に乳幼児や子どもに対して、教育的な体験を増やす努力を後押しするものである。実際、これらの結果はすべて、知能低下の危険性のある貧困な環境にある子どもの知的発達を強化することを意図した、ヘッドスタート〔低所得層の幼児とその家族を対象とした教育、健康、栄養などの教育・支援プログラム〕のような国家的計画の重要性を支持している。[20]

フリン効果が示すことは、出生早期の経験が知的潜在能力にとってきわめて重要であること、あるいはＩＱ検査が生まれながらの特性以外のものを測定しているということである。おそらく脳に基づく他の特性と同様に、知能は発育期の神経発達を刺激する経験によって高められやすく、ＩＱ得点は検査を受けること自体でも上がりやすく、あるいは学校で検査の内容に特異的な体験をすることで点数も影響を受けやすいのだろう。明らかなことは、現代の子どもたちは彼らの両親がもっていなかった知的潜在能力をもっているということである。

ＩＱ検査によって生じた社会的論争

心理学においてもっとも社会的に意見の分かれた論争は、ＩＱ検査を用いた民族間、階級間の研究により生じてきた。これらの問題は、ＩＱ検査の文化間の妥当性の基本的な問題であり、いまだ解決されていないが、世代やＩＱについて遺伝主義者と環境主義者との間での論争の原因となっている。

われわれはこの論争を続けることにするが、身長と世代の関係のように、個々の遺伝的性質が認知機能の潜在能力の限界をいくらか下げる可能性は高いが、有害な周辺環境（栄養や教育の不足）もそれをさらに下げる可能性がある。実際、Ｈ・Ｊ・ブッチャーが指摘したように、社会が互いにあまりに異なるため、「出生時に与えられるもの」によって、知能の最終的な発達にとって相対的に重要なほとんどすべてのものを仮定できるかもしれない[21]。

この奇妙な事柄に関してはもう少しわかりやすい説明ができる。生まれと育ちの問題は、いくつかの議論に分かれていった。しかし、もっとも声高に反対するものでさえ、〝g〟という文字が時に割り当てられ、知能と呼ばれる一般的な精神能力が個人を支配していることには賛成する傾向がある。この能力は、われわれが測定しうるさまざまな種類の認知能力すべてに、ある程度反映される。厳密な遺伝主義者は、一般的知能（g）における個人間の差異と集団間における差異は遺伝的差異によるものとみなすであろう。一方、厳密な環境主義者は、個人はあらゆる種類の異なった特殊能力が遺伝するかもしれないが、どのような一般的知的素質も、もしそれが存在するとしても、各個人で同一であり、集団と同様に個人の認知能力におけるあらゆる差異は、違った経験の結果であると主張するだろう。

知能と遺伝の最近のデータは、純粋な遺伝主義者も純粋な環境主義者も正しいとは言えないことを示している。個人間のＩＱのばらつきの約六二パーセントは、遺伝的変化によるものであり、したがって残りの約三八パーセントは、環境的変化によるものである[22]。

つまり、民族あるいは他の集団との違いに関しての議論において、得られたデータが当てはまるのはその中庸ということになる。この見解では、人は知能に対して異なった遺伝的素質を受け継いでいることを示している。しかし、国家や人種のような大きな集団では知能の遺伝的蓄積において、必ずしもそれぞれが有意に異なっているわけではない。知的能力の集団間での違いはすべて、ある集団と他の集団とを区別する環境や経験の違いの結果であるのかもしれない。さらに、知能のばらつきの割合についてどれほどわれわれが遺伝に原因を求めるとしても、現実的には環境の影響がとても大きいものとして社会では行動や計画がなされることがある。

知能が占う人生の成功

ハーンスタインとマレイは、前述の彼らの知能についての本において次のように指摘している――「知能の測定は、重要な社会的現象との関係において統計学的に信頼がおけるものであるが、何が各個人を作り上げているかを判断する道具としては限られたものである。〔…〕ＩＱは人間の優秀さと同義語ではない[23]」。各個人のＩＱと、彼らが社会的にどのくらい成功するかについても、それらは単純に呼応し合うものではない。

ＩＱと学業成績との関連性は高いが（r＝〇・五）、しかしこの数字は、ＩＱは実際には学生間の学力のばらつきのほんの二五パーセントしか説明していないことを示している。おそらく、忍耐、エネルギー、興味、幸運のような他の個々の特徴が、学力において重要な役割を果たしているであろう。ジュリアン・スタンリーは、ずばぬけた能力をもつ多くの子どもたちとの経験から、高いＩＱによって示される知能は、精神的エネルギーと必ずしも関連していないと気づいた。高いＩＱが学校や人生での成功を保証するものではなく、低いＩＱが失敗を意味するわけでもない。スタンリーがいったように、「ＩＱのみを重要視するわけにはいかない[24]」。

ＩＱは運命ではなく、むしろ潜在能力の指針であり、成功の可能性を強めたり弱めたりするものである。『ベルカーブ』〔本邦未翻訳〕の中で何度もハーンスタインとマレイが示しているのは、ＩＱはわれわれの社会の中での成功と失敗に関連しているが、数ある要素の一つであるということ――間違いなく重要で他よりも測定しやすいもの――であるが、唯一のものではないということだ。さらに、貧困、失業、犯罪などの低いＩＱと結びついたあらゆる社会問題は、ＩＱの低い者の中でも多数派の問題ではなく、ごく少数にとっての問題である。民族的偏見や差別が重くのしかかる場合でなければ、ＩＱの低い範囲にいる多数の人々は、仕事を見つけ、仕事を続け、貧困にならず、家族生活を維持することができる。このような事実は、人々がそのような社会的目標を獲得することを援助しようとしている学校の先生、ソーシャルワーカー、心理学者、精神科医に希望を与える。低いＩＱは人を失敗の危険にさらすが、この危険は教育や家族の調和といった保護的要因の発展と促進により軽減することができる。

ＩＱと自立した生活とを結びつける他の要因は、職業や技術の修得時に知的潜在能力がもっとも必要となることである。ひとたびそのような技能を修得すれば、毎日の仕事などの通常業務は、たいてい知的能力をあまり必要としない。この事実は、低い知的潜在能力をもつ人々のための作業療法や特別の職業訓練に希望を与える。なぜなら、彼らは獲得するのに助けを必要としてきた就業レベルを維持することが通常だからである。[25] つまり、社会的セーフティネットや早期の援助を利用できることは、弱者に重要である。この援助は、災難や誤解が生じた場合に対処や計画を彼ら自身の能力に頼る必要がある場合、彼らの能力以上に早く彼らの安定、職業、および社会参加を得られることを可能にする。

臨床現場における妥当性のあるＩＱ測定の決定的利点

知能は潜在能力である。それは人生で学んだ技能として表現され、家族、職業、学校などにおける経験を通して発達する。これらの技能の獲得は、知能の高い場合にはより速く、知能が低い場合にはより遅く限られたものになる。それにもかかわらず、生涯にわたる能力は知的な才能のみではなく、才能と獲得されたものの両方の結果である。

標準化された知能検査の歴史の中での賞賛される業績は、教育の不足により教育的到達が遅れている人々を特定し、知的に障害のある人たちと区別することであった。[26,27] 教育的に遅れている子どもたちと障害のある子どもたちを識別することは、両方の問題の改善においてよりよい結果をもたらした。またこの成果によって、階級、人種、民族、貧困に関係なく、すべての子どもたちに、成功と達成への道を開かせるための適切な教育を保証する注意深い努力の重要性が強調されることになった。

知能検査の点数は乱用されて人々をさらに不利な状況に追い込んだり、不適切に理解されたときには非難の的となるような社会的方針を導くかもしれないが、点数なしに臨床的評価判断を行うことは困難であろう。独自の知能の判断に頼ることは、人種、社会的階級、身体的外観のような無関係な特徴のために知能が低いと考えられている人たちの能力を過少評価する危険を伴う。

さらに、検査に形式がなければ、われわれは知能の欠如がある人々への支援や補習の機会を見逃し、否定することになるだろう。そのような特別な活動は彼らの技能や知識を高め、就労可能な状況へと導き、搾取から保護し、そして知的な能力が試される職業上の状況（たとえば災難、損失、経済的な負担）と感情的な反応のつながりを明らかにするのである。

要点

知能検査は、異論はあるものの、その限界が認識されているかぎり価値がある。学業成果を予測したり、教育的遅延と低知能とを区別したりする業績は、他の心理検査の発展に大きな刺激となった。潜在能力の量的、段階的な測定として、ＩＱは社会保障を予見する重要なものであり、尊厳のある社会的存在を表すものである。より低い知的潜在能力は、不運な場面に直面した場合、人をより失敗しやすくし、より深刻な結果をもたらす。

可能であれば、知能は高められ、保護されるべきであることは明らかである。しかしながら、ＩＱが社会的成功を決定するわけではない。教育により引き出された技能（ＩＱが高いほど獲得しやすい）が決定的に重要である。より低いＩＱ点数をもつ人々は、補習的手段によって援助される。これにより、より低い能力の人が獲得することがより難しい技能を高める。彼らはまた、災難に会ったとき、その有害な影響を軽減するために特別な援助や補助が必要かもしれない。

元来、精神科医を援助するために作られたものではないが、知的潜在能力の定義と測定はいくつかの精神的かつ行動的異常を明らかにしてきた。われわれ精神科医がその援助をする知能の低い群の人たちにおいて、その進歩はもっとも明らかである。

第10章　低知能状態
――測定しうる範囲内での分類

IQ検査において低い水準にある人々――認知的低知能者――は、人生に適応しようとする際に彼らの制約によって多くの問題に直面することから精神医学的な注目を引く。それらの問題には、自立した生活に必要な手段の獲得の難しさや、失敗や不幸に直面したときに長く続く苦しい感情に対する脆弱性などがある。IQの低い患者たちの識別と治療の過程は、精神科臨床に適用される特質の観点の一般原則を明らかにする。

定　義

低知能者の決定的な特徴とは知的潜在能力の生涯にわたる障害である。この障害のある個人は学習が遅く、抽象的理論づけに困難があり、社会的に失敗したり搾取をうけたりしやすい。彼らには、たとえば字の読み方や計算といった就労上重要な技術などを強化するための教育など特別な援助が必要である。また彼らには、人生の方向を選択するにあたって思いやりのある指導が必要である。「強化」と「指導」はこれらの患者を救済するための重要な用語である。このような援助があれば、彼らの多くは自立し、満足した人生、尊厳の守られた人生を送ることができる。

何世紀もの間、生涯にわたって知能に障害をもつ人々は、他の精神障害をもつ者たちから区別されてきた。ジョン・ロックが述べたように「狂人たちは誤った考えをもちより、そのために誤った提案を作り出すが、彼らからの主張や理由は正しい。しかし白痴は滅多にまたはまったく提案を行わず、理由があることもまったくもって稀である」[1]。ロックの記述は、認知的低知能者と精神障害である統合失調症の妄想をもつ者とを識別している。しかしながら、その記述内に現れる「白痴」といった差別的な言葉と、それが低知能患者の分類への区分的または類型学的な取り組みから派生したことに注意してほしい。低知能状態とその亜形の定量的な定義づけの方法は、たくさんの利点がありロックの方法に取って代わることとなった。

特質の観点における認知と区別

知能検査やＩＱ検査が開発されるずっと以前から、低知能者の存在と彼らが直面する困難も認識されていた。しかしながら、このような得点を用いることは低知能の定量的な定義づけだけでなく、低知能状態の分類や亜分類の問題点の評価にも役立つ。

標準的な方法では、低知能者を人口の平均ＩＱから標準偏差の二倍下回る者たちに限定する。慣習的には、スタンフォード＝ビネーであってもウェクスラー成人知能検査を用いても、ＩＱが六八または七〇を下回れば低知能と分類される。専門用語としては、平均付近の分布からすると、「精神遅滞」や「学習障害」と区別するために「低知能」と呼ぶほうが望ましい。

特質の問題としての「正常」と「異常」

このＩＱ得点による分類方法は臨床的に役に立つ場合もあるが、万能ではない。すでに述べたように、またＩＱ得点が示すとおり、知能は人間集団において、滑らかに分布する定量的な変数であり、ある集団から他の集団を区別する明らかな中断や不連続性があるわけではない。能力の多寡はあるが誰しも認める能力である。極端に知能に障害のある人間は明確に認識できるが、だとしてもどこで「正常な」集団が終わり、どこから「異常な」集団が現れるとするのかは恣意的になる。

この恣意的な側面を明らかにするため、たとえばＩＱ七五の人間を考えてみよう。彼は平均から標準偏差の一・五倍低いため、定義上低知能ではない部類に属する。しかし、繰り返しテストを行って六点のばらつきが出ることは珍しいことではないため、次回の検査で六九となれば彼が低知能になると言えるのか。この質問は正常と異常の定義の問題という、特質の観点とその測定や定義が内在する扱いにくい問題を明らかにする。

われわれは「全か無か」と言うよりは「多いか少ないか」の問題を取り扱っている。われわれは連続した曲線上において、慣例的で都合のよい数学的な一点に分岐点をおいたが、それによって、その曲線上での位置で表されるものによって、臨床経験からしばしば問題を生じると明らかになっている人々を特定するのである。すなわち、患者の認知能力が平均から標準偏差の二倍を超えて下回った場合、感情障害や社会機能の不調が彼らの限られた認知的潜在能力から生じる確率が高まる。同様に知的な限界に直接起因する感情や行動上の困難は、認知能力が高い人々の中で見られることは少なくなる。

低知能の者たちが経験した問題をどう説明し取り扱うかは、単に彼らのＩＱを計測する以外の事柄にかかってくる。特質の観点を理解する基本となるのは、潜在能力が低く計画や抽象的議論に弱いことがどのように感情的苦痛や精神障害のリスクとなるかである。

潜在因子－誘発因子－反応

心理的な潜在因子は生活環境と相互作用し、感情的苦痛や行動障害を生じることが示唆されている。この相互作用は、いわゆる「特質的な」障害すべてに当てはまり、ある集団になだらかに階層づけられている特徴についてはっきり区別することの重要性につながる。すでに述べたことだが、これは低知能の患者たちの研究によって明らかに実証されている。

ＩＱが低いこと自体は問題ではない。ＩＱは、患者が認知機能的に困難な作業に直面した場合にだけ低知能の人に認められる弱点、つまり認知的潜在因子を測定したものということである。人間はあらゆる特殊な作業をそれなりにうまく処理しなければならない。しかしながらそれが困難な場合、困難という刺激は個人が失敗に苦しんでいるときに、苦痛となる感情反応を引き起こすことがある。ＩＱが低いことではなく、この反応こそが精神医学的な注意を引くものであり、その個人に対する説明や治療の必要性を明確にするものである。

（計測されたＩＱによって示されるように）認知的潜在能力が低下すると、日常経験で示される決断、判断、そして学習に関する事柄がより困難に感じられるようになるだろう。ＩＱの低い個人は、基礎的な教育内容など生活における多くのごく普通の要求が過酷なものだと感じるようになる。本人を打ち負かそうとする挑戦に対しては、失敗に対する猛烈な、しかしよく見られる人間の反応、たとえばうつや不安、いらいらが生じる。

この概念の中心となるのは、うつや不安などの心理的な反応はＩＱが低いことの直接的な表現ではないということである。これらは誰もが自分の能力を超えた困難に挑戦するときに心に生じる苦痛の状態である。

このような考えに基づけば、同一の心理的反応は、「正常」なＩＱをもった者たちにも、彼らを圧倒するほどの難題に直面したときに見られることになる。恣意的に定められた標準偏差の二倍の基準をＩＱが下回っていない者たちにおいても、困難な問題と格闘しているときに失敗の感覚に由来する感情的苦痛が存在することを、精神科医たちは確かに認識している。反応を生むのは苦しんでいるからなのである。この苦しみは二つの要因、つまり個人のＩＱと課題の難しさの相対的な負担の結果である。この組み合わせはわれわれが同定した感情の枠組み、すなわち「潜在因子」（ＩＱ）、「誘発因子」（認知的困難）、そして「反応」（成功への苦闘と結びついた感情の状態）である。

まとめると、ＩＱが平均から標準偏差の二倍以上下回る個人は小学校教育などの比較的単純な作業が通常困難で、これらの作業に取り組む際に苦痛を示す。ＩＱが平均（一〇〇）の個人は、もし彼らが医学や化学といった高度な科学の分野での就労を試みるなら、このような複雑な勉強に似たような困難を認め、教材と格闘したり失敗と戦ったりするとともに苦痛を示す。潜在因子と誘発因子、反応という、おってわれわれが「感情的枠組み」として表すであろう、精神医学での特質を説明する枠組みの協働的作用は、低知能の患者でもっとも明らかである。この概念については第Ⅲ部のこの後の章で改めて触れることにする。

ＩＱ得点による低知能の下位分類

ＩＱ得点は、困難さに対する一般的な潜在因子を同定する以上の働きをする。つまり予後の判定に効果的な特徴である低知能者の下位分類に着手できるようになるのである。ＩＱが低い人々の集団を、「軽度」（ＩＱ六九―五五）、「中等度」（五四―四〇）、「重度」（三九―二五）、そして「最重度」（二四以下）に下位分類することは、それぞれの標準偏差単位でＩＱが七〇以下の患者集団を分類することである。機能低下についてのこうした恣意的な分類によって、認知的潜在能力の進行性の低下や、感情障害や行動障害への大きな危険因子を見つけることになる。

たとえば、軽度の低知能者では苦痛を感じるときに指導が必要となるが、彼らは読み書きなど多くの基本的な教育技術を習得することができ、さらなる訓練によってある程度の自助努力から完全な独立までの社会的、職業的な能力を得ることができる。こういった人々の多くは成人期まで集団のそれ以外の人から区別できないか、検査されるまで低知能として認識されていないかもしれない。[2] 中等度の低知能者は社会的、職業的な技術を訓練により得ることができるが、彼らの教育水準は第二学年〔日本の小学二年生〕を超えることはまずなく、社会的判断能力も低いため、通常は指導や一時避難が必要となるだろう。重度に障害された人々はあまり教育による効果は期待できないが、自分を守る術や清潔に保つ習慣を修得することはでき、保護された環境においてより独立した生活が可能となる。最重度の低知能者は介護を必要とし、最低限度の身の回りのことしかできない。詳しくは後で述べるが、最重度の低知能者は神経学的症状や徴候に悩まされており、それは彼らの認知機能障害の源となる脳の疾患を示唆するものである。

病理的および生理的な「型」による低知能者の下位分類

最重度の低知能患者は注意を集めるのだが、低知能の原因と結びついたもう一つの分類が予後、治療そして予防に重大な示唆を与えるのだ。われわれは定義という目的のために、集団内のなだらかに階級づけられた知能分布に焦点を当ててきたが、集団内のＩＱ曲線は完全に対称ではない。平均よりも標準偏差が二倍以上低い人数は、標準偏差の二倍以上高い人数よりも多い。この現象は母集団のすべてをＩＱで評価するとき、たとえば慢性介護施設にいる人なども漏らさないように注意をはらう場合はこの現象が見られる。

Ｅ・Ｏ・ルイスは英国のある地方の調査の中で、この非対称性は完全な正規曲線（図５）で想定されるよりも

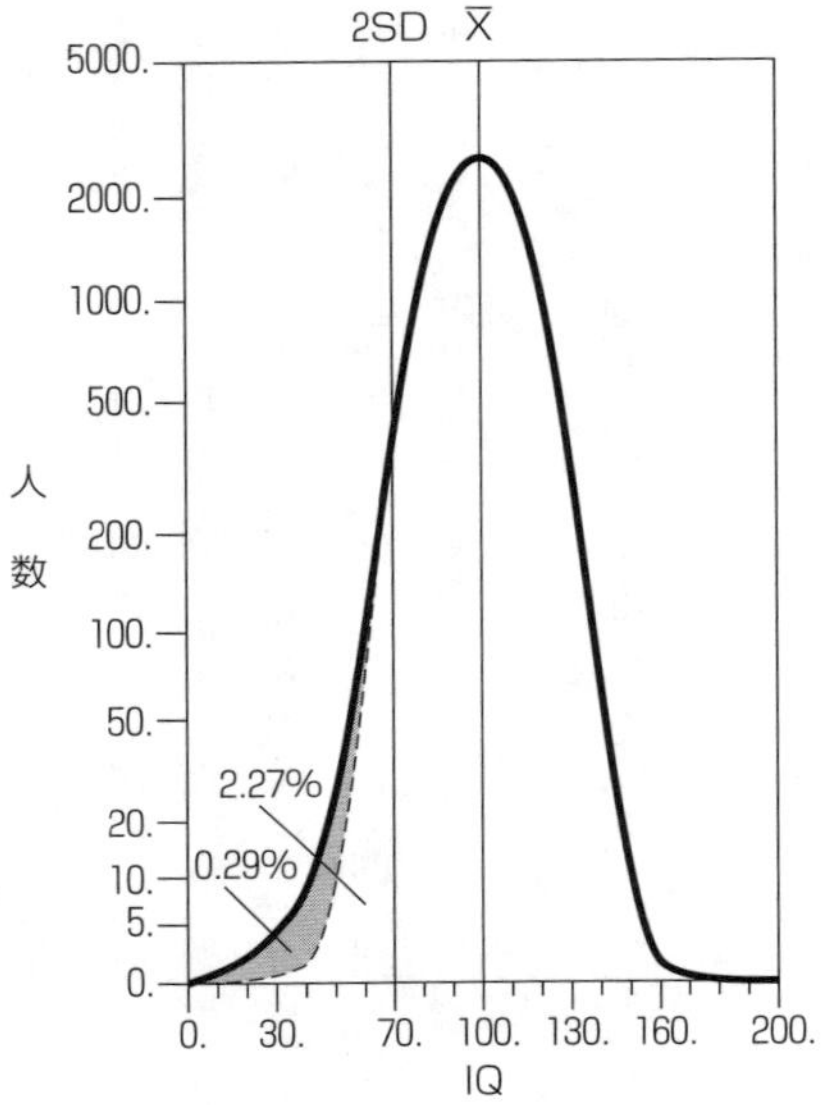

図5　総人口における知能テスト得点の理論的分布（$\overline{X}$= 平均，SD= 標準偏差） 出典：Penrose, L. S.: *The Biology of Mental Deficit*, 3rd ed. London, Sidgwick and Jackson, 1963.

表2　ルイスのIQ表

	0-20 IQ (%)	20-50 IQ (%)	50-70 IQ (%)	合計 (%)
予測値	0.00	0.04	2.23	2.27
実際	0.06	0.24	2.26	2.56

出典：Penrose, L. S.: *The Biology of Mental Defect*, 3rd ed. London, Sidgwick and Jackson, 1963, pp.49-50.

多くの、高度に低下した人々（ＩＱ五〇以下）を見つけることによって生じたと指摘した。[3] 表2は、ルイスがさまざまなＩＱ区分の中で発見した割合であり、それと完全に正常な分布から予測される比率を比較したものである。ＩＱ五〇―七〇の集団の分布の比率は、基本的に正規分布から期待されるものである。しかし、それより下位の分布は期待されるものより六倍も高い。ルイスは個々の患者を検査して初めてこれらの意味するものを説明できた。つまり、低知能の人々には二つの異なった集団があることを観察した。

一つの集団は、彼の呼ぶところの「下位文化的」または「生理的低知能者」で、集団の中で知的な才能に恵まれた人々と対照的なものとして構成されている。彼らは外見上神経システムが正常で、そのほとんどは軽度の低知能（ＩＱ五〇―七〇に集まっている）で、正規分布の「正常」な分布の最下端に位置すると予測される。彼らの両親はＩＱ平均の低い集団に属し、社会的に恵まれない家族により多く認められる。遺伝と環境の要因が重なり彼らの重度の障害に寄与していると考えられ、彼らは低知能の人々の集団の大部分を（七五―八〇パーセント）占める。

もう一方の集団は、脳に損傷をもつ人々からなる。この損傷は不完全な遺伝子、あるいは妊娠中、出産時または発育初期に発生した脳の損傷によるものかもしれない。ルイスはこれらの人々を「病的な低知能」と呼んだ。彼らは少数であるが（低知能者全体の二五パーセント以下）大部分はＩＱ五〇以下である。

後者の集団は低知能に加えて神経学的所見や症状、そして身体的な問題（小頭症、顔面奇形、といったような）を伴っている。彼らは知的能力の低さだけでなく麻痺やてんかん発作、そして盲や聾唖などの感覚障害にさいなまれている。彼らの両親たちはより平均的なＩＱに分類され、特に社会的に恵まれない人々を代表するわけではない。

ＩＱ曲線に非対称という性格を与えているのはこの第二の集団である。実際、不均等なＩＱ曲線は人間の多様性のこの側面（知能）の分布において二峰性を形成していると考えるともっとも理解しやすい。もっとも低い側には小さな「最頻値」があり、そのほとんどが脳に損傷を受けた人々で構成されており、損傷を受けていない人はほとんど存在しない。範囲が上がると、脳損傷を受けた集団は外れ、脳損傷を受けていない人々の知能の主な「最頻値」が現れ、ＩＱ一〇〇をピークとして低下していき正常な軌跡を描いてもっとも高い側に終わる。

実際はわれわれの知性の傾向というのは一つであるが、その中には二つのグループがある。つまり、一方は、正規分布を示す集団で、他方は脳疾患をもつ集団である。この病気をもつ下位集団が「正規」の分布に埋もれその形状を歪めているが、それは心理学的な測定にかぎったことではない。同じ現象は集団の血圧測定の分布にも見られる。つまり正規分布における高値の範囲は褐色細胞腫や腎動脈閉塞症といった病気の患者たちによって膨れ上がっているのである。

病的な精神的低知能者の臨床上の問題

病的な低知能者たちは、精神医学的注意がもっとも集中する。この集団においては、患者たちは多くの脳疾患を抱えており、特にこれらは出生や発達の問題に関係している。これらには遺伝子異常や感染、奇形、外傷、仮死、内分泌疾患そして毒素の影響などが含まれる。

これらの人々は、病理学的な重症度や性質、部位の大きく異なる神経内科的症状に苦しんでおり、その症状にはてんかん発作、運動－感覚障害、知覚障害、成長異常、身体構造の異常、そして肉体の外観的異常などがある。それらの問題は単に知的障害から生じるものではなく、しばしば肉体的にさまざまな異形成を伴う。一目で認識できるものもあり、また個人個人に独特のものもある。それらの症状は彼らの動作や他者との交流を阻害し、自立性も失わせる。彼らはしばしば心理的な興味や能力が「ばらばら」あるいは非対称で、自閉的性質の煩わしい違和感があり、その振る舞いは近寄りがたいものになる。[4]

認知能力の発達に悪影響を及ぼしうる脳疾患のあらゆるタイプを完全に考察することはわれわれの目的を超えてはいるが、次の三節で例をあげる病的な精神的低知能の三つの特殊な例は、その病気の予防と対策の重要な基礎となるだろう。

精神的低知能の病因としての遺伝子疾患

病理学的に問題のある精神的低知能の集団の中では単一遺伝子疾患がしばしば見られる。発症するのは通常劣性遺伝子のホモ接合体の場合である。優性遺伝子疾患は精神的低知能者の間でほとんど見られない。というのは、もしそれらが突然変異として発症した場合、精神的低知能者たちの繁殖力が弱いがゆえに遺伝子プールからすばやく淘汰されてしまうからだ。劣性遺伝子疾患は、これは両親がいずれもホモ接合体型の場合にのみ発症するのだが、ヘテロ接合体が比較的影響を及ぼさないため、より長期間遺伝子プールに存在する。

このような劣性遺伝子疾患の古典的な例として、フェニルケトン尿症があげられる。この疾患では、ホモ接合体をもつ患者は、チロシンの生成やそれによるいくつかの重要な神経伝達物質に重要な酵素であるフェニルアラニンヒドロキシラーゼが欠損する。この酵素がなければ、フェニルアラニンは代謝されないために蓄積することになる。これらの患者たちは、血液中および脳脊髄液中にフェニルアラニンが高値に認められ、アミノ酸の代謝産物が尿中に出現する。彼らは、幼年期から青年期の間フェニルアラニンを制限した食事療法を行えば、（重度の精神的低知能に加えて、小人症、けいれん、湿疹などの）臨床症状の進行を抑えることができる。

この例には、劣性遺伝子疾患に起因する問題の多くが示されている。第一に、このような遺伝子疾患は、治療法がわからなければ重度の精神的低知能状態を引き起こす。第二に、代謝の過程内での特定の重要な酵素の欠損に起因する生化学的異常によりそれぞれの症状が生じる。第三に、このように劣性に遺伝した状態は同族結婚に多く見られる。というのは、共有の遺伝子プールをもつ者たちは関係のない者たちに比べて共有の先祖に起因する稀な遺伝子を共有している可能性が高いからである。第四に、遺伝子相談においては劣性遺伝子（ヘテロ接合体型）の保有者の検索が非常に重要なことである。

子孫を重大な低知能にしてしまいかねない悩ましい特徴をもつ劣性遺伝子保有者は、たいてい簡単には見つからない。フェニルケトン尿症では、（もし何らかの兆候があれば）ヘテロ結合体遺伝子を見つけ出すことは可能である。というのは、この酵素はたった一つの遺伝子によってコードされ、それゆえその酵素も少ないため、ヘテロ接合体遺伝子は正常に比べてフェニルアラニンの代謝が遅く（症状が出るほど遅くはないが）なるからである。フェニルケトン尿症や同様の病気に対しては、よりよい予防法の発見のため生化学的異常がどのように脳の発達に影響するかを研究する必要がある。

病的低知能の原因としての染色体異常

遺伝子異常をもつ病的低知能の患者の集団と、染色体の構造や数に異常をもつ集団とは区別されるべきである。染色体の分類や型分けの細胞学的技術の水準が進歩したことにより、何百という染色体異常の分類が可能になった。

染色体異常の中で重度な精神的低知能をもたらすもっとも一般的なものは、ダウン症（二一番トリソミー）である。余分な二一番染色体は脳の発達を妨げ、知的障害を引き起こす。同様に身体の他の部分の発達に影響を及ぼし、外観や身長、歯の発生が障害され、しばしば筋骨格系、心臓、胃腸状態の機能や構造を変えてしまう。

「脆弱X症候群」と呼ばれるX染色体での形態学的な異常で見られる知的障害は、軽度から中等度の低知能の男性の多く（と少しの女性）で見られる。この状態は現在ではX染色体での遺伝的なＤＮＡの部位が、世代ごとの生殖子発生の際に「拡張」することでより重度になると考えられている。このX染色体の先端の部位のゲノムは不安定な三塩基リピートからなる。[5] これがX染色体（適切に染色された場合）の状態を変化させ、染色体の先端部分が本体とほんの少ししか接着していないように見えるため、「脆弱X」と呼ばれる。

この状態は精神遅滞を招き、典型的な異形成の身体的外観となる。この遺伝形質は典型的なX染色体関連病を引き起こし、世代を重ねるごとに悪化する。脆弱X症候群は低知能集団内に男性が過度に多いことを裏づける充分な理由かもしれない。[6]

胎生期のアルコールと環境による病的低知能

妊娠女性が摂取するアルコールは、発達中の胎児が曝されうるもっとも一般的な催奇形性物質である。アルコールは胎盤を自由に通過するため、胎児の脳は母親と同じ血中レベルに曝される。事実、病的低知能全体の約一〇―二〇パーセントは、母親の飲酒に起因するとも言われる。アルコールは、たとえば胎児発生期の細胞分裂を阻害するといったように、発達中の脳に多彩な影響を及ぼすかもしれない。胎児性アルコール症候群（fetal alcohol syndrome：ＦＡＳ）の患者を、同じ異常だが程度がそれほどひどくない患者（胎児性アルコール効果 fetal alcohol effect：ＦＡＥ）から区別する有用な方法が確立されてきた。[7]

ＦＡＳの典型的な特徴は、精神的低知能、小頭症、頭蓋顔面異常そして発育遅滞である。合衆国では出生の一〇〇〇人に一人がＦＡＳである。病的低知能でもっとも多く見られるこの病態は、妊娠中断酒を行うことによって完全に予防することが可能である、とアメリカの公衆衛生局長官が指摘している。

病的低知能患者たちの治療とケア

病的低知能患者たちは、さまざまな病因作用からもたらされた脳病変をもつ。脳疾患による損傷により認知能力の低下のみならず他の徴候や症状が生じ、遂行機能や感情の統制の不完全で不均一な発達をもたらし、これが彼らの社会適応を阻害する。

治療は通常、神経障害の症状や徴候への対処から始めなければならない。てんかん発作の適切な治療は特に重要である。というのは、そのように治療された患者たちに、全般的な能力やストレス反応性の相当な改善と知的能力のかなりの改善がみられるからである。同様に、けいれん、言語障害そして感覚欠損に対する治療やリハビリはこれらの患者たちの自立を促し、能力を高める。

病的低知能患者はまた、ある種の行動障害や感情障害の危険性が高くなる。幼児自閉症、注意欠陥障害、そして広汎性発達障害によく似た症状群がこれらの患者たちに一般的にみられる。ジェイムズ・ハリスは、この特徴的な病的状態に関して「行動の表現型」[8]という言葉を用い、どのようにこの典型的な症候群が現れるのかを指摘した。病的低知能の人々に自閉症や自傷などの症状が多く見られるというのは、これらの行動の背後に脳病変が存在し、他の低知能の子どもでもみられるという証拠である。

ダウン症の患者たちの綿密な追跡調査の結果、中年時にアルツハイマー病の神経病理学的変化を伴う認知機能低下が進行する危険性が明らかになった。[9] カンバーウェル研究の結果からは、統合失調症の有病率は、病的低知能患者の間で他の集団よりも高いことを示した。[10] うつ病と躁病の双方の気分障害もまたこれらの患者で発生頻度が増加していた。低知能患者たちにおいて、せん妄、認知症、双極性障害そして統合失調症は、彼らの通常の臨床診断基準によって診断されうる。しかしながら、H・ライド[11]およびその他によって指摘されたように、ＩＱ四五以下の人々の言語表現技術は、疾患特異的な異常精神体験を簡単に認識するにはしばしば不充分である。このＩＱ範囲の患者たちにおいては、このような診断はしばしば一般的な場面での振る舞いや感情表現の変化に基づくべきである（たとえば、社会適応、活動レベル、そして睡眠の時間的変化は双極性障害によるものかもしれない）。同様の理由で、低知能患者たちにおいてはこれらの障害の治療について特に注意深く観察する必要がある。なぜなら彼らは、他の人に比べてその回復の進行評価が表現しにくいからである。

感情障害または行動障害を伴う低知能患者たちは二倍の苦難を背負い込んでいる。しかしながら、一度適切に評価されれば、これらの患者たちも、他のすべての患者同様、治療によく反応することがある。有用な薬物治療の例としては、注意欠陥障害に対する精神刺激薬、（抑うつ症状に対する）三環系抗うつ薬またはセロトニン再取り込み阻害薬、統合失調症様症状に対する抗精神病薬などがある。社会的そして行動的訓練および治療もまたこれらの患者たちに有用である。しばしば自傷、社会的ひきこもり、拒食そして攻撃性などの困難も認められ、家族は恐怖を感じ専門家への受診が行われる。

相互交流能力の障害と機能障害をもつ患者に対し、最適な治療により彼らの社会的なかかわりと幸福感が著明に改善することがある。特に適切な定式化、診断そして治療に家族は大いに感謝する。なぜならこのような活動はこれらの患者をケアするときの心理的負担を大きく減らし、家族と患者双方が共に生活する喜びを増やすからである。このような活動はもっとも満足できる精神科臨床の形と言える。

生理的な（下位文化的な）精神的低知能

生理的な低知能の人々は、知的能力が制限されているために「正常」な人々から区別されているだけで、その他に問題があるわけではなく、てんかん、麻痺、または感覚低下といった関連づける症状もない。彼らの違いは量的なものであり中等症以上の段階になることはまずない。彼らの体の見た目は他人が区別できるものではない。つまり彼らは背が高いかもしれないし低いかもしれない、顔立ちが美しいかもしれないし平凡かもしれない。彼らの認知機能の欠如は、学校や職場といったある程度の抽象的な理由づけや技術の習得を必要とする仕事に直面するまでわからない場合もある。

生徒として学校に入学するまで相対的な知能の欠如に気づかないこともある。話す、歩行そして排泄訓練といった初期の発達は妥当な年齢で達成されるか、または後から考えたときに遅延していたことに気づく程度である。彼らの問題は、抽象的な概念を学ぶ必要に直面したときに初めて明らかになる。彼らは読み方や計算のしかたを学習することが困難であり、上達のために特別な助けが必要となる。

これが治療的に示唆するものは明らかである。知的能力の制限されたこれらの患者たちには、集中的な教育が必要であり、これは彼らが特に苦手とする学業にかぎらず、社交性、手作業や職業技術そして家計管理能力も当てはまる。これらの治療の必要性や方法は、エドゥアルド・セキンとマリア・モンテッソーリの時代から認識されてきた。[12] レオ・カナーは一九五二年に、患者の感情的な状態が教育の成功にいかに重要かを強調した。[13] 学校や家でのこれらの患者たちの能力の状態を評価するために、測定方法の高度な教育を受けたソーシャルワーカーや熟練の評価者に対する需要は大きい。また、これらの人々に対して、社会技術や教育においてどんなに小さなことでも獲得の手助けが重要であると理解する教育者が非常に望ましい。

もし幼少時から青年期にかけて保護され、援助されてきた場合、軽度の低知能者は臨床的な問題はなくなることもある。もし患者の人生が、支持的な家族の一員として、あるいは比較的容易な仕事を行う従業員として、他者と安定した交流を築くことができれば特にそうなるだろう。そして、このような状況を破壊する不幸や事故（配偶者の死や職場の閉鎖）がこれらの人々を窮地に追い込んだときにのみ再び問題が明らかになる。分析や学習、計画が必要になることによって明らかになる人生のこの時期に、このような人々は脆弱性を露呈し、感情的な苦痛の危機に瀕し、しばしば精神医学的な注意やケアが必要になる。

「感情の三要素」および精神的低知能患者の治療の原則

われわれは精神遅滞の患者の治療を、その脳障害に起因する症状に気を配り、あるいはできるかぎり自立した生活を送る機会を効果的に利用できるように発育段階を通じて適切な指導を行うことを考えてきた。ここからは人生の後半に出現し、再度精神医学的注意を要する症状に対する治療の基本を述べることにする。

とはいっても、単に精神的低知能であることが即精神科の患者になるのではない、と理解するのは非常に重要である。仕事への専念度、家族、善悪への潜在能力といった、性格や能力の他の側面においては、精神的低知能者は認知能力の高い人々と同じくらいさまざまである。彼らの多くは、自立して人の役に立つ人生を送る能力がある。一方で、精神的低知能者たちは、自分に起こった不幸から立ち直ることに関係した計画をうまく立てられず、彼らの意図したことが取り巻く環境に妨げられた場合に、うつ、挫折、そして不安の感情を表出し、また失望感で傷つきやすいという共通の特徴がみられる。彼らのこういった感情は、他の者たちのもつものと何ら変わりはない。彼らの弱さは、単に彼らが絶望に耐えられる程度が低いだけである。

不安や挫折は、確かに彼らの認知能力を、一時的ではあるがさらに低下させる。こういった状態にある患者をさらに悪い状態にさせないために援助を行う迅速な努力が必要である。しかしこれらの感情的反応が精神的低知能患者に独特のものであるとわれわれは言っていないし、そう解釈するべきではない。彼らの感情的な状態は、彼ら自身にとっては病的な状態ではなく、むしろまさに失敗で絶望した誰しもが経験する類のものである。

事故などといった不幸から失敗の悪循環が始まり、落胆、さらなる失敗、そして極度の精神的苦痛に至ることがある。この一連の問題については、最近の出来事の流れ、患者の心配などを問診し、患者の望みに問題がどのようにかかわったか、問題を解決するためにどのような考えがあるかを聞き取ることによって、しばしば感知することができる。

親身で綿密な問診を通して浮かび上がってくる独特の問題は、目標の混乱、細かな問題（小切手帳の決済ができない、先生とうまく付き合えない、搾取から逃れられないなど）、恐怖の感覚、周囲に圧倒される感覚、考えがまとまらない、絶望感、抑うつ的孤立感などであり、困惑や落胆の前兆として表される。低知能者ではこの反応に対して脆弱になり、また環境がこれを誘発するようになる。

前と同じように、この定式化は、これらの患者たちが苦しんでいる失望や絶望の状態を説明する「感情的典型」を例示している。潜在因子－誘発因子－反応の概念からすると、合理的な治療計画は二つの相互に関係するステップが必要である。第一には、即時の問題（すなわち、患者たちの苦痛に満ちた反応と、その誘発因子となる刺激）に対する援助がなければいけない。時には、差し迫った問題を処理するための計画が軌道に乗るまでの間、不安や悲しみに対して、軽い鎮静剤による薬物治療が患者になされることもある。時には悪い状況に付け込まれないように短期の休息入院をしてもよいだろう。第一の治療のステップにおいて、患者は励ましという援助を得て、たいていは絶望、孤独感そして不安が改善する。この治療はまた、精神状態が誘発するさらなる不安と機能低下の悪循環を断ち切る。

第二の治療のステップは、未来について相談し、直近の問題を誘発したように患者の弱点をついてくるような状況が避けられるように手伝うことである。このステップではしばしば学校での人的配置をよりよく行う必要があり、失敗をさせずにゆっくり学習させる必要がある。また家族や地域の資源をよりよく調整し、患者を孤立化させたり患者の弱みにつけ込む要素を排除する必要もある。人生における患者の位置と、患者を脅かし打ち負かす現在の課題について注意深く考察する必要がある。

患者の問題に対する脆弱性について知ることは、これらの奮闘に勇気を与える。また、この潜在因子－誘発因子–反応の概念は、治療計画のテストに役立ち、うまくいかなかったときの修正にも役立つだろう。強化および指導の治療計画は癒しを目的とした治療計画とは違った影響を与える。一つには、目標に対する多くの代替ルートを示唆し、またしばしば目標そのものを考え直すことも示唆する。たとえば意欲を喪失した患者でも、それ以前に社会的に安定しており、特に安定した就労歴がある場合、それは最終的な回復のよい見込みとなる。しかし、現在の誘発因子および、それによって患者に何が起こったかを徹底的に分析する必要がある。

このように治療全体としてのゴールは二つある。第一は即時の感情的、行動的反応から救うことである。第二はこれに続く失敗（未熟な技術への治療と教育を通して）に対して、患者を訓練し、やる気を起こさせ、脆弱な潜在因子が刺激を受けにくい環境へ導くことである。特質の観点からは、治療のこれらの側面はいずれも「良好な時間の流れ」を保ち、患者の脆弱性への新たな課題を回避するために、定期的な相談や方向修正の形での経過観察が必要である。

要　点

精神的低知能は、人間の多様性の広がりに関連した精神障害を浮き彫りにする。知能は測定可能な特徴であり、それが極端に低い患者たち、つまり精神的低知能者はしばしば精神医学的な援助が必要である。精神的低知能は、脳障害による（病的低知能患者）こともあり、生まれながらに「正規」曲線の低いレベルを形成する者たち（生理的低知能者）もいる。病的低知能患者は、認知機能の障害とともに神経内科的問題をも伴う。

精神的低知能者は、それほど問題にならないように見える環境的問題に直面した場合に感情的な苦痛を受ける危険がある。この苦痛は、これら傷ついた人々の行動力を低下させることがあり、それはわれわれの呼ぶところの「感情的典型」である潜在因子–誘発因子–反応の相互作用によって説明される。この苦痛の治療は相互に関係する二つのステップからなされる。つまり、現在の誘発因子への感情的反応からの救済、そして今後同様の誘発因子となる刺激を避けるための患者の強化、相談そして指導である。

第11章　気質、感情の特質、そしてパーソナリティ障害

伝統的だが大雑把な心理学的区別によって、意識的な精神活動は認知的要素と情動的要素に分かれる。つまり思考、知覚、記憶、言語などの要素と、感情や気分、欲動などの要素である。この区別は疾患の観点のところですでに出てきたが、認知症という臨床症候群での根本的な問題は認知機能の広範で急激な低下であり、一方で双極性障害でのそれは情動の抑制が効かないという認識であった。

意識というものを定義、分化させるときに直面するように、これら二つの領域（認知的要素と情動的要素）間の境界はきっちりと定義することができない。人の思考は確かに感情を変え、また感情が情熱的な状態であれば問題を考え抜く能力は損なわれるだろう。それにもかかわらず、精神活動の範囲は、科学的解析における明確さまではもたないまでも、常識的な識別を裏づけるには十分に明確である。この章での前提となるのは、認知機能の性質は個人で異なるということである。すなわち、できのよくない者から聡明な者までゆるやかに階級づけられた中にさまざまに存在し、特定の感情や気分、欲動に対する傾向も個人で異なる（感情的に安定して無反応な人から、感情的に不安定で熱情的な人まで）のである。これまで「知能」という単語を認知的な性質や特質を強調するときに用いてきたので、人々の情動的な性質を特定するときには「気質」という言葉を使うことにする。

明瞭さと強調のために、特質の観点を学ぶにあたり「気質」という言葉を、われわれは人の心理的側面として

再び強調したい。「安定」「感情的不安定」というような用語は人の気質を識別する。これらの特徴は、背が高いか低いか、男性か女性か、若いか年配かというような明らかな特性ではない。それらは、怒りや抑うつや上機嫌のような単なる精神状態ではなく、また、視力、運動反応時間やガルバニック皮膚反応のようなわかりやすい生理学的特性でもない。知能や外向性のような気質は生まれつきの嗜好で、多くの異なった心理学的状態に基づいているかもしれないが、それは特定の状況でしか認識できない。何らかの働きによって行動に移される（そこで気質の働きを見ることができる）までは隠れているのである。

生来的で潜在的な特性というのは特に心理学や生物学に限ったものではない。そのような特徴は、金属針金の電気抵抗や結晶構造の溶解度のような物理学でも見られる。操作的には（そして文法的に）気質の存在は「もし」で始まり「ならば」と続く文によって表される。いくつかの例を考えてみよう。もしXボルトの電圧が針金にかかるならば、Yアンペアの電流がその中を流れるだろう。それはZオームの抵抗があるという特徴を示すものである。もしこの患者がXという認知機能検査をするならば、平均ではYだけ正解するだろう。それは彼のＩＱがZという水準にあることを示す。もしこの人が気まぐれな上司によって悩まされるならば、彼はしばしば不安を打ち消せなくなるだろう。それは彼の内向性と神経質さの水準を示す。

特質の観点では、このように情動的性質（気質）において極端に逸脱し、困難な環境によって引き起こされる感情的、行動的な問題のためにしばしば苦しみ、精神医学的援助を必要とする人々を対象とする。われわれが今情動の領域に適用しようとしているのは、認知的性質（知能）において下方に逸脱した人々が、生活上の困難からどのように問題を生じるかを説明するのに使った論理と同じものである。

この章では「気質」の要素を明らかにする方法を示し、その臨床的示唆を明らかにすることを目標とする。特に、個人の情動的性質のあり方、偏りの評価からどのように障害の概念が生まれてくるかを示す。感情の枠組みが診断、予後、そして治療にどのように向けられているかを改めて示すのである。

パーソナリティ型

古代ギリシャ時代より、人々は星座のように配置された情動的気質に注意を払っていた。多血質、あるいは胆汁質といったこれらの「パーソナリティ型」の記載は今でも人々が認識しているものである。占星術師はまた類型学的識別を用いて気質的特徴を効果的に分類したため、これらの異なる型が、個人が生まれたときの十二宮の主星座からくる双子座、獅子座、射手座などに由来するという不合理な仮定を、多くの人々が受け入れることになった。

しかしわれわれは古代の歴史に戻って、占い師に気質の類型学的取り組みを教えてもらう必要はない。DSM－ⅢとDSM－ⅣのⅡ軸には類型学が採用されている。そこには、警戒心が強く自分を疑う人々はしばしば几帳面で心配性な完璧主義者（もしこのような人々が精神医学的援助を必要とするならば、これらの傾向は強迫性パーソナリティ型となるだろう）であると記載されている。感情的に不安定で自己中心的な人は、また演技的である傾向がある（ヒステリー性または演技性パーソナリティ型）[1]。個人はいくつかの「型」の突出した感情的特性をもっており、精神科医に評価されるとき、演技性、境界性、自己愛性などのさまざまな診断ラベルをつけられるかもしれない。このことは精神医学の評価に明確さを求める学生を困惑させることがある。実際、ある種のパーソナリティ型の代表として選ばれた人々の集団は、「正常な」人々との集団と融合しているようにも見える。類型学的取り組みにおける「気質」診断のいくつかの問題を以下の段落に挙げる。

まず第一の問題は、ぎこちなく不連続な区分である。われわれはパーソナリティ型の背景にある中心的概念を理解しているが、それを識別するさまざまな診断基準には同意できないかもしれない。ヒステリー性パーソナリティの診断は自己演技性、感情的不安定、そして自己中心的という情動的気質が組み合わさっているということを示し、これらの特徴が包含する問題の本質は明らかではないが、他のパーソナリティ型も同様に、一つの特性はさまざまな傾向のかたまりを選別するために用いられる。DSM-Ⅲでは、アメリカ精神医学会は、これらの患者の感情的表現の浅薄な演技性を強調し、区分を明確にするために、「ヒステリー性」から「演技性」という用語に変えた。[2]ヤスパースは、この型の中心的特徴を見つける同様の試みを行い、そのような人々が「実際よりもそう見えることを切望する」と提案した。[3]

この不連続な区分の背景にある概念を理解しようとする努力において、これらの取り組みは、選ばれた単語が何を示唆するのかを説明するときに助けとなる。これらの区分は疾患のように病理学的機序や病因とつながっておらず、実験室的検査で客観的に識別できるものではないため、これらの診断的用語は慎重に用いなければならない。ここで類型学の二番目の問題は、型はそれ自身を超えた現象にあまり結びついていないことである。理解や管理につながる脳科学、行動科学と違って説明があまり伝わらない。

これらの異論は、類型学の妥当性を証明するのは難しいということを言い換えているにすぎない（補遺参照）。その難しさは、それぞれ表現されるパーソナリティ型の多様性からくる。特徴認識のための操作的診断基準を提案する発案者によってそれぞれの型はしばしば鮮明に表現される。しかし、操作主義であれば妥当というわけではない。気質の特徴が無作為な特徴の任意な集合よりも、むしろ論理的な集合を構成するという考えは、各特徴がどのように示されているかを単に表すことを示しているだけで、妥当性があるわけではない。

三番目の問題は、型は現在の精神状態からいつも特定できるわけではなく、以前の出来事での患者の特徴的な感情的反応という歴史的証拠からのみ確認できることである。患者の「気質」についての知識は、患者以外の他の情報源から引き出すのがもっともよい。しかしながら、情報源によっては、患者を表すときに「気質」の特徴を過大または過小に強調するので誤解をする可能性もある。

型から特質へ

型についてのこれらの問題はあるが、人々はその「気質」に応じて感情的なストレスへの脆弱性が異なるということに気づいているので、これらの区分によって人々の情動の違いを理解している。しかしながら、これらの型に関する精神医学的情報は、大部分は精神医学的援助を求めている患者により得られたものである。これらの型や臨床的問題がどのように生じるかを理解するためには、全集団の性格傾向についての知識が必要である。アルフレッド・ビネーは、世紀の変わりめにフランスでの低知能者を理解しようと試みたときに同じ点を認識した。彼は、全人口の中での知能における変化の程度の研究のみが、障害者の本質についての概念をもたらすものだと認識していた。第9章に示したように、彼はすべての人に使用可能な客観的知能尺度を作り上げた。そのような方法で、彼は人の特徴に関する計量心理学的評価の科学に革命をもたらした。同様の歴史が、気質の心理学的計量において現れている。

ＤＳＭ－Ⅲですら、パーソナリティ型が表すものは一般人での違いを拡張したものである。アメリカ疫学的地域調査（ＥＣＡ）研究のジェラルド・ネスタッドらは、ボルチモアの集団における反社会性パーソナリティ型、強迫性パーソナリティ型、演技性パーソナリティ型の診断に結びついた特徴を探した。[4]これらの特徴は、これらの精神障害の診断基準を満たす人々に限定されるどころか、患者として定義されていない人々の間にも一般的であることを彼らは示した。ＤＳＭ－Ⅲの特別な診断を受けた人たちは、単にそれらの特徴を他の人より多くもっていたのだ。特徴の数の合計がある数を超えた段階で診断が適用されるというＤＳＭ－Ⅲの恣意的なルールのために、彼らは「正常」から切り離された。

具体的に言うとネスタッドらは、完璧主義、心配症、仕事への傾倒という強迫性パーソナリティ型のすべての主要な特徴がボルチモアの人口の二〇パーセント以上にみられたという事実を示した[5]（表3）。「強迫性パーソナリティ」型の診断がつく人のうち誰に障害があるか特定するのは、多くの人がさまざまな程度で当てはまる特質に対する定量的な決定であった（図6）。

同様な事実は、反社会性や演技性パーソナリティ型に関しても当てはまる。彼らが提示している、誰もがもっている特徴について、単に特徴の数によってのみ恣意的に、一般人から区別された。これらのデータからは特定の人に対して強迫傾向が大きいとか小さいとか、あるいは反社会的傾向があるとか言えるかもしれないが、類型学的なレッテル（たとえば反社会性や強迫性）を貼ると決断することは定量的である。人の特徴についてその人の程度ごとに並べたところに診断的な線を一本単に引いているにすぎない。

これらの特徴の数の増加は多くの臨床的困難の予測因子となり、本質的に「用量反応」的であった。すなわち、強迫性の点数の増加は、ＤＳＭ－Ⅲでの全般性不安障害の危険性の増加と、アルコール使用障害の危険性の減少に関連していた。同様に反社会性の特徴は、アルコール使用障害の危険性の増加と、全般性不安障害の危険性の減少に関連していた[6]。気質は程度によるがすべての人に存在し、極端な場合は特定の感情的、行動的異常に対してより脆弱になるというこれらの観察は、知能の低下が徐々に教育上の困難を深めるというビネーの観察と非常によく似ていた。

情動的性質のより基本的な特質

パーソナリティ型についての研究とその特徴の解析により強調されるのは、感情的苦痛への脆弱性が情動という種類の永続的な気質から生じる可能性があるということである。「気質」とは、環境に対する個人それぞれの感情的な反応の傾向を特定する性質を示す言葉である。このように傾向や反応の違いを強調するときに「気質」

表 3　一般人口に重みづけされた DSM-Ⅲ による強迫性パーソナリティ傾向の有病率

特性	すべての重症度 有病率 (%)	すべての重症度 標準誤差	重症例 有病率 (%)	重症例 標準誤差
感情抑制	16.0	1.8	4.4	1.0
完璧主義	30.8	2.2	7.7	1.2
頑固さ	27.8	2.2	11.7	1.5
仕事への過度な傾倒	14.4	1.8	4.3	1.0
優柔不断	8.8	1.3	2.3	0.7

出典：Nestadt, G., Romanoski, A. J., Brown, C. H., Chahal, R., Merchant, A., Folstein, M. F., Gruenberg, E. M., McHugh, P. R.: DSM-III compulsive personality disorder: an epidemiological survey. *Psychol Med* 21: 461–471, 1991.

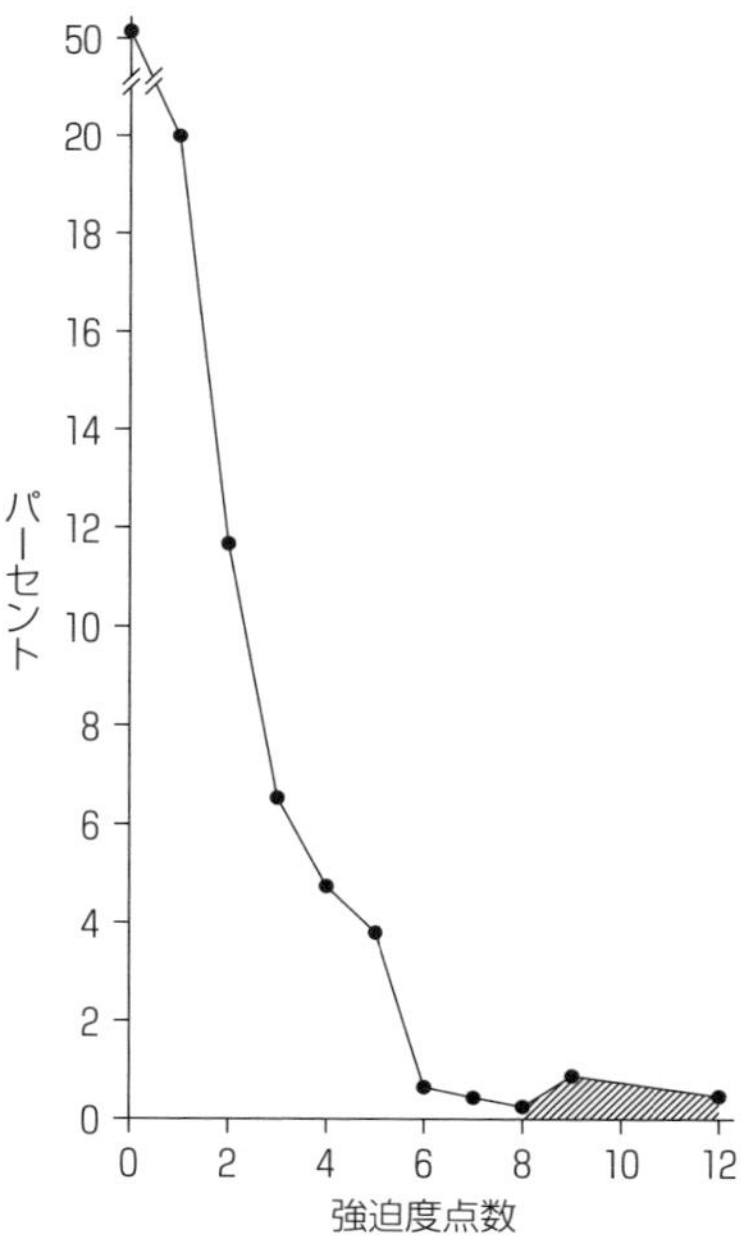

図 6　一般の人における強迫度の分布　斜線部分は，DSM-Ⅲ の強迫性パーソナリティ障害を示す．出典：Nestadt, G., Romanoski, A. J., Brown, C. H., Chahal, R., Merchant, A., Folstein, M. F., Gruenberg, E. M., McHugh, P. R.: DSM-III compulsive personality disorder: an epidemiological survey. *Psychol Med* 21: 461–471, 1991, p.465.

という単語が用いられる場合、個人を他の人と暗に比較しているのは明らかであり、パーソナリティを構成する傾向は、人によって多様化している背の高さや知能のような他の特質においてみられるのと同じような特質と考えられる。背が高いか低いか、頭がよいか悪いかというのと同じように、人々は楽観的だったり悲観的だったり、依存的だったり自立していたり、慎重だったり無頓着だったり、疑り深かったり簡単に人を信用したりするということである。

この示唆から、区分けされる型というよりは、人それぞれ異なる特質の傾向について認識する流れが生まれた。また同様に一般を母集団とする研究からは、知能の評価における発展と同様に、気質の評価も他者との比較に基づき行えるという仮定がされるようになった。

知能という概念と同様に、パーソナリティ傾向の定義と評価における進展は、理論的論争と方法論的問題の中から生じた。傾向は質問紙によって評価可能なのか、それとも彼らの潜在因子が行動化されたときにのみ観察されるのだろうか。評価のためのさまざまな技術は、信頼性があり、かつ妥当なのだろうか。心理学者が直面しているその他の主要な問題は、傾向に名前をつけるのに適当な英単語が何千個も存在することである。[7] どれが、臨床に即しているか。これらの質問に対する一つの解は、ガルトンが始めた発達の統計学的技術から生じた。因子分析は多数の独立した測定値の相関についての方法を提供し、そこから観察される違いをきっちり考慮した傾向を見出すことができる。因子分析の技術は、多くの研究者によって生産的に用いられてきたが、その点ではハンス・アイゼンクがもっとも成功したと言える。

アイゼンクのグループは、七〇〇人の神経症の陸軍兵に、三九の性格特性について精神医学的評価を行うことから始めた。[8] これらの特徴間の関連要素の研究は、二つの大きな特質についてのばらつきを明らかにした。つまり、神経症性－安定性と内向性－外向性という、以前はヴントやユングのような心理学者によって表現され、その後には一般の人々において検証されてきたパーソナリティの特質である。

神経症性－安定性と内向性－外向性の特質は重要である。知能という特質のように、それらは、すべての人において特定できるため、許容できる信頼性がある検査（アイゼンク性格検査など）を用いることによって、正常な個人と患者の両方において評価することができる。これらの二つの特質は実際には、かなり基本的な情動の特徴を測定する。これらの特徴が評価されると、内向性－外向性、神経症性－安定性などの定量化される特徴は、人の情動の脆弱性の理解に役立つようになるだけでなく、臨床的集団において示される異なった群の理解にも役立つようになる。[9]

内向性－外向性の特質は、感情的反応の特徴に基づき人々を区別する。外向的な人は、生活上の出来事にすばやく感情的に反応する人であり、その反応は出来事の現在の影響に関係するものである。外向的な人は得てして社交的で暖かく、環境に敏感である。つまり、すぐに怒り、すぐに落ち着きを取り戻す。一方内向的な人は、生活の出来事に感情的にゆっくりと反応する傾向がある。つまり過去の出来事や未来への影響に思いをめぐらせる反応は遅い。内向的な人はそれゆえ、より社交的ではない傾向があり、内気にさえ見える。彼らはより冷静で、ある状況の中でもそれに対して集中するのは遅く、同様に他人への反応や、出来上がったいらだちの感情からの回復において変化が遅い。

内向性－外向性の特質を識別するときに興味深い特徴は、外向的な人は、罰よりも報酬によってより影響される傾向があり、パブロフの条件反射の形成がより遅い。内向的な人は報酬よりも罰に影響される傾向があり、条件反射の形成がより速やかに起こる傾向がある。[10,11]

アイゼンクの神経症性－安定性の特質は、内向性－外向性の特質よりもより簡単に情動を説明する特質である。これは個人の感情的な反応の特徴のうちで、「強さ」の違いを評価するものである。ある人々は、出来事に対して特徴的に強く反応し、一方、他の人は弱く反応する。この気質は、厳しく負荷的な出来事が誰にでも強い反応を生じるわけではないという意味ではない。むしろ神経症性の特質は、他の人が反応しないときに強い感情をもつ傾向がある人々を識別する。したがって神経症性－安定性の特質は、他の実用的な名称を与えられることがある。人間の情動の不安定性－安定性として呼ぶ人もいれば、感情的反応の強さ－弱さの特質として呼ぶ人もいる。

これらの二つの特質（内向性－外向性、神経症性－安定性）は、ある人の一つの特質がもう一つの特質を予測するものではないという意味では、実際は独立した特質ということである。この考えは、アイゼンクに基づく図7に表示されており、これらの二つの特質により、人々を四つの集団に分けられることを示している。つまり、不安定で外向的（胆汁質）、不安定で内向的（憂うつ質）、安定で外向的（多血質）、安定で内向的（粘着質）。古代の「類型論」を復元するこれらの二つの特質は、特質の構造についての有力な支持情報を与える。表4は、これらの異なった特質に従って、型を分類している。[12]

臨床的問題は、「強い」感情傾向をもつ人々の間で起こりがちであり、したがって「神経症的」という用語が適切である。実際、ＤＳＭ－Ⅲの診断におけるさまざまなパーソナリティ型の診断は、これらの不安定な二つの四分円のうちの一つに当てはまる傾向がある。Ｂ群、あるいは自己愛性、境界性、反社会性そして演技性のパーソナリティ型はすべて不安定で外向的であり、Ｃ群、あるいは回避性、依存性、強迫性のパーソナリティ型はすべて不安定で内向的である。感情的反応を弱めることは、精神医学的指導が必要な行動や精神状態から人を守る傾向がある。

かなり興味深いことに、ある種の薬物的治療が、人をこれらの特質の一つまたは他のものに一時的に移行させることがある。[13,14] アルコール飲料の摂取は、人を外向的な方向に移行させる傾向がある。これはおそらく、付き合いで酒を飲む人々の主な利用法であり、感情的反応を即時反応的に開放することである。不安定で外向的な気質の人たちにとって、そのような感情的抑制の緩みは、少量のアルコール摂取によってだけでも、怒りと暴力の爆発を導く悲惨な結果となりうる。

多くの子どもたちと大人たちの一部では、リタリンは摂取した者を内向的な方向に向かわせる傾向がある。[15] セ

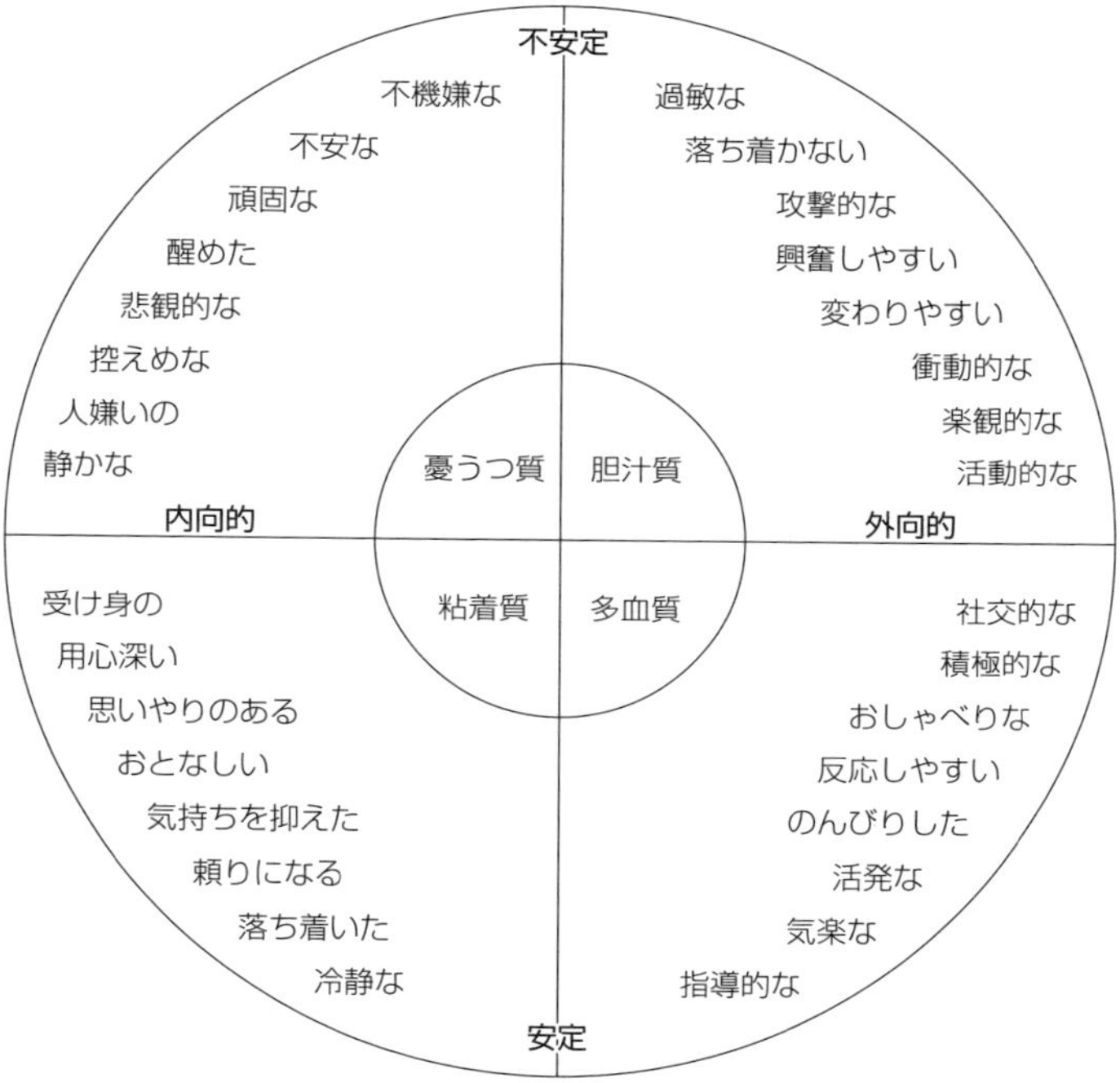

図7　アイゼンクの円　この図の内側の円は，有名な4つの気質体系を示しており，外側の円は，大きな集団の人々の行動の評価および自己評価について，近年の多くの実験結果を示している．ここにはかなりの一致がみられ，内向的－外向的，不安定－安定とここで称される2つの大きな特質から性格のかなりの部分は表されるようである．出典：H. J. Eysenck: Principles and methods of personality description, classification and diagnosis, chapter 3 in *Readings in Extraversion-Introversion. I. Theoretical and Methodological Issues*, Eysenck, H. J. (ed). NewYork: Wiley-Interscience, 1970, p.36.

表4　4つの気質

	強い	弱い
速い	胆汁質	多血質
遅い	憂うつ質	粘着質

ロトニン再取り込み阻害薬とリチウムは、人々を神経症性－安定性の特質を弱める傾向がある、すなわち外向性、内向性にかかわらず、個人の感情の反応の強さを減少させる。[16,17]

妥当性

これらの観察にもかかわらず、内向性と外向性、神経症性と安定性のような特色の妥当性については研究中のままである。これらの特性が脳やゲノム情報と関連している、といった究極的な実証はされていない。しかしながら、さまざまな証拠が一貫してアイゼンクの特質を支持している。ハンス・アイゼンク、レイモンド・キャッテル、J・P・ギルフォードらの測定には理論的、技術的な差異が多く存在するにもかかわらず、三人の研究者はすべて、パーソナリティの二つの特質を明らかにする実証的な結果を得ている。アイゼンクの「神経症性」という言葉はキャッテルの「不安」やギルフォードの「精神的健康」と関連し、アイゼンクの「外向性」という言葉はキャッテルの「外向き」やギルフォードの「社会活動」に相当する。[18]

これらの構造が永続的な特性であると実証する別の証拠は、これらが実際に永続的であると示すことである。実際、ある個人がそれらの測定で一度獲得した点数は、後に獲得する点数を予測する。ポール・コスタとロバート・マクレイは、ギルフォードの特徴において一二年後の再検査との相関が〇・七三であることを示した。そのような高い相関性はこれらの測定の安定性と、その特性構造の永続性を実証するものである。[19]

情動の安定性

近年心理学者は、特性理論、つまり比較的安定した特徴が行動に対し因果的な役割をもち、パーソナリティがその人の内側の要素に依存するのか、社会的学習理論、つまり行動上の傾向を、オペラント条件づけやその人の外側の要素から説明しようとするのか、どちらがうまくパーソナリティを説明できるのか議論を続けている。N・S・エンドラーとD・マグナソンが投げかけた「行動は、状況を通じて一定だろうか、それとも、状況特異的なのだろうか?」[20]という質問も同様である。知能についての生まれと育ちの議論のように、最適解はその両方であると思われる。

環境は、感情表現を引き起こす際に重要な役割をもつが、出生時より特定の反応に対する潜在因子は存在し、これもある程度重要である。この見解を支持するのは、新生児における自律神経反応と行動の違いを示す研究[21]、および、別々に育てられた一卵性双生児の、パーソナリティに対する強い遺伝的要素を示唆する遺伝研究[22,23]によるものである。しかしながら、知能と同様に、ある人生経験の前にあったと思われるものが、その経験によって変化することは絶対にないと仮定することはできない。教育が教養ある人を作るように、経験を通した指導は、気質・特徴に影響されている反応を変える。すべての人において、性質と環境は共に、困難に対する脆弱性と困難な状況を克服する能力に対して、相対的に寄与するものとして評価することができる[24]。

気質に対して、内向性－外向性や神経症性－安定性といった特質が同定されるなどの知見が積み重なっているが、その利点は知能の特性の同定において判明した利点と同一である。この観点（特質）は、個人の理解という果てしない作業の中でも見失われることなく、個人の脆弱性を理解するための力強い概念的枠組みを提供している。多くは説明できるようになったが、発見されるべきことはいまだ多く残っている[25,26]。

要点

個人の知能がそれぞれ異なるのとまったく同じように、人それぞれ情動の気質は異なる。集団の中において個人が知能という特質において異なるように、内向性－外向性や神経症性－安定性といった特質においても異なる。情動の特質において極端な逸脱が見られる人は、知的な特質において（低く）逸脱する人とまったく同じ問題を抱えることになる。人々は知能において、その知的能力と論理思考の迅速さに基づいて分布を形成することを強調したい。したがって人々の出来事に対する感情的反応の特徴に基づいて、これらの特質は患者を区分するのである。すばやい反応で現在に焦点を合わせるのは外向的で、反応が遅く過去や未来に焦点を合わせるのは内向的で、強い反応は不安定で、弱い反応は安定ということである。

したがって、情動的性質の構成（気質）は認知的性質の構成（知能）と同様に重要であり、感情の苦痛や行動の脆弱性の基盤となるものである。ここでの治療は、疾患の治療と対比すると、「壊れた部分」を治すというよりも個人の指導や強化によりその脆弱性からその人を守るという方が当てはまる。次の章ではこれらの気質、気質が助長する感情的反応についてまとめていく。

第12章　感情、ライフイベント、気質の特質、そして治療

前章でわれわれは、情動的気質という特質、特に神経症性－安定性の特質が「不安定」（すなわち「神経症的」）に向かうとき、個人の期待や目的を阻む出来事に直面する場合に、感情的苦痛に対して脆弱になるということを示した。この章では、この概念、すなわち潜在因子、誘発因子、反応という感情の三要素について、ライフイベントによって引き起こされる感情的反応の性質に焦点を当てて詳しく述べることにする。われわれが重要と考えるのは、潜在的な気質と状況的な誘発因子は独立して異なるので、感情的反応を引き起こすことに対してそれぞれいくらかの影響を及ぼすことである。したがって、神経症性の特質において極端な人は、情動的に脆弱ではない人では困らないような困難に直面したときにも、気分の変調、たとえば不安などの反応を起こす。この情報を治療に用いるときには、疾患を治療するときとはまったく異なる問題が生じる。

感情を呼び起こすライフイベント

第11章でわれわれは、気質的な特質と強く関連するいくつかの複雑な例を示した。ライフイベントはさらに複雑かもしれない。なぜならライフイベントは悲哀や負傷といった不幸だけではなく、個人に襲いかかる困難や脅

威としてすぐには明らかにならないほど微妙で象徴的な対立構造なども含むからである。

つまり喪失、敗北、負傷、負担などの特定の状況下では誰しも不安やみじめさといった感情的な反応を起こす。[1] しかし、よりありふれた環境、人の安定した情緒を乱すにはありふれたことでも同じように感情的な反応を示す人たちもいる。この人たちの脆弱性が精神医学的な注目を集めるのは、彼らの環境に対する感情的な反応は非常にすばやく、反応の強さと持続時間がとても不釣り合いだからである。したがって反応自体は「正常」で、その性質や特徴は実に見慣れたものである。その頻度と強さが問題となるのである。

感情状態に対するこの考えは、疾患の概念とは異なる。疾患の概念では、たとえば幻覚や妄想といったとても異常な形をとる精神的事象が主な焦点になるので、人々は脳の一部が壊れていないか、機能的な混乱が起こっていないかとすぐに探すことになる。そのような症状からわれわれは疾患の概念を利用し、臨床的な実体から病因的な働きに至る論理を帰納的に発展させ、異常な症状を説明し、治療や研究を方向づけている。

しかしこの疾患という筋道がうまく当てはまることで、その適応の限界を見過ごすことになってはいけない。患者の困難が、外的な症状の様子ではなく、あるありふれた感情が、質的な異常というよりは量的に、苦痛をもたらすほど過剰であるという臨床的な状況は多い。患者と家族は、患者が他の人よりもしばしば不安になるとか、落ち込むとか、弱気になるとか、自信がないといったことが多いなどと訴える。

こんなときに疾患という筋道は誤解をもたらしうる。典型的で特異的な症状が揃っていて容赦なく悪化していくため、病理的な経過を示唆するときはそれが明らかではないが、問題の多い人間が自然な感情を表出し、それが行きすぎており苦痛だと訴えるときにもっとも明らかになる。どのようにこれらの問題を認識し、病人に対して疾患の概念が役立つような、問題を抱えた人間に対して役立つ説明を作り上げることができるのだろうか。

精神医学ではこの場合、理解の方法を、生物学的決定論から人間行動の意味の理解へと変えるのである。われわれは生命体の言語（疾患、症状、病歴、機序、原因）から主体としての言語（気持ち、意図、評価、反応）に変える。

もし人々が誤った方向に導かれていれば理解しやすい計画で応え、程度が過度の場合はわかりやすい対応で応え、それらはすべて人間の気質や生活環境に由来すると理解する。患者の気質と環境を基礎として、彼らの態度、選択、感情表現をいくらか理解できると考える。治療については治癒、修理、交換といった言葉よりは、説得による指導、明確化と解釈により別の態度を引き出すこと、などが思いつく。

神経症――問題を含んだ言葉

患者が自然の力に対し脆弱な生命体であり、また環境に反応する主体でもあることを理解しない精神医学は完全ではないが、これら両者が臨床の場で混ざってみえても、患者に対する視点の概念的な違いを曖昧にするべきではない、というのがこの本が言いたいことである。この曖昧さの中には精神医学の大きな混乱が存在しており、疾患の寄与するところが個人的な葛藤とごちゃごちゃになっているのだ。「神経症」という言葉はしばしば葛藤に引き起こされた感情的反応として使われるが、もともとは「神経質」とか「神経」といった言葉から来ており、あまり関係がないように見える有機的要素とのつながりを強調している。

実際、「神経症」という言葉は、他の精神医学用語ではほとんど見られないようなたくさんの概念的な問題を引き起こしている。学生の中には神経症は精神病とはまったく別の存在であるが、正常な精神活動とも質的に異なると感じる者がいる。これに対して、神経症を精神障害理論の重要な位置に置く者もいる。この場合、神経症とは正常と重度に異常な精神病状態との分かれ道の軽度の異常状態のことであり、すべての精神障害は共通の病因をもち重症度の違う連続体だということを示唆する。この考えでは、神経症性障害というのは統合失調症や双極性障害状態と正常との境界に現れるという仮定になる。

ＤＳＭ－Ⅲとそれ以降の版では「神経症」という名詞の使用をやめたが、「神経症的」という形容詞を量的に過剰な感情的反応についての簡便な表現として残した。われわれもこのやり方に従い、これらの感情的反応の説明に対する感情の三要素を示すことにする。この枠組みでは、神経症的な感情的反応は統合失調症のような疾患的存在ではなく、事象と意図、あるいは期待と現実との間の葛藤によって引き起こされる個人的な感情表現の傾向なのである。これらの感情的反応の強さと頻度の増大を完全に説明するには、感情的反応を引き起こす潜在因子としての情動の性質について考慮に入れる必要がある。したがって、パーソナリティの性質は潜在因子であり、出来事は誘発因子であり、神経症的な感情の症状は反応であり、すべて臨床的に評価と考慮を行う必要がある。

情動的傾向と結びついた感情の三要素

パーソナリティの概念はしばしば環境も暗に含むものだ。たとえば、「妄想性パーソナリティ」というのは、他の人には誘発因子となることはほとんどない小さな脅威に対して、疑念と迫害感で反応する人を意味する。気質の概念が示すとおり、その人の脆弱さをうかがわせる表出は、脅威のない状況では消えるであろう。

脆弱な個人と緊張の強い環境の組み合わせは、気質という特質の差異という観点から精神障害を推定していくときの中心となるものである。誰もが苦痛を感じる環境——長引く戦闘、自然災害、愛する者の死——というものもあるが、精神科医がそのような一般的な出来事により誘発された患者を見ることはほとんどない。それよりもよく見かける患者では、状況について訴えるものの、実に独特な気質による脆弱性によって、他の人では混乱を来さない環境で感情的な苦痛を受けやすいということが判明する。

たとえば低知能な人は、通常の人が困難なく身につけられる抽象的思考力を必要とされる場面で苦痛を感じる。とても依存的な人は、ほとんどの人にとって喜ばしい関係の終了に際して混乱し希死念慮が高まる。とても神経質な人は、他の上司からみると問題なく能力を発揮する部下に対して怒ったり不満をためる。エルンスト・クレ

潜在因子（気質） ⟷ 誘発因子（出来事） ⟷ 反応（神経症的症状）

図8　感情の3要素

ッチマーはそれぞれの脆弱性から起こる特徴的な反応を「鍵体験」と名づけた。なぜなら、感情的反応を示すときに個人と状況が合わさる様子が鍵と鍵穴の関係に似ているからである。[2]

これらすべての観察結果を理解する最良の方法は、情動的傾向、特に神経症性－安定性の特質において強く、不安定な方向に向かう特質を理解することである。それが感情的反応に対する脆弱性を表しているのだ。感情の三要素である潜在因子、誘発因子、そして反応はわれわれの理解の基本となるものである。パーソナリティに代表されるある種の潜在因子が、生活上の困難や出来事といった誘発因子と直面すると「神経症的な」症状、たとえば不安やうつといった反応を呼び起こし、精神医学的な注意を必要とする（図8）。

不安――例として

この方法を例示するために、不安の感情的な状態について考えることにする。その前に不安は精神障害のいずれにおいても症状として出現しうることを認識しておこう。特に不安は大うつ病で特徴的であり、時に激越をもたらす。遺伝性がありおそらく疾患であろうとされているパニック－不安状態という精神医学的状態において、不安は発作の中心的な特徴となりうることもある。

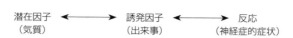

われわれはここで不安症状の現れ方については考慮しないが、脅威や不確かさといった状況下で不安がどれほど一般的な体験であるかということを示すつもりだ。実際、潜在因子、誘発因子、反応の関係は不安に関しては入念に研究されており、神経症性障害の理解に関して一つの古典的な例とされている。[3]

不安は破壊的で不適切な感情というわけでないということは、古典的なヤーキース・ドットソンの法則、すなわち覚醒度と遂行能力には「逆U字型」の関係性が見られることから示されている。この関係が示すのは、どんな課題においてもいくらかの不安の存在が覚醒と注意を伴うことで遂行能力を改善するということだ。しかし不安が増大するにつれ、遂行能力は頂点に達し、その後急速に低下する。課題の困難さがその転換点を決定する。簡単な課題では緊張がかなりのものに達しても不安は技術を改善するが、困難な課題では能力を阻害するのに必要な不安の量はほんの少しでよい。[4]

したがって不安は、ある程度は有用でしばしば誰しもが経験するものである。環境やパーソナリティの特徴によって不安は軽度なことも重度なこともあるが、不安になりやすさが人それぞれ違っていても、恐ろしい状況が長期間襲いかかったときはどんな人でも何もできなくなる可能性がある。強烈で長期間に及ぶ軍事的戦闘の最中は、すべての戦士が最終的には不安で消耗してしまう。[5]

恐怖は特別な目の前の脅威に対する一時的で強烈で集中的な反応であり、不安はより些細で長期間にわたる状況に対する持続的で変化のある感情、と慣例的に区別されている。不安は最初警戒感、緊張感、注意を呼びかけるもの、必ずしも不快ではない刺激として現れてくる。このような出現は興奮の要素も含んでおり、冒険の精神でも見られることがある。そのような感情の放出と除去、たとえば活動における成功は喜びの源となる。[6]

しかし不安が増大すると、感情の不安定さが強くなる。すべての努力が疲労をもたらすようになり、長く続く消耗感をいつも訴えるようになる。緊張、警戒、覚醒は不安、動揺、動転、焦燥、現実感の喪失、離人症といった奇妙な状態、そして精神的・肉体的能率の喪失につながる。不安の自律神経的特徴、たとえば頻脈、胃けいれん、口渇は感情的な不安定にかなりの割合で加わる。多くの不安な人々は「空気が足りない」感覚を広く報告しており、過呼吸につながる。この過呼吸は血液を循環する二酸化炭素を減らし、離人感を強めることがあり、ふらつきや「浮遊する」感覚をもたらすこともある。過呼吸はしばしばテタニーを引き起こす。最終的には重篤な感情的、肉体的苦痛のために体を動かすことができず、絶望した状態になる。

感情的な不安はもっとも悲惨な状態で、適切な解決策は環境や個人によりさまざまである。その状況から立ち去り将来にわたってそれを避けることで、即時に不安を取り除くことができるかもしれない。しかしこれが現実的な解決となることは多くない。たとえば新しい危険にさらされることなく戦闘から走り去ったり、他の業務に影響なく仕事を離れたりすることは不可能である。仕事に対する効果的な教育を行えば、職業上の不安の重症度を下げ、最終的に楽しむという技術で置き換えられる。この現象はどこの教師でも知っているだろう。戦闘時の効果的な統率によって、似たような技術や自信、団結心が不安の強度を下げることができる。これらの状況では、状況を避けるのではなく状況を制御することによって、誘発的な脅威や不安な反応の両方を減らすのである。状況を制御することは不安をうまく管理する方法であるが、脅威となる要素を識別し評価する能力と、それを乗り越える技術を必要とする。これは自分で簡単にできることではない。したがって、われわれのほとんどがさまざまな場面に応じ、人生に現れる困難のいくつかを制御するために他人の助けを得る必要があるということは、驚くことではない。

環境の回避と環境の制御は不安に対する二つの理想的な解決方法である。これらの解決方法が利用できないか行われるべきではない場合、感情そのものを取り扱ういくつかの方法が用いられることがある。これらの二次的な方法は基本的には苦痛体験としての不安を修正するための努力である。アルコールなどの鎮静剤が緊張を減らすことを見つける人もいるが、一時的な救済であり、もし不安が慢性的な場合には鎮静剤の乱用の危険がある。医師の処方する鎮静剤も、医師の監督のもとで、さらに感情的反応を促す状況を改善する他の手段とともに用いられる場合には、一過性の不安状態に対して同様に効果があるだろう。ベンゾジアゼピン系抗不安薬はもっとも効果的である。

また人は不安（あるいは不満、卑小感、敗北感などの特に不快な感じ）を処理するために怒りや攻撃性といった、より活動的な状態で置き換えることがある。これらの変異はしばしば自動的に起こるので、個人が不安と関連しているとまったく気づかないこともある。不安の体験と表出は多くの他の方法を取ることがあるが、それぞれの場合個人、状況、過去の経験、社会文化的な期待などが関与してくる。これらの影響により不安が制御されるかだけではなく、支援を求めて精神科医の前に現れるかどうかも決まってくる。ブルース・ドーレンウェンドとバーバラ・ドーレンウェンドらは、一般人口の多くが精神科患者で報告されたものと程度や種類において区別できない感情的苦痛を有していることを示した。[7] そのような人々は専門家の助けを求めないかもしれない。理由としてはジェローム・フランクの言葉で言えば絶望感に打ちのめされていない、[8] あるいは家族や友人の支援が十分なつながりをもつ社会にいる、あるいは文化的な観点で医師の診察を必要とする問題と認識されていない、[9] などがあるだろう。

要約すると、不安という精神状態を認識することは難しいことではない。患者が期待と環境の間の葛藤から誘発されるものとして表現できることもある。精神療法のように患者と経験を拡張させたり、学校、就職、結婚生活といった誰もが遭遇する状況での患者の感情的反応について本人や家族に表現させることを通じて、これらの葛藤を導き他の情動的傾向を表す気質を、精神科医は同定することができる。不安を引き起こす環境から脅威を取り除き、将来同様な状況に直面したときに同じ反応をしない能力を高めるよう指導することが治療となる。感情的反応そのものに対する症状緩和は、一時的に必要である場合は、心理療法での指導と強化を助ける有用な方法である。

特質の三要素と気質についての他の感情や特性

不安に対するこれまでの詳細な検討は、潜在因子、誘発因子、反応という枠組みが認められる他の精神状態でも繰り返し行うことができる。これらの精神症状のそれぞれを説明するにあたり、われわれは他者の自然な感情に対しそれが強烈である個人の経験を上回るものであっても、理解、共感できるという人間が本来もつ能力を通して主体のもつ脆弱性、特異的な状況、そして感情的反応を一つにつなげることができる。感情の三要素自体は実証的に同定できるが、それらに対して共感的な立場で意味のあるつながりを見出すことで、ふさわしい精神療法と薬物介入を方向づけることができる。

脅威だと感じる環境に直面した内向的な人では、外見上は不安を引っ込めてしばしばアルコールで自己治療を行うことは理解できるし、われわれはよりよい代替策を提供できるだろう。同じように、おおげさで外向的で感情的に不安定な人（演技性と呼ぶ）に対しては、本人がそれに対して無関心を装っている環境が、怒りやうつや自傷行為を誘発するかについて理解することができる。疑心暗鬼で完璧主義で内向的な人間が、変化して不安定に見える状況において、不安や不満、さまざまな煩わしい強迫観念を生じる危険があることは、やはりわれわれが理解し認めることができる。無感情で冒険好きなパーソナリティの人間が共同体の中で構造化されていないと、われわれがよく知るように非行に走る。一方で不安定で攻撃的な人間は、困難な環境では暴力的になるかもしれない。これらは一般的な出来事に対する枠組みであり、これらの要素間のつながりはわれわれの有意義な理解、共感能力により把握でき、指導と方向づけによる治療が、これらの障害に対する治療の基本となる。

感情的反応の理解という方法を適応するにはいくつかの共通の特徴が見られる。一つめは、これらの反応は通常の感情的反応が単に強調されているということである。二つめは患者は通常の人間と比較して、気質の特徴が質的というよりは量的に異なることで区別されることである。われわれは全員感情的反応を起こすが全員が神経症というわけではない。なぜなら出来事に対する感情的反応が極端に強かったり永続するわけではないからである。

三つめには、ある一人の患者の問題について納得できる因果的説明を行うのは複雑でほとんど無理であることだ。究極的には遺伝的な気質の特徴と、過去の経験および現在の生活内容から生じる感情的反応のつながりを認めることであるが、似たような脅威にさらされても同じ症状が起こることがある。四つめには診断も個々のケースに対してそれぞれに行うべきである。患者の強さや脆弱性の評価、感じられた脅威と結果としての反応、患者の身体的状況、そして苦痛となる状況の持続時間などの多様な要素の考慮が、診断に必要とされる。すなわち、診断は多様な要素の相対的影響を考えながらなされないといけないので、単純に一つの診断名に帰着できるという代物ではない。これが「疾患」であれば、そうした特定の診断名への帰着は容易であるが、神経症性障害の場合にはそれぞれの患者固有の問題点を文脈として記述しておくことが必須になる。

五つめに、神経症性障害における予後は二つの理由で単純ではない。パーソナリティ傾向は永続的な気質の脆弱性を与える一方で、感情の状態に影響を与える環境はしばしば予測不能であり、この二つの要素、すなわち理由の総和としての予後は見通しづらい。最後の六つめに、症状が似ていても治療は各患者に合わせて行われる必要がある。二人の人間がうつを訴えていても、一人は依存的でおおげさな高齢の未亡人が健康状態が悪く娘の家から引っ越さなければならず、一方もう一人は完璧主義で疑心暗鬼な若者が、困難な大学生活のために家を離れる。彼らは感情的な訴え（新しい状況への苦痛）を共有しているが、彼らのパーソナリティや状況はまったく異なるので、洞察を得たり環境を変えたり症状を軽減する目標や方法はかなり異なるだろう。

しかし両者を助けるのに共通するのは、誘発因子と気質としてのパーソナリティのもとでの感情（的反応）、それらすべてのつながりを、意味づけをもって把握するためのきっちりとした信念のある努力である。なぜならあらゆる治療は指導と方向づけの形をとり、治療者と患者の間の相互の理解と尊重を基本とし、患者に対しこの時点でどのような目標が可能か（そしてどの順番で取り組むか）についての決断、そして精神療法的関係の過程に向かって患者に指示（すなわち「役割の導入」）をする必要がある。[10-12]

次のような質問は自然に生じるだろう。この患者は急進的な洞察や変化、そして新しいものの受容に対する心構えができているのだろうか。より単純な戦略で現在の状況を改善したり、心の平衡を回復するための薬による援助をしてから気質、環境、反応について急進的に検討するほうがいいのではないか。心理療法の計画や関連する精神薬理学的支援についての議論はこの本の範囲を超えるため割愛する。

要点

この章で示された神経症的状態の説明は、実証的な潜在因子、誘発因子、反応の三要素に対して、それらの間のつながりを共感的に認めることに基づく。このつながりは生物学的な法則の形を取らず、すべての個体に同一の反応を期待するものではない。これらのつながりは強力な予測力はなく、実際予測を目指していない。そうではなく、感情的困難の中にいる人を理解するために、潜在因子、誘発因子、そして反応の間のつながりを断定的でなく、文脈ある意味をもって捉えようとするものである。これらの関係は、複雑で相互作用的で力動的な要素を同定する。精神障害が自然の力だけで生じるのではなく、感情的・行動的苦痛を伴う生活上の困難や失望に対する人の反応能力から生じるという基本に立って、われわれはその重要性を他人に共感する能力から理解した。

患者の気質という潜在因子と外的環境や出来事という誘発因子、そしてその結果としてのこれらの反応は、DSM-ⅢやDSM-Ⅳといった分類的な診断体系には簡単に当てはめられない。単純なラベルをはってしまうよりはいくつかの文脈を意味をもって診断としてまとめるほうが、状況を包含し適切な治療を方向づける。このような定式化、すなわち気質と環境、そして情緒的反応を評価し、それらの要素の相互作用を共感的に理解することで、患者のそのときそのときの内的外的要素のすべてを文脈として捉えた治療方針をもつことができるようになり、将来予測についてもっともよいものを目指すことができるようになるのだ。

これらは特質の観点における基本的な要素である。この分野は将来、遺伝子の関与のあり方や、環境を分析し情緒を誘発する脳の仕組み（機能と構造）についての研究、さらにはここで同定された器質的根拠を通して、成熟した性格を構築するための学習と発展の場所を同定するような研究によって進歩していくだろう。

しかし情報が増えていったとしても、患者の治療は、人、状況、そして反応の間の複雑なつながりを共感し理解する治療者の能力にかかっている。すなわち、患者がどんな人間であり、何に直面し、どのように反応するか、これらの困難がどのように生じるのかを把握することである。知識が増えればよりよい説明ができる可能性は高まるが、この治療が意味するものが変わることはない。

第Ⅳ部　行動の観点の概念

第13章　行動の観点

この観点に属している障害に対しては、精神科医は、多数かつ不均一な人々の集団に対し、彼らがどういう病気を「もっているのか」ではなく、彼らが何を「しているのか」という観点から治療をしていく。アルコール使用障害、物質使用障害、神経性無食欲症、パラフィリア障害といった不適応行動はその当人にとって歪な生活様式となっており、彼らは精神科医に助けを求めたり、より一般的には精神科医の元に連れてこられたりするのである。この章では、不適応的行動を伴う障害とこれらの障害が示す概念上のジレンマについて扱うことにする。

行動というものは、ある行動が他の行動の邪魔にならないかぎり、実質上、注意を引くことがないくらいに生活の基本となっているものである。多くの人にとって、個々の行動の円滑な移行から毎日というものが構成され、かつ、それらの移行は、ほとんど無意識に行われている。典型的な一日は、朝さわやかに眠りから覚めることに始まり、食事で断続的に中断しつつ仕事をしたり学校で学んだりして、その後、夕方には家族で団欒をし、そして夜はまた眠りにつくのである。これらの作業とその連続は実に当然のことであるため、注意を引くようなことはない。

飲食、睡眠、性行為、出産を含む行動は、体感された欲求や選択、状況に応じて現れるのである。これらの行動のうちのいくつかは、それが満たされることで恒常的にコントロールされ一定の枠内にとどまり、またある行動は他の行動に置き換えられる。たとえば、睡眠、飲食、性行為に対する関心は一時的にその表出が減少することもある。

仕事、学業、家事、礼拝、レクリエーションといった社会的役割や価値観、目的と結びついたその他の目的指向性の行動は、生命を維持していくための基本的な行動の連続の中に組み込まれており、かつ、それらは興味や心理的なエネルギーから自然に生じているのである。これらの行動は、とある欲求が強くなったり弱くなったりするというよりも、社会的学習に基づくものであり、時とともに日常生活の習慣となり、より基本的な行動の表出とその連続を形成している。

このように、これらすべての行動は、基本的で「駆り立てられた」（生理心理学では「動機づけられた」）行動と社会的に学習された目的のある行動とで説明できそうである。われわれは睡眠の必要性を認めながらも、仕事や学業上の義務をも認めるのである。社会的学習は生理的行動の表現を形作っている。たとえば、食事をする際のエチケットが文化によって規定され、そして全員がこれを学習し、大人はそれに留意することが期待されている。

どの組織化された社会も基本的に、生理的欲求の必要性を考慮に入れて対応している。行動のうちのいくつかは、完全に自由に行うことができるものではなく、それゆえに、その行為を行うための時間と、結婚のように道徳的拘束力のある制度化された慣例の両方が必要となる。そして、どの社会もこうした行動について絶えずそれが正しく行われているか監督されており、家庭、学校、教会等での活動を通して、秩序ある振る舞いをすることの重要性を若者が学ぶ手助けがなされ、またこの秩序ある振る舞いの中から報酬というものが生み出されるのである。

確かにこれらおのおのの行動は、生理的なものであれ学習されたものであれ、報酬をもたらし、そしてその報酬には、即時的な快楽という報酬、抑圧された欲求からの解放、学習した課題の達成感が含まれる。まったく同じ生理的なものでかつ学習された行動はまた、適切な栄養による健康や、子どもを育てていく上での土台となる親密な性的交渉相手との強い結束といった長期的な報酬をもたらす。これらの報酬は、それぞれの欲求に対する反応と思慮分別や中庸というものが結びついたことによる。そして幸運にもほとんどの場合、幼年期や青年期に監督下での試みと失敗を通して、最終的に責任ある大人というものが出来上がるのである。こうした大人は有害かつ攻撃的な方向に向かうのを避け、また、健康、力強い家族関係、才能をもたらすような機会を築き上げることができる。

日常生活のこうした行動の側面は、生理的欲求と人生経験の相互作用の反映であり、これらは興味深くかつ常に変化しているのであるが、多くの場合あたりまえのことと見なされている。しかし、これらの行動面が精神医学に与える問題を明らかにし、この領域に生じる臨床的問題の本質を理解するために、より明確な定義や説明を次節で示したい。

行動とその二つの「三要素」の定義

「行動」という用語は、目的指向性のあらゆる運動‐知覚系の活動に用いられ、その目的には、生活のための労働や休息のための睡眠のような通常の目的と、自殺、アルコール依存、病的性行動などの病的な目的とがある。多くの生理的行動は、通常のものであれ病的なものであれ、生理的欲求、条件づけ学習、選択という三要素（文化、機会、嗜好によって左右される）から生じるのであるが、これらの三要素は、互いに影響を与えており、他の要素から一要素を分離することは難しい。この章を通じて、生理的欲求、条件、選択という絡み合った影響を、行動の三要素として述べていきたい（図９参照）。これらの三要素がどのように通常の行動に関与しているのか、また、これらが常軌を逸した行動に対し、どのようにして治療の手段を提供するのかということについても説明を行っていく。

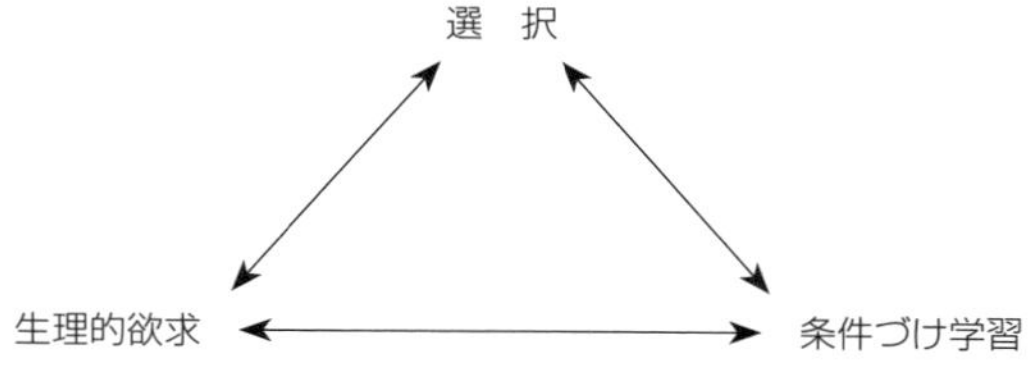

図9　生理的行動の要素

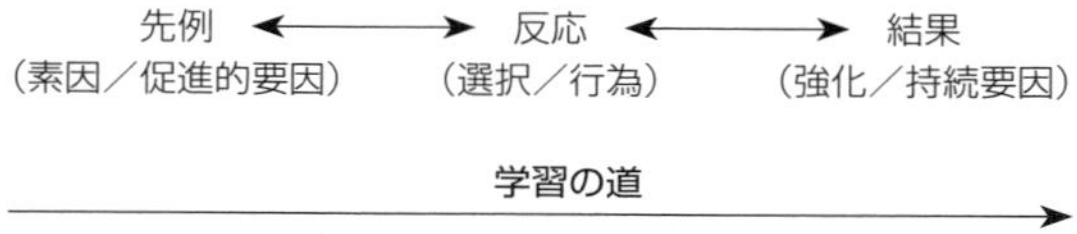

図10　社会的学習の要素

後述のとおり、学習はすべての行動において重要な役割を果たしているのであるが、この三要素は、主に、生理学的に「基本的な飢餓」や「欲求に基づいた行動」もしくは「動機づけられた行動」に適用される。また、これも後にも述べるが、行動のうちのあるものはこうした欲求から生じるのではなく、その人が属している社会的な状況からも生じる。これらの行動は、社会生活上の先例と重要性によって形作られた反応として、時間をかけて現れてくる。「社会的に学習された行動」の三要素を図10に示した。この三要素と、障害と治療の密接な関係は、次章で動機づけられた行動とあわせて説明する。

生理的欲求や学習に関しては後ほど説明するが、その際に、多くの障害においていかに生理的欲求や学習が共に行動を引き起こしているのかについて述べたい。しかしこれらについての説明を行う前に、行動というものが単なる運動系活動とは性質が異なることを認識することは非常に重要である。運動－知覚系の活動が、どのように個別の目的指向性の行動を形作るのかの例として次のものがある。人はさまざまな目的のために手や目や口を動かしているが、摂食行動は、それが食料の消費と結びついているため、他の行動から容易に区別される。最終的に食料の消費に結びつき、かつ摂食行動の概念で括られるすべての行動について考えるときには、食料の入手やその下ごしらえに関連する活動、食料を消費する順序の選択に関する活動、さらにはその文化に特有で、かつ社会的に守るべきエチケットに従った食事相手との会話などをも含めなければならない。すべての運動‐知覚系の活動は、いつもまったく同じであるというわけではないが、何をどのように食べるかという学習に基づいた選択を伴った空腹感に対する反応である。摂食行動（その刺激、傾向、頻度、周期、消費する量、病的な変化）について理解するには、生理的欲求ならびに、個人的、文化的経験を通して学ばれてきた社会が期待する行動規範の両方を考慮しなければならない。

生理的ならびに社会的要素の複雑な相互作用を考慮しなければならないゆえに、行動の観点は、精神医学の他の三つの観点よりも複雑であるように思われるが、その定義は単純である。行動は「何が起こっているのか」で定義されるが、これは人の活動を目的論的な方法で説明しているのである。「何が起きているのか」を理解したとき、特に、すべての観察可能な運動‐知覚系の活動がどの目的に向かっているのかを理解したときに、生理機能、過去の経験、学習、選択を含む要素について探求することができ、そしてこれらの要素は「その活動がどこに向かっているのか」を説明するのである。しかしながら、何が起こっているのかを明らかにしても、観察可能な活動がどの目的に向かっているのかを同定することは容易なことではない。

自然界の例

行動の概念と結びついている物事を同定する上での問題を明らかにするために、自然界で不変に起きている出来事について考えてみたい。カリフォルニア灰色鯨は一年のうちのほとんどをベーリング海峡で暮らしている。毎冬、鯨は北米海岸に沿って何千マイルもバハ・カリフォルニア半島へと旅をする。鯨は早春、カリフォルニアの一部にある暖かい潟で交配し、子どもを産み、また何千マイルも北方の住処へと戻るのである。この旅の間、鯨は数多くの目を見張るような能力と活動を示す。鯨は泳ぎ、潮を噴き、音を出すが、これらは明らかに彼らの驚きを示している。ロサンゼルスに港から一日だけの鯨見物に出る人は、鯨の活動はすべてある目的に向かって究極的に支配されていることには気がつかないであろう。鯨の目的地が固定化され、かつ冬に南下し春に北上することが季節的に繰り返されていることを時間をかけて観察しなければ、これらの行動が支配されていることについてはわからない。

鯨は目的もなく泳いでいるのではなく「移動」しているのである。起こっているのは移動なのである。この動物たちに何が起きて移動行動が引き起こされているのかを理解するためには、カリフォルニア灰色鯨について、もっと学ぶ必要がある。特に、場所や方向について知る感覚（地図とコンパス）や、一過性の気象事項から天候の変化を知る能力、同じ類いの行動に伴う知覚が、鯨のどの生理機能的特徴によるものかを見分けていく必要がある。その後に、その行動、つまり移動についてのより包括的な理解について述べることができるのであり、そしてその移動という行動が、目的へ達するまでの間、鯨の活動を方向づけ、また必要に応じて変化させていくのである。このように、「行動」とはある活動パターンが一定の目的に一致して向かっていることを強調した用語なのである。移動行動を認識するには、まず行動を記述し、その後に分析する（何が生じているのか？　そして、それに引きつづいて何が起こらんとしているのか？　という因果、相互関係を考える）ことが必要となるが、これは、鯨のヒレの反射運動にだけに関心を示すだけではだめで、鯨が何をしているのかについて関心を払わなければ、認識できないのである。

行動は、動物にとって非常に重要で際立った特徴をなしている。多くの自然科学者や心理学者は、さまざまな種のいくつかの現象について観察することにそのキャリアを捧げており、彼らは絶えず変化している地球の生物圏において、いかに行動によって動物が適応しているのかについて、正しく理解しようと努めているのである。

行動というものは、研究においてもっとも興味がそそられる分野のうちの一つであるが、行動が引き起こす現象や、その現象に対する説明は歴史的に科学的論争の種となっており、さらにイデオロギー的、哲学的論争にまで広がっている。前世紀〔一九世紀〕にわたる優れた自然科学の記録の中に、これらの論争とそれらが徐々に解決されていったことを見出すことができる。

行動に関する研究の歴史

チャールズ・ダーウィン（一八〇九―一八八二）

チャールズ・ダーウィンは、動物の生息環境への適応にとって行動が果たしている役割について、最初に注目した近代科学者である。それ以前の多くの自然科学者は、個の生命を維持するため（たとえば飲食行動）か、種の生き残りのため（たとえば生殖および出産行動）かのどちらかのために動物には「本能」が備わっていると考えていた。これらの自然科学者たちは、本能は、動物の機能を維持するため以上の説明を必要としないと思いこんでいた。ダーウィン以前の者は、侮蔑の意味を込めて、「ファイナリスト」（つまり、「なんのために」という問いと、「どのように」という問いを混同している人々）」と呼ばれてきた。彼らは、種の防衛や種の保護という行動のゴールを立証して（あるいは思いこんで）、その機構や原因に関する問いを解決したと信じ込んでいたようだ。

ダーウィンはあらゆる意味においてファイナリストではない。彼は、本能と行動が、自然界の淘汰と進化の影響を受ける構造的・生理学的機構に基礎を置く生物学的な特徴であることを強調した。そして、これらの本能や行動は、種の解剖学的あるいは生理学的特徴といったものに対するのと同様に、研究や詳細かつ構造的な説明の対象に適しているのである。[1]

ジグムント・フロイト（一八五六―一九三九）

ジグムント・フロイトは、とりわけダーウィン説に刺激され、「本能」と、体験された「動機」や「欲動」の背後にある心理学的現象について説明した。このように彼は、情動的かつ揺さぶられるような心理学的経験（飢餓、切望、何かに夢中になっている状態など）に関心を向けることで彼の時代の心理学を進歩させたが、これらの経験とは人がその本能の影響下にあるときに語ったものなのである。通常の心理的生活における、このようなダイナミックに変化する特徴というものは、彼の時代の心理学界の開拓者たちには無視されていた。彼らの興味は、知覚、言語、記憶のような、認知的現象の研究に向いており、これらの現象を生じさせている欲動や動機に向いていなかった。

フロイトは、彼の心理学的研究の初期の段階からこれらの問題について明確に述べており、また、彼の著作の『科学的心理学草稿』に初めて次のように記載している。「（生体）内部の複雑さが増加するのに伴って、神経系は身体的要素からの刺激――内因性刺激――を受けるのであるが、これらの刺激はいずれもが等しく発せられるものである。そして、これらの刺激は体内の細胞から生じ、飢餓、休息、生殖など主要な欲求を生じさせる。生体は、外的刺激を避けるようには内因性刺激から逃れることはできない。［…］ある特定の状況下においてのみこれらは鎮静化するが、それらは外部からも認知できる（たとえば、食欲など）。このような状況を作り出すには［…］努力を要する［…］個体が生命の危機として表現されるような状況におかれるがゆえである」[2]。のちに、『本能とその運命』の中では、フロイトは本能が身体に由来する面を強調し、次のように定義している。「精神と身体の狭間にある概念であり、生体内部から生じ精神に達する刺激を精神的に象徴するものとして、また、精神と身体の関係の結果として、精神の上に表現される要求、というものである」[3]

フロイトの記述の基本的な特徴は、ある特定の「本能的」な情動状態の支配的な影響の下で、個体の環境に対する態度がどのように変わるのかを明確にしようと努めていることである。この影響の下で個体は、かつては無視していた環境に今では注意を払うようになり、さらにますます関心を払うようになる。実際、個の知覚や思考、記憶といったものは、行動に結びつくような形でこうした関心を拾ったものなのである。

フロイトは明白なことを指摘している。たとえば、お腹の空いた人が他の人は見向きもしない食べ物を見つけた場合には、（お腹の空いていない）他の人は無視するであろうその食べ物を何とかして手に入れようとするものである。そして、食事の後の満腹の状態では、他の人が食べたいと思うような料理に見向きもしなくなる。このようにフロイトは、行動は周囲の環境に対する明確な態度を表象していることに気づいたのである。その人の言動から推論することができるこれらの態度は、動機づけられた行動に伴った心理学的な経験を表している。

欲動と態度に関するこれらの概念は、心理学界に論争を巻き起こした。これらの概念は、生体の機構が明らかにされたり、あるいは環境において容易に操作できるような刺激に基づいていたりしているのではなく、個人的体験やそれらに対する解釈にのみ基づいているように見えたのである。フロイトは、最終的には何らかの脳に基づいた生物学的な機構が、変化する欲動や、環境のどのような要素に関心をはらっていくのかという態度がもつ役割を明らかにし、理解されるようになることを予想したのである。しかしながら、彼の時代の神経科学というものが原始的すぎた。フロイトの考えとその精神病理学的説明への発展は、科学がいつかは確認するであろうという希望に基づいていたのである。

ジョン・B・ワトソン（一八七八―一九五八）

フロイトの考えは、生物学的基盤のうちの一つである身体的基盤に欠けていたため、ただちに異議が唱えられた。ジョン・B・ワトソンは率直に物を言う行動主義者であったが、フロイトの考え方は本能の概念に凝りすぎで、行動の目的指向性の形態やその個人的な見解に基づく特徴も含めて行動を説明するのは不要だと主張した。[4,5]

ワトソンは、試行錯誤による学習に近似のプロセスにて、すべての知覚―運動系にかかわる環境因子とつながって引き起こされてきた「強化」が、自発的活動を目的指向性のものに形作っていくと考えた。彼はまた、これらの強化は、フロイトが彼の学説にとって重要とする態度を生むものだとも主張した。ワトソンは、本能というものが行為に対して生まれながらにエネルギーを供給するものであるという考えを受け入れてはいたものの、彼は環境が行動に与える結果こそ、「内的不穏」から起こるとフロイトが称する目的指向性の意図的な行動なのだと主張した。

有機体と環境の間の相互作用を通した学習が重要な役割を果たすというワトソン派の考えは、イワン・パブロフの条件づけ実験の影響を受け、そして、B・F・スキナーによって最終的に明らかにされた「オペラント」行動主義によって支持された。これらの研究者は、行動に先立つ出来事（例として、パブロフの餌を与える前のベル）と自発的な行動の結果として続く出来事（例として、レバーを押した後の痛みを伴う刺激や食物供給）の両方において、強化というものが行動の現れ方を確かに形作ることを示したのである。

パブロフ、ワトソン、スキナーと彼らの弟子たちは、行動に大きく影響を与えるものとして環境が果たす役割を明らかにすることに精力を注いだ。経験からの学習によって、目的指向性の行動の外面のすべてを説明できると彼らは考えた。つまり、「行動がどこに向かっているのか？」という問いに、「あらゆる形式における学習」が起きている、と彼らは答えたのである。

フロイトとワトソンの論争は、現在では行動の二つの絡み合った見方（前者は内因性の機構に基づく「欲動」を提唱し、後者は反応に対する環境からの強化による「学習」を提唱している）のどちらに重きがあるのかを争っているように思われるが、両者ともに意見の相違を解決するための重要な要素を欠いていたため、この論争は数年にわたった。外的な行動を支配する内なる「幻」を作り上げた神話作者ではないと思われるために、フロイト派は生物物理学的な機構を必要とした。行動主義者たちは、態度や欲動がどのようにして自発的な日々のリズムの中で変動していくのか、またはっきりとした外部からの刺激がないのに、どのようにして学習の影響を受ける行動が出現するのか説明する必要があった。[6]

カート・リヒター（一八九四―一九八八）

この膠着状態に、ジョン・ブロベック、エリオット・ステラー、フランク・ビーチといった生理学的心理学者のグループが登場した。彼らはフロイトが想定していたこと、すなわち日常生活上の飲食や性行動といった行動を覚醒し、それらを満足させ、さらにそれらの行動を一日の中に適切に配置するという一連の機構を供給している生理的に組み込まれた機構についての研究を行ったのである。彼らはまた、パブロフ、ワトソン、スキナーが示したように、これらの行動が環境に反応し、そして学習によって形作られることも認めていた。このように、これらの行動を生起させ、究極的に調整を行う生物物理学的なよりどころについて彼らは研究を行ったが、この機構がどのようにして行動に影響を与えるような環境的刺激の影響を受けるのかを解き明かすことも彼らは期待したのである。

この精神生理学を解き明かした例で、もっとも劇的かつ最初と思しき例は、ジョンズ・ホプキンス大学のワトソン研究室で始められたカート・リヒターによるものである。リヒターは観察を行い、欲動が重要であると主張する者と、環境が行動を形作ると主張する者の論争を解決していくような実験結果を出したのである。[7]

リヒターは、一九一九年にジョンズ・ホプキンス大学にやってきて、正式な教育を受けていない若き大学院生としてワトソン研究室に参加した。彼がワトソンに指示を求めると、よい研究をするようにとだけ言われた。目的もなくジョンズ・ホプキンス大学の教室や研究室を数日間うろつきまわった後のとある朝に、リヒターは彼の小部屋の机の上に誰かが（後にある技術者であることを知ったが）ねずみの入った檻を置いて行ったのを見つけた。リヒターはこの小動物と部屋を分け合って過ごすようになったが、最初はほとんど注意を向けることはなかった。

しかし数日後、リヒターはある単純な事実、つまり、時にねずみは活動的で、時にはそうではないことに気づき、次のように自問した。どうしてねずみは時に活動的で、他の時は非活動的なのか？　これらに規則があるのか、あるいはこれらの動物が無秩序に活動したり活動しなかったりしているのか？　もし彼らの活動が無秩序に生じているのではなく、規則に従っているのであれば、この規則はどのような生理学的な機構によって説明できるのであろうか？　ワトソンを含め、誰もこれらの単純な質問に対する答えがわからなかったので、リヒターは研究プログラムを立ち上げ、これは現在に至るまで影響力をもっている。

まず、リヒターはねずみの活動はきわめて規則的な周期で発生しており、かつその活動のほとんどが夜間の暗闇で起きていることを示した。彼はさらに、ねずみがたとえ盲目で、暗闇から光を感じることができなくても、その活動はやはり活動と休憩とが交互に連続して起こる約二四時間の周期で起きていることを示したが、個々によってはこの厳格な時間から外れることもあった。あるねずみは、周期が二四時間よりわずかに短めで、毎日行動が段々に早くなっていった。また、あるねずみは周期が二四時間よりわずかに長く、毎晩活動が徐々に遅れていった。

さらにリヒターは、視床下部前部を傷つけるとねずみの一日の活動リズムが破綻し、実際に、昼夜を問わず無秩序に活動を開始したり中断したりするようになることを示した。ロバート・Y・ムーアは（アービング・ザッカーと同時に）、視交叉上核という小さな部位がねずみなどの哺乳動物の活動と非活動という周日性のリズムを司っていることを示した。[8,9]　この部位は、脳の他の部位と遠心性に結合しているが、目から求心性の入力（網膜視床下部路）を受けている。日光が網膜を経て視交叉上核の出力に影響を与えることで、ねずみの活動はその環境の明暗の周期に適合するよう調整されているのである。

この研究により睡眠・覚醒リズムといったありふれた行動が視交叉上核という体の一部によって制御されているということが明らかになった。この視交叉上核の重要な点は、この体の一部が日光の有無という外部の影響を受けており、またそれがねずみの夜行性の活動に直接関係しているという点にある。網膜に照射した日光が視交

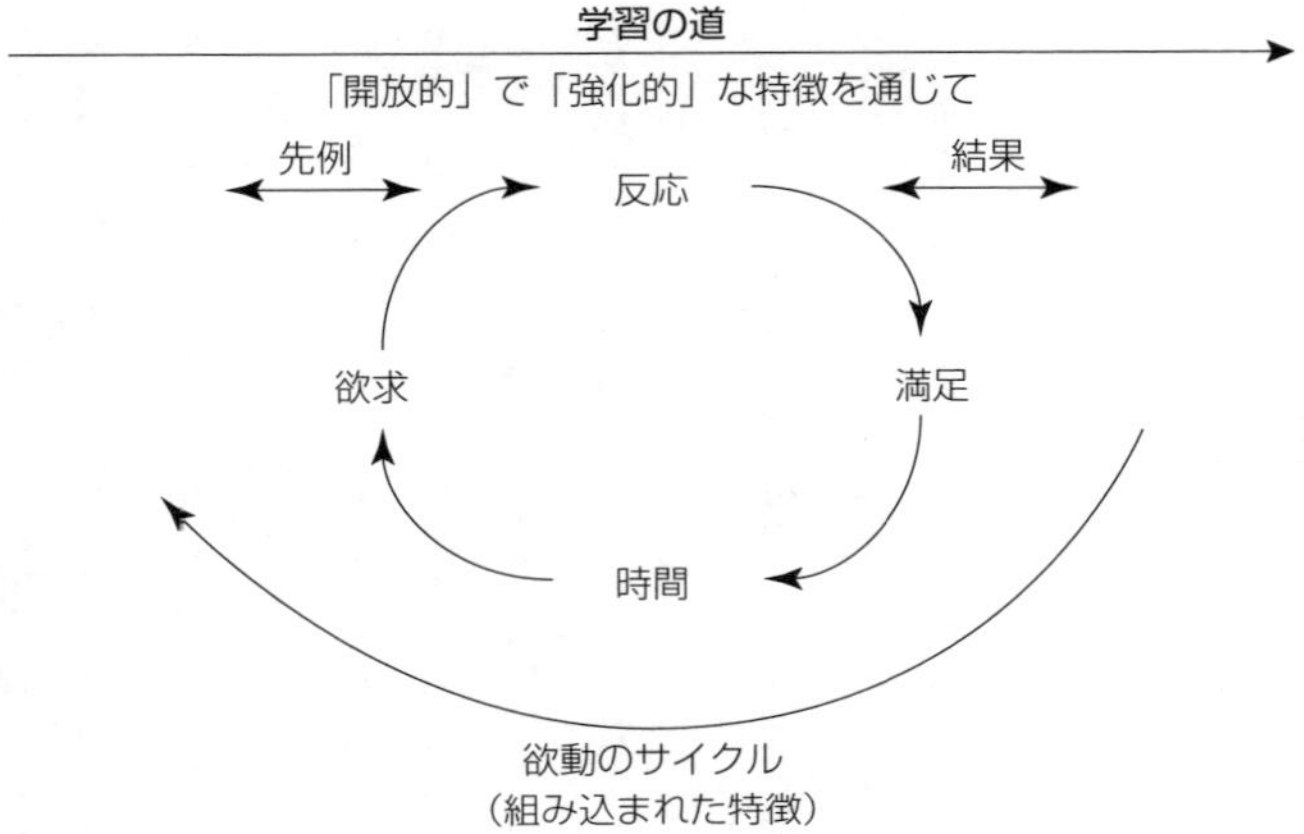

図11　動機づけられた行動の相互に影響を及ぼす構成要素

叉上核をリセットすることで、ねずみは季節による日照時間の変化に応じ夜間に活動することができるのである。

制御された行動パターン——夜行性の活動（生じている出来事）——をリヒターが見分けたことに始まったこの研究は、周囲の環境の影響を受けて、このパターン（行われている行動）を作り出している生理的機構の発見につながったのである。この発見により、フロイト派の主張した内因性の動因とワトソン派の主張した環境の二つが絡み合って適切な行動が形成されることが示された。動因を覚醒させるが、しかし同時に環境の影響を受け、かつ環境と相互作用する生理心理学というものが、本能的行動の二つの側面を説明するのである。

われわれがこの事例を生理心理学から選んだのは、そのメッセージが明快であったからである。その他の行動（飲酒・摂食・睡眠・性行動など）を研究している他の多くの研究室においても、内因性の身体的機構が、いかにして目的指向性の行動を引き起こすのかを明らかにしている。そしてこの目的指向性の活動には、行動の前に環境にあるものや、その行動の結果といったものによって形作られうるのである。[10] これまで行動について矛盾するとみなされていた概念は、今や行動パターンを形成する別々の要素であるとみなされている。すべての動機に基づいた行動に関する研究は、これと似たような類型、すなわち内的要因（動因）が、周囲の環境の影響を受ける（学習）という類型について調べており、これを図11に示した。

精神医学において、このモデルのもつ意味合いの重要性を強調したい。多くの動機のある行動は、二つの絡み合った要素（周期的な内的要因と、学習によって形作られる環境からの外的要因）から成り、行動障害もこれらの二つの要因から生じると考えられる。ある障害は欲動が過剰なことによるものかもしれないし、ある障害は不適応的な学習によるものなのかもしれないし、それら両方によるものであるのかもしれない。生理心理学は、動機づけられた行動の背後にある機構と、これに基づく行動障害についての理解とその合理的な治療法をもたらしうる。

目的指向性の行動——欲動によるものもあれば、学習されたものもある

これまでに論じてきた発見には、動機づけられた行動、あるいは欲動に駆られた行動の臨床的な問題を明らかにする以上のものがある。飲食・睡眠・性行動・母性行動といった生体にとって欠かすことのできないものと密接に結びついた行動が、欲動と学習の両者の組み合わせによって理解されるようになったため、こうした行動が生命そのものの維持になくてはならないものであることもまた明らかとなった。その他、地域社会における人々の日常の行動（職業的活動、余暇、所属する社会における習慣や信条の遵守）に代表される社会的な役割や規則に関係した目的指向性の行動もある。

間接的にではあるが、欲動を満たすための手段をこれらの行動が提供しているという点を除いては、前段落の後半の行動が欲動に基づくものであるとするには無理があるように思われる。行動に先立つもの、反応、そしてその結果の相互作用を通じた社会的学習は、行動を効率のよいものに変える。したがって行動学習の議論には、社会心理学が使われるようになった。精神科医にとっては、いくつかの行動障害は、主に社会的学習に基づいて

いるように思われる。ヒステリー、自殺、非行などは目的指向性の活動であるのでこうした行動障害に含まれるが、これらは内因性の本能的な欲動に基づいていないので、内的要因に動機づけられた行動ではない。次章では、これらの区別や治療との関係について説明したい。

臨床的な関心対象としての行動

特定の行動障害について詳細に言及する前に、われわれは行動を精神医学の領域の一つとして認識することによる二つの一般的な利点について認識すべきである。まず、行動という概念は精神科医にいくつかの疑問に対する答えを提供する。たとえば、同性愛は病気なのか？　答えは否である。それは異性ではなく同性に対して性的欲求の充足を認める個人の行動なのである。ヒステリーとは何か？　それは病気の症状が社会的・心理的な利得を模倣した行動である。精神科医はどのように自殺を試みる患者を治療するのか？　さまざまな臨床場面において、人生に終止符を打とうとする行動が生起する。自殺を試みる患者に対する治療は、その診断による。そして、これらの治療には、絶望感に対する精神療法から双極性障害に対する電気けいれん療法のように幅がある。

行動を生活上のある特定の領域とみなすことの第二の利点は、この領域における障害を、たとえば、手足といった身体の器官に由来する障害から区別することができるということにある。実際、この区別は精神科的な面と神経内科的な面とを区別するのに役立つ。より正確に言えば、神経内科医は四肢の麻痺、歩行障害、腕や足の調節障害や振戦を扱っている。行動、すなわち目的指向性の活動は、筋骨格系の機能に問題がないと思われる障害に対して、精神医学的な治療の対象となる。

行動の病的な面は、たとえばその目的と結びついているのかもしれない。死を目的とする自殺がその典型である。そして、物質使用障害やパラフィリア障害もまた目的を違えた行動として捉えうる。これらの人間の行動の形態を考えると、明らかな疑問が湧いて出てくる。すなわち、どうしてこれらの目的に、つまり自殺の例では自傷や死ということに、どうして患者が夢中になるのか？　欲動が自殺に果たす役割があるのであれば、それは何なのか？　あるいは、学習の果たす役割とは何なのか？　といった疑問である。

目的に至る「手段」が、行動を逸脱させ障害の根本になることがある。これらにはたとえば、危険な睡眠薬の使用、職務怠慢、無断欠勤、弱い者いじめ、露出症等が含まれる。これらの行動からはもっと普通の方法で、睡眠、遊び、性行為といった目的が達成されるにもかかわらず、なぜそのような手段が選ばれるに至ったのかという疑問が出てくる。どのような素因や強化因子がこれらの選択を形作ったのだろうか？　何かの機構の調子が崩れてしまったのであろうか？　このようにして、毎日の昼夜のリズムの刺激から隔絶された全盲の人に、深刻な覚醒と睡眠の変化がありうることを、視交叉上核とつながりの欠落から説明することができる。[11]

ある行動の「結果」が危険で有害なものとみなされることもある。たとえば、喫煙による肺癌、ある種の性行為によるＨＩＶ感染、高脂肪食による冠動脈疾患と肥満などがこれに含まれる。これらは医者がどのようにそれらの危険な行動をやめさせることができるのか、あるいはそれが大変難しいことであるとわかったときには、その結果からどのようにして守ることができるのかという疑問を提起する。

最後に、行動の「誘発因子」により障害を識別することができる。行動はせん妄や躁的興奮によってても駆り立てられるが、渇望と称される精神現象、すなわち持続的で圧倒的な飢えや欲求として意識されるものは、性的なあるいは他の欲求に対する嗜癖や障害に、破壊的なほどの優越を与える。強力な欲動（過剰な欲動）から引き起こされる渇望が、条件的学習と組み合わさり、行動を決定し調節する個人的な能力を遙かに圧倒するのである。[12]制御と選択が障害された行動はいかなるものも、異常として定義でき、それゆえ臨床の対象となるのである。

要　点

この章におけるわれわれの目的は、行動の領域を医学に導入し、この考え方は生きていく上で必要不可欠な要素を扱っていることを示す、さらには、これを説明する科学的概念を呈示することにあった。個別の異常行動についての定義、説明、治療について、特に障害の現れとしての渇望の重要性について、次章以降で詳しく述べる。しかし、行動の観点を導入するに際し強調しておきたいのは、動機づけられた（欲動に駆られた）行動が、（1）欲動を覚醒させ、かつその充足に反応する生体に組み込まれた特定の生理的機構と（2）欲動が引き起こす反応に対して環境が与える影響を通じての学習との組み合わせによって、展開するということである。したがって、動機のある行動の障害は欲動の機構の混乱によっても生じるし、学習された反応パターンを誤った方向に導く不適応的な人生上の経験によっても生じる。そして、合理的な治療は同定された原因に基づくべきなのである。

行動を精神医学の一領域として正しく理解することは、次章以降で取り上げる臨床場面で、いくつもの示唆を与えてくれる。特に、行動を治療していく中で、疾患の治療には見られないいくつもの問題点に出くわす。生活の仕方の方向を別の方向に方向づけすること、つまり転換するということが課題であり、治癒を目的とするものではない。そしてこのことは、信念と態度についてのいくつかの軋轢をもたらす。これらの軋轢はたいていの場合、精神科医と患者の間に起こる。というのも、主な目的が患者の生活の転換について同意を得ることになるからである。しかしながら、他の軋轢が社会的なグループと起こることもあるが、それは人がどのように生きるべきかという道徳的な問題に本質的にかかわってくるからである。

第14章　動機づけられた行動の特徴

行動（人が何をしているか）を評価するとき、精神科医は異常性という問題に再度直面しなければならないが、これは疾患のときと比べてより複雑で扱いにくい問題である。精神科医は、精神科疾患（人が何をもっているか）に関する意見の違いを身体に基づく病理、すなわち、体の壊れている部分を指摘することで解決することができる。しかし、行動が障害され、精神科医が治療が実際に必要であると主張するときは、精神科医は人の生き方を選択する権利を否定していると非難される一方で、他方では反社会的な行動に医学的な理由を盾にして免罪符を与えていると非難されてきた。

この章では生理的欲求、学習、選択の三つの概念に立ち戻り、動機づけられた、あるいは生理的な行動の中から障害というものをどのようにして見分けていくのかを示し、さらにわれわれが知っていることと、今後われわれが何を学んでいかなければならないのか述べていきたい。

動機の定義とその理解

動機のある状態は、空腹、喉の乾きや、性的興奮といった主観的な体験によって同定される。これらの生理的欲求に駆られている状態は情動であり、この情動の領域には他に気分や感情がある。「素因のある状態」とは情動の別の用語で、空腹、喉の乾き、性的興奮といったものに用いられ、これらはある種の態度や行動を助長する。これらは、強力かつ切迫したものであったり、圧倒的で周囲をも巻き込むものであったり、はたまた中位の程度で延期可能なものであったりする。これらの素因は、脳の生理学的機構に基づいているのであるが、この素因が運動感覚活動を目的に向かわせ、これにより行動というものが明らかになる。それゆえ、素因のある「生理的欲求」とは欠乏が惹起するものの中で、とりわけその欠乏に反応するものに対する心理学的な表現なのである。これらの生理的欲求や生理的欲求によって助長された反応は「学習」によって修飾されるのであるが、これらの生理的欲求や反応を引き起こしたり抑えたりする環境への条件づけという形で、これが特に行われる。そして、行動は行為の「選択」という形で現れ、その特性は目的に向かっていく中で時と場合に応じて変化するのである。

行動はその目的如何によって異なりうる。活動を昼夜のリズムに合うように維持する、すなわち一日の時間帯に合わせ行動を強めたり弱めたりするといったように一般的な目的もあれば、攻撃か防御、すなわち闘争か逃走かで表現されるように、より特殊な目的もある。さらには、食事、水分摂取、性行為といったようにより限定された目的もある。

これらの素因によって駆り立てられた目的指向性の行動に適応的な機能があることが、本能について研究していた心理学者によって初めて同定され、その後これが生存に必要な要素であると理解されるに至った。食事をすることや、睡眠をとったり、防御したり、性行為をしたりすることが階層的に関連しており、さらに状況変化や欲求が満たされたりすることでこれらが他に取って代わるため、不適切な動機に支配されて一つの活動を継続したり、あるいは危険な活動に囚われたりすることは稀である。実際、生理的欲求を適切に解放することができないことは、しばしば異常性の特徴である。抑制（飽きること）は、健全に動機づけられた行動において興奮（覚醒）と同様に重要である。実際、興奮と抑制が調和され、かつそれが連続しているということにより、飢餓や喉の乾きといった動機づけられた状態が変化に富むものとなり、またこの状態が持続するのではなく、まとまりのある心理学的な表現となる。

まとめとして、動機のある行動は、それぞれその欲求を周期的に覚醒させる特異的な神経生物学に基づいているのであるが、それらは経験によって修飾され、健康的な形態においては、これは生命を維持し生命を豊かにする活動として表現され、組み込まれ、磨き上げられるのである。動機の三つの側面——心理的経験、表現された行動、生理学——は、生産的な方法で検証することが可能である。

心理的経験

動機づけられた行動と結びついた情動的素因は、精神医学的研究に馴染み深いものである。たとえば、食事の前後で食欲が増減するということを人は経験し述べることができるが、この発言から精神科医は、情動的素因の反復的で持続的な力について知り、また情動的素因がどのようにして経験や成熟による影響を受けるのかについて知ることができる。そして、刺激に対しての感受性を変えたり、満足を得る方法を追究したり、他の活動から興味を逸らしたりすることによって、こうした情動がどのように人を支配していくのかという報告がなされている。その最たる例としては、思春期における性への興味の出現であり、以前はちょっとした興味であったものが性的刺激を喚起し、それに夢中になってしまうのである。成人は性的興奮を、快楽の欲求と緊張を解放する強い衝動であると表現する。両方の側面が同時に出現するのであり、この両者は「快楽原理」や「欲動低減」といった行動の因果関係論に組み込まれている。性に関する圧倒的なまでの心理的経験には、性への興味の出現と性行動への傾向とが含まれており、それらは人を駆り立てうるが、性行為が達成されると性への興味は一時的に減じる。

動機づけられた行動の重要な点に、人によっては持続的な禁欲により、他のすべての関心に取って代わってしまうほど動機づけられた行動が強くなってしまうことがある。特に、空腹や喉の乾きといった生命を維持するための生理的欲求を持続的に妨害すると、通常は食物や水分を探し求める以外の活動を止めてしまう。

目的指向性の動機づけられた行動の基礎を成し、かつ、これを促す情動的素因は非常に重要である。何を食べ、何を飲むかを選ぶのと、シャツにどのネクタイが似合うかを選ぶのとは異なる。人の興味は生理的欲求によってさらに支配され、もっぱらそのことしか考えられなくなったり、夢にそれを見たり、しまいには活動面にそれが反映される。そして素因による圧力は、ますます強くなり抵抗できないものになる。選択する能力は残っているものの、生理的欲求が増すにつれて選択の幅というものはますます狭くなる。

行動そのもの

これら情動的素因の行動表出は、フランク・ビーチやエリオット・ステラーといった生理学的心理学者によって研究されてきた。[1,2] これらの研究は、活動を飲食や性行為といった行動を、準備的な活動と最終的な行動の表出とに区別した。食物を探したり、パートナーを見つけたりするといった準備的な活動を「欲求行動」、食物摂取や性行為のような最終的な表出を「完了行動」と呼ぶ。欲求行動はさまざまな条件下において表出されるので、一つの目的指向性の行動の中にも多彩なバリエーションがある。それに対し、摂食や性行為それ自体は種に特異的なものであるため、完了行動は画一的で、単純である。

生理的欲求の行動表出は、その欲求段階においては特に、学習による修飾を常に受けている。現在の環境や行動の表出に関連した過去の経験は、現在そして将来の行動を形作る。たとえば、食事を準備している間にも食物の存在自体が食欲を増強するし、人によってはその料理を作る人に対しての興味やその人の技術への関心を引き起こす。

今日、心理学における興味深い研究領域の一つに、満足感をもたらす完了行動というものが、どのようにして長期増強効果をもたらし、その後の行動表出を維持し、その行動を他に優先させるのかについての研究がある。生理的欲求の表出の完了には、生理的欲求の速やかであるが一時的な減弱や満足という側面と、それと同時に次の機会の到来時にその行動を行うことに対する関心の高まりという側面の二つの側面がある。[3]行動の表出により、その行動が増強されるという点は、フロイトなどの心理学者には見過ごされてきた。彼らはすべての行動の表出は、生理的欲求の開放とその減弱によって行われると考え、行動を抑制することは生理的欲求を塞き止めることにつながり、最終的にはその生理的欲求の表出につながるとして、行動を抑制しないよう推奨していた。しかし、今日われわれは生理的欲求の表出は時の経過とともに実際に生理的欲求を増強させ、制御が困難な事態にもなりうることを知っている。

これらの観察は、行動変化の（パブロフの）古典的あるいは（スキナーの）オペラント条件づけ学習による説明を敷衍している。彼らは人間社会において文化様式が果たす役割について言及しており、人間社会においては、ある行動への欲動と文化によって促されたその行動の表出の相互作用がある行動を促したり、あるいは抑制したりする。たとえば、リチャード・サイプスという文化人類学者は、好戦的な社会と平和な社会における攻撃性を総じて比較することによって、フロイトの欲動減少のモデルに挑んだ。彼は、もし戦争が攻撃的な欲動を解放するのであれば、攻撃的なスポーツ、身体の切断、社会的逸脱者に対する残酷な処遇といった他の攻撃的な表出は、戦争状態にある部族で減弱し、平和を好む部族では増強するであろうと仮定したが、実際にはその逆であった。戦争は、攻撃的なありとあらゆる行動を減らすというよりも総じて増やしており、このことは攻撃的な反応というものが総じて攻撃的な行動を増やすということを暗に示している。[4]

言い換えると、摂食、攻撃、性行動といった動機づけられた行動の表出は、その時点での生理的欲求を満たすこと以上の意味がある。それは行動そのものに対する感受性や、その行動表出の場に対する感受性を高め、その行動に対する興味を持続させ、その行動を反復させ、さらには他の形態においてもそれを表出させようとする。

このようにして生理的欲求が満たされたという経験は生理的欲求の力を強め、また、次の表出のときの選択肢を形作る。正常なものであれ異常なものであれ、行動は内因性の生理的欲求と経験による導きの相互作用の中で表出の力を得て、そのパターンを作っていく。われわれは、自分たちが演じたようになっていく傾向がある。

　これは明らかに驚くべきことであり、社会政策上よく考えなければならない点でもある。たとえば、売春やポルノに関してしばしば聞かれる擁護論として、これらは内的な性的欲求を解消して、これらがなければ出てくるであろう不適切な行動を防いでおり、他の状況での適切な行動を促しているというものがある。しかし、性的欲求を満たすこれらの手段は人格を荒廃させ、社会的なつながりを傷つけ、またある個人においては性的倒錯を引き起こしうる欲求を作っていく。

　満足が行動にさらに力を与えるということを認識することで、「性的嗜癖」などの概念が出てきた。より厳密に見ていくと、「性的な制御ができないこと」と表現する方が問題をより適切に描写している。ある種の男性では、他の人と比較して性的欲求が強くなっているという証拠がないのに、過去の経験から、たとえば同僚に対する性的嫌がらせのように、不適切な人々に対して、あるいは不適切な場所での性的な興味が増強する。

　しかし、これらの問題に単純化できるような原理はない。これらの強力な動機づけの背景にある素因というものが、どのようにして興味を引き立て、行動を促していくのかを理解することができるようになるにつれ、人は、行動の表出が幾分かは自らの意思によるのであり、それゆえに、行動の表出が、自分の意図や向上心、約束といったものの影響を受けていることを理解するようになる。自分の行動に人は責任をもつことが期待されている。

　動機に関する素因は差し迫ったもので、駆り立てるものでもありうるが、相容れない活動を選んだり、生理的欲求に基づく行動を意識的に避けたりすることで一時的に停止されることもある。このような回避は、人間の価値観、文化や解釈と結びついている（聖職者の禁欲、贖罪の日〔ユダヤ教〕、受難節〔キリスト教〕、ラマダーン〔イスラム教〕といった宗教的断食、政治犯の餓死による自殺などである）。動機づけられた行動は、その内容や過去の経験、文化的な意味合いの影響を受けて、多くの理由により拡大したり縮小したりするのであるが、膝蓋腱反射のように抑えきれないものではない。行動の表出を形作っていく選択の場としては、次のようなものがある。食事のエチケットというものは学習され、たとえお腹が空いていたとしてもそれに従う。性的興味は、他人の生活を邪魔することがないように控えられることもあるし、母親は新生児の世話をするために睡眠を犠牲にする。

動機づけられた行動の表出というものが自動的なものでもないし、あらかじめ決められているものでもないという事実が、われわれに深い含蓄を与えている。持続的な衝動、行動表出による増強、習慣の力にもかかわらず、学習、熟考、選択の余地がある。成熟、指導、他の人の例、試行錯誤を通じて、ほとんどの人は自分の行動を制御する方法を学び、節度がありかつ満足のいく生活を送る。これらの発達過程で失敗した人々が、しばしば精神科を訪れることになるのだが、これについては後述する。

基礎になる生理学

飲食、睡眠、性行為といった動機づけられた行動には、それを覚醒したり、満たしたりする生理学的機構が備わっている。生理的欲求というものは、遺伝子、分子、受容体、神経細胞、そして神経解剖学といった生物学の要素に依存している。脳の辺縁視床下部系が、動機づけられた行動の背景にある神経伝達の増強と抑制を統合する重要な部位である。

先の章で、視交叉上核を含む視床下部系が活動リズムを制御し、そしてこの系が周囲の環境からの光刺激の影響を受けているということについて、リヒター、ムーア、ザッカーらがどのようにしてこれを明らかにしたのかを示した。同じような生理学的研究が、身体的機構がどのようにして他の生理的欲求を制御しているかを明らかにしている。飢餓や喉の乾きなどのほとんどの生理的欲求の研究では、「末梢」の機構（つまり、内臓、ホルモン放出と受容、そして自律神経系といった体の働き）と「中枢」の機構（つまり、周辺の機構と、神経系と神経伝達物質からなる脳の働き）の統合された役割について見分けてきた。

たとえば、ポール・マクヒュー、ティモシー・モーラン、ポール・ロビンソン、ギャリー・シュワルツ[5-10]は一連の研究の中で、食物摂取を制御する際のコレシストキニンというペプチドホルモンと胃の拡張を関連づけた。彼らはこのホルモンは栄養素が小腸に入ると放出され、幽門筋と迷走神経の受容体に結合することを示した。幽門を収縮させることで、このホルモンは食物の胃での吸収を遅らせ、満腹感を強め、それを持続させる。そして、迷走神経の受容体は胃の伸張受容体からの求心性のシグナルを脳に送る。このホルモンによって引き起こされた生理学的効果を通して、食べ物が摂取されると満腹感が徐々に起こるのである。

この研究についてより詳細に述べることは本章の目的ではない。しかしこの研究は、行動により引き起こされた刺激（この例では、摂食によって徐々にではあるが、胃が膨らむということ）が、どのようにして生理学的に統合され、行動を制御された目的（この例では、空腹を満腹感に変わるということ）に向かわせるのかを示した好例である。

動機づけられた行動を制御する末梢のシグナルは、最終的に辺縁視床下部系に到達するのであるが、そこでは到達した末梢シグナルが統合され、他のシグナルの影響を受ける。この部位は、行動の覚醒と表出がもたらす快感に関して重要な役割を担っている。特に辺縁ドーパミン系は、食物摂取や性行動といった完了行動の多くに関連している増強された快楽という感覚をもたらす。

体からの刺激が最初に到達する中脳と側坐核を含む前脳部をつなぎ、神経伝達物質のドーパミンを放出する中脳辺縁ドーパミン系は、一般に動機を強化する機構を作り上げることができる。[11] さらに、中脳でオピエート受容体が豊富なことが明らかになっており、これは中脳辺縁ドーパミン系への末梢からのシグナルを増強しうる。この受容体の領域は、内因性オピエートが末梢の刺激を統合し、報酬という特色を付け加える手段を提供している。

これらの基礎的な神経科学の発見を手短に示したその目的は、体に組み込まれたものが生理的欲求を引き起こし、維持し、抑圧することができることを示すためである。そして、これは正常な動機についての生物学的な基盤を説明しているだけではなく、病的な不具合を維持させ、動機の制御に影響を与える要素でもあることを指し示している。

動機づけられた行動と結びついた異常の特徴

この章の最初に述べたように、ある行動を異常と定義する基準を選ぶのは、社会的な期待や価値観のために悩ましい問題である。人は「壊れた部分」が疾患であることを示すような、客観的な証拠を期待するかもしれない。しかし、躁状態が酩酊状態や性的逸脱を誘発するように、ある種の行動は疾患によって刺激されることもある。そしてこれらの行動が、障害されたものであると主張されることが滅多にないのは、これらの行動が明らかに基礎のある疾患の症状であり、その治療によりこれが消退するからである。しかしながら、これらの例は説明と治療を必要とする行動の問題のごくわずかな部分を占めているにすぎない。より一般的なのは、明らかな疾患や障害をもたない人の行動の問題である。これらの行動は、どういった行動を異常とすべきなのか、あるいはどういった行動が精神医学的な評価と治療を必要とするのか、といった問題を提起している。

時として、その答えは明確である。自傷行為や自殺が、その行動のもたらす悲惨な結果に基づいて障害された行動と見なされるように、アルコール摂取もそれによって体を壊したり社会的荒廃に至ったりするならば、障害された行動と見なされるべきである。しかしながら、この異常についての簡便な定義には二つの問題がある。まず、第一にこの定義は、異常の証拠として行動を直接に取り扱っているのではなく、その結果にのみ異常性を見ている。第二の問題は、しばしば喫煙者が主張しているように、「一体、誰の人生であるのか」ということである。

不十分ではあるが、論理的に一貫した行動の異常についての別の定義は、行動の社会的特性に基づいている。

行動は社会における活動を必然的に伴っているわけであるから、その社会的慣習を守る必要がある。慣習による制約に自らの行動を従わせることのできない人は、おそらく医師などから何かしらの制御が必要とされる人間であるとみなされる。そして、この問題は法律に示され、そこでは公共の場での酩酊等のような行動が特定され、これに制約を加えている。しかし、そのような規則を一般化することには多くの困難がある。異常性を法的に定義することは人にレッテルを貼ることになりうるし、現状を変えようとする政治的活動者を精神障害者として入院させることにもなりうるからである。

臨床的な問題としての異常に関するよりよい定義は、問題となっている個人、あるいはその人の行動に困っている周りの人の判断による。これは実用的な基準でもあるが、この基準は、誰が何について困っているのか、どの程度であれば我慢ができるものなのか、その困っていることがいつ臨床的な問題になるのかといったように、困っていることに関する問題にとらわれがちになる。たとえば、二日酔いがあれば、前日の飲酒が常軌を逸したものであるとするのに十分であろうか？　医師が行動そのものについて研究して、行動の表出の一部がどのように制御不能になり、他の生活要素を妨げていくのか理解するようになって、行動異常の定義のジレンマについての解決策が出てくるようになった。アルコールについての詳細な研究が、最初にこれらの概念のもとになった。これらの観察と結論は、行動に関する疫学のよいモデルであるし、他の動機づけられた行動の障害に対するアプローチの仕方を示しているため、これについてまず述べたい。

アルコール摂取は、米国の成人においてとてもありふれたことなので、飲酒そのものが異常とか危険なものであるとみなされることはないが、常軌を逸したものではないとも言い切れない。最近の疫学調査によると六五―七〇パーセントの米国の成人が一年間に、そして三〇―三五パーセントが一週間のうちに飲酒経験があり、四―六パーセントが一週間に少なくとも一回は、五杯以上飲酒するという。[12] これらの資料からは、アルコール摂取による問題がどの時点で出てくるのかということや、対象となる人のうちの誰がアルコール使用障害であるのかということはわからない。ある基準に基づいてアルコール摂取量を測ったり、肝硬変などの身体障害を指摘したりして、アルコール摂取の形態を区別することは、確かにアルコール使用によって起こる問題や危険性についてのある種の洞察をもたらすが、これによって異常な飲酒そのものを同定することはできない。

アルコール使用障害は単一の状態ではなく、問題飲酒をもつさまざまな個人の問題であるという概念が、一九七〇年代にロンドンの精神医学研究所においてグリフィス・エドワードとその同僚らによって提唱された。[13] 米国の大規模な調査では、問題飲酒のある人の数は総人口の約七・四パーセント（一四〇〇万人）であった。彼らは二つの集団からなり、その行動障害が異なっており、必要とされる治療も異なっている。問題飲酒者の約三分の一がアルコール使用障害である。これは長期にわたる過度の摂取の結果生じたアルコールに対する身体依存による抗い難い常同的な行動である。アルコール使用障害の患者は、支配的で他を圧倒するような動機づけを示す。彼らはアルコールが切れるとアルコール摂取することで頭がいっぱいになり、アルコールを安定して摂取できるようにし、それが彼らの仕事と化してしまうのである。アルコールが摂取できないと、彼らは速やかに振戦、吐き気、時にはせん妄といった身体依存の症状を示す。薬理学的に身体的にも社会的にも害があるにもかかわらず、アルコール摂取が彼らの生活を支配してしまう。アルコール使用障害の人たちとは、アルコールへの渇望によって突き動かされ、それによって支配されているアルコール常用者のことである。

残る三分の二の人たちは、アルコールへの身体依存はないが、量の如何にかかわらずアルコールを不適切に用いる習慣の人たちである。アルコール乱用と呼ばれる彼らの状態には、飲酒による害を無視して、不安を和らげ多幸的にし、脱抑制をもたらすものとしてアルコールをほしいままに使用している人たちが含まれる。たとえば、彼らは運転や仕事、あるいは家事を行っている際に飲酒する。彼らのアルコール摂取は、彼らの分析力や感情を制御する力を損ね、それにより事故や家庭不和や暴力に至る。[14] 社会的・対人的な問題が繰り返されているにもかかわらず、彼らはこれらの問題においてアルコールが果たしている役割について過小評価し、不適切な飲酒を控えたり辞めようとしたりすることは、ほとんどないかまったくない。彼らは身体依存を起こしていないので、不快な「二日酔い」以外の他の身体症状は通常は示さない。

アルコール乱用とは、個人の素因とエタノールのもたらす心理的な報酬効果によって引き起こされ維持される習慣である。耽溺的な渇望ではなく、社会的・心理的なさまざまな要素がこの習慣を維持している。自己中心的な未熟さと、彼らと同じように飲酒する仲間を好む傾向が、アルコール乱用の患者にしばしば見受けられる。

アルコールを飲むすべての人々の中で、アルコール使用障害における嗜癖状態、アルコール乱用における耽溺の習慣という二つの行動は、はっきりと区別される。アルコール使用障害におけるアルコール摂取と結びついた数多くの身体的・社会的な害は、これらの症状から生じており、これらが逸脱というものの定義を構成しているというよりも、逸脱したアルコール摂取の結果であると考えられている。身体依存に治療が必要、あるいは、習慣の制御に治療が必要であるという患者自身の感覚は、これらの行動の差から生じている。

これらのアルコール使用とその障害についての疫学的な観察を提示したのは、この観察自体が重要であるためでもあるが、摂食、性行動、睡眠といった他の動機づけられた行動の逸脱を、どのようにして見出していくのかといったモデルになるからである。逸脱は、過度で抗うことのできないほどの生理的欲求の表出（依存）と、誰しも備わっている能力というものを適切に行使できないこと（乱用）から理解することが可能である。他の行動の現象学、表出、生理学について、今後見ていく中で、依存や乱用という同様な形態があることを示していきたい。

心理的経験

依存の問題があることのもっとも説得力のある基準というものは、その人の素因に基づく感情表出の中にある。習慣的かつ主観的な生理的欲求の体験が依存に変化する際には、「渇望」という体験がある。[15] この渇望は、比較的良性なものもある。たとえば、妊娠中の女性が変わった食べ物を欲すること、すなわち塩味や酸味などのように、その栄養素のためでなく他の目的のために欲し、そのことに抵抗し難くなることは、しつこいが不便以上のものではない。よりやっかいな、そして非常に危険なのは性的渇望であり、小児性愛やサド的行為などのある種の性的活動は、それがその人の思考や計画の唯一の目的となり、パートナーへの愛情や貞操などを含む性的表現についての考えを圧倒してしまう。

そのさまざまな表出の中で持続的な渇望により、その行動に対する個人がもつ情動的な関心が行動への感情的興味を豊かにし、さらにはそれを制御している生物学的、心理学的、社会的要素からなる調和から離れてしまう。渇望のために性的活動は儀式化し常同的になる。患者の固定した渇望と性的欲求の間違った方向性を描写するのに、「性的倒錯」という言葉は最適である。そこでは他人に対する愛情の気持ちや愛している人がかけがえのない人であるという気持ちから遠ざかって、ある種の消費が唯一の目的となり、欲求の対象となる人間というものは、その目的を達成する手段として等しく代替可能なものといったような、自己満足的で固定化した渇望に向いてしまっている。

渇望は他の動機づけられた状態よりも強力で制御するのが難しいというだけではなく、ヤスパースが指摘したように、しばしば強制して何かをさせられるような感覚があるので自我異和的であると経験される。その行動表出は、単なる消耗でしかないため、それは長く続く充足感を生み出すことはないし、その持続的な心理的抑圧からも解放されない。実際、渇望を経験した人たちは、普通の生理的欲求とは明らかに異なる渇望の強迫的な性質とその強さについて述べている。患者は渇望に苦しめられ、またそれに圧倒されるので、自分自身が異常なのであると述べる。[16] それゆえに、渇望は、動機づけられた行動における異常な依存症候群のもっとも絶対的な根拠であるし、医学的介入を行う際のもっとも重要な根拠でもある。渇望は、性的倒錯、過食症の無茶食い、アルコール、物質使用障害を引き起こす。それに引き換え乱用は、依存症とは異なり、渇望の表出として生じているのではなく、結果を顧みずに危険を求めたり、何かにのめりこんだりする態度から生じている。男子学生社交クラブでの売春婦との性的冒険や酒の無茶飲みは、いくつかの機会、無反省な特徴という未熟さ、儀式と呼ばれる仲間のプレッシャーなどの組み合わせにより、しばしば生じる。

これらの行動表出は、時として持続的な依存に至るものの、ほとんどの場合はそうならない。他人の助言や恥ずべき結果についての反省、そして乱用による危険によって、ほとんどの成人はこれらの生理的欲求を維持する生活態度や仲間を捨て去る。しかし、これらの行動を良性の通過儀礼とする見解は不当である。これらの行動を否定することは、実際に理にかなっており納得できるものであると考えるが、たとえその倫理的・法的側面を取り除いたとしても、これらの行動を否定する医学的・精神医学的な理由がある。というのも、性行為による感染や、酩酊による事故といったように、その危険を犯す人の健康を害する危険性があるのみならず、これらのありふれた散発的な乱用行動が、のちに精神医学的治療を必要とする粗野な習慣となる場合もあるからである。

行動そのもの

正常な動機づけられた行動では、完了行動は、その活動に対して興味を示さない時期の後に起こるが、異常行動のうち依存状態においては、この飽きるという特徴が省略されたりまったく見られなかったりすることすらある。このことが、逸脱の説得力のあるもう一つの指標である。

飽きが来ないというのは、特にコカイン嗜癖で顕著である。コカインの渇望に支配された嗜癖者は、注射した直後に再使用の欲求に支配される。コカインを準備し摂取してはまた準備するという一連の行動は、コカインの蓄えがなくなるかお金が底をつくまで続く。

飽きが来ないことの他の例としては、神経性過食症のやけ食いと嘔吐の繰り返しがある。これらの患者は、大量の食物を食べた後に嘔吐する。一日中それを続け、家計を逼迫するほどの食費に追われる場合もある。この活動は、パブロフが示した「偽餌法」に似ている。犬に、食べた物が胃に入らずに外に出てくるような食道瘻を作ると、その犬は休むことなく飲み食いする。自己誘発性嘔吐を行う神経性過食症の患者は、これらの実験動物と同じく、胃を空っぽにして内臓からの満腹であるという信号が送られるのを避けることで、食べつづけているのである。

「露出症」という性的倒錯は、求愛儀式の乱用あるいは逸脱として解釈される学習された行動であり、その個人にとって、かなり危険であるにもかかわらずその行動が行われる。おそらく性的に満たされるという特徴がないために、露出行為は多くの被害者に対して繰り返され、その治療が非常に困難なものになる。

これまで述べてきた依存や乱用に基づいた行動とは異なり、売春は商業目的のある性的活動である。明らかに売春をしている人の性的活動は、性欲や飽くことのない性行為への渇望によるものではない。そして実際に、売春行為は駆り立てられたものではまったくなく、他の人を真似たり、経済的な理由からなされたりする学習された行動である。性を市場として売春を誘発させ商いとして組織化することは、女性の搾取である。売春による害は、通常よく言われる性病の蔓延以上のものがあり、人間を消費財とみなすいかなる社会も混乱し秩序を欠いた状態にある。

基礎になる生理学

動機づけられた行動の異常は、生理的欲求を覚醒させ、条件づけ学習を通じて生理的欲求の表出を形作る正常な生理学的機構の破綻に依拠している。そしてこれらの特徴を明らかにすることが、薬物嗜癖の研究の主たる関心であり、これにより、正常な行動と異常な行動を理解する際のいくつかの特筆すべき神経生物学的特徴が明らかになった。

脳におけるオピエート受容体の発見については先に述べた[17,18]。この受容体は、正常に機能すると身体的刺激の行動に対する効果に影響を与える。この受容体の発見は、さまざまな活動において役割を果たしている内因性「オピエート」の同定につながり、この発見は精神薬理学の新しい領域を開拓した。とりわけ阿片（オピウム）という植物からできるものがどうして依存症候群を引き起こすのかという疑問に筋が通った。外因性の植物由来のオピエートは、通常は内因性のオピエートに反応する脳の受容体を刺激し、この人為的な刺激により受容体の数や感受性が変化することで、外因性のオピエートの補給という異常な渇望が出てくる。快楽による強化の責任部位であり、辺縁中脳部位と辺縁皮質部位を結びつけている中脳辺縁ドーパミン系は、コカイン依存にもっとも重要な部位と考えられている。コカインはこの系のシナプスにおいて、ドーパミンの再取り込みを抑制し強力な強化作用をもたらす[19]。トーマス・シュラッファーらは、辺縁ドーパミン系の主な投射部位である側坐核がコカインによって活性化されることを示した[20]。

さらに、多くの薬物乱用行動は、不安を緩和し精神的にリラックスさせ緊張のない状態にする薬理的作用によって条件づけされた反応となる。これらの効果に関する神経生理は、長期的な計画や物事の関係性を理解する機能をもつ前頭葉を薬理的に抑制することに基づいている。

薬物の摂取、性体験、ダイエットといった完了行動を早期に体験したあとは、学習に関係した他の脳部位が逸脱した行動の維持に関わっていることは疑いない。行動の条件づけの脳機構は何であるのか、完了行動が脳に及ぼす長期的な効果は何であるのか、といったことがまさに現在の神経科学の主要な仕事となっている。これらの機構を認識することで、嗜癖を引き起こす薬物がどのように働くのか、また早期の経験がどのようにして後の動機づけられた行動の表出に対して強力な影響を与えるのかについてのわれわれの理解は高まるだろう。そしてわれわれは、神経科学の領域においてこれらが解明されることを待ち望んでいる。

要　点

正常な行動を、特に依存や乱用といった形態を取る異常な表出と正常な行動を区別することで、動機づけられた行動が障害となりうることを示した。依存においては、非常に強い生理的欲求が他への興味を遮り、患者を圧倒する。乱用においては、患者はその報酬のために習慣や学習された行動に耽溺してしまう。われわれの目的は、渇望、習慣的反復、生理学的強化といった行動が逸脱していることの特徴を定義することであった。次の二章で、行動障害の起こりとその治療について述べていきたい。

第15章　行動障害の原因

行動障害がある者は、彼らがもっているものではなく、彼らが行っていることに基づいて患者と見なされる。精神科医にとって、この障害を「説明」することは難しい。どのようにして、これらの問題行動が生じたのか？　何が、彼らの行動を無秩序なものにしているのか？　そしてなぜ、この患者はこういった行動を取るのか？　これらの異常な行動、たとえば空腹感の異常、性の異常、アルコール摂取の異常といった異常を、動機づけシステムとの関係で考察することによって、前章ではこれらの問いに対しいくらかの答えを出そうと試みた。われわれはまた、心理的体験や行動自体のレベルでこれらの異常がどのように捉えられているのかを示そうと試み、そして、動機づけられた生理的欲求の基盤となる生理が何らかの形で正しく方向づけられていないことに起因することを指摘した。

前章で示そうとしたのは、それ以前の章と同じく、選択、生理的欲求、学習の三要素が、行動の正常な表現形式を説明するのと同様に、異常な表現形式をも説明するということである。さらに、行動そのものをより詳細に検討すれば、生理的欲求が過剰であること（依存）、あるいはその行動によって得られる快楽に溺れることを学習しそれが習慣化すること（乱用）、はたまたこの二つの要素の両方の要因によって（これがもっとも多い）、大半の行動異常が特徴づけられることを示した。この章では、ある種の行動はどういった心理学的目的、つまり心理学的機能に支配されているのか、そしてこれらの心理学的目的が、時にそれが危険や損害を伴う場合においても、どのようにしてこれらの行動を維持するのかについて考察し、さらに逸脱した行動をもたらすいくつかの原因となる機構についてより詳細に見ていきたい。

まず、これらの行動障害が、明らかに何らかの疾患症状である場合から若干の考察を始めたい。こういった例は少ないが、その現れ方はしばしば劇的である。というのも、原因疾患によって衝動の制御が何らかの形で破壊されたか、あるいは患者が管理できないほどに生理的欲求が増強されているからである。脳病変、染色体異常、遺伝子の変異といったものは、すべからく印象的な臨床症候群を生み出す。そこでは、駆り立てられた行動が症状の中心となり、動機づけシステムの制御が破綻すること（故障部位）によって、これが説明される。

それにもかかわらず、行動障害の大半は基礎のある疾患の症状として現れることはない。むしろ、発達、多因子遺伝、学習の組み合わせの結果である。この章では、一般人口におけるこれらの状態の発生率を決定する誘発因子について考察することに焦点を当てているが、こういった要因は故障部位が存在している場合と同様に、常に行動障害を生み出すわけではない。

最後に、行動の背後にある目的は何かという問いについて考察する。つまり、なぜこの患者はこういった行動をとるのかということである。これらの「なぜ」を考察するには、力動心理学者や行動心理学者の仕事を考察していくこととなるが、彼らは行動の原因について異なった見解をもっているため、行動障害の理解の仕方も異なっている。

ある種の行動障害の誘発因子としての疾患

ある種の行動障害は疾患により惹起される。これらの行動障害は一定の症候群的特徴があり、これにより原因疾患を推論していくことが有効となる。こういった行動障害は、行動上の特徴を含め一定の特徴があり、再現性のある臨床的に実体のあるものとして認識される。このような場合では、普段体内に存在している基本的欲求を方向づけしている機構の混乱やその制御不全を認識することにより、病理的機構や病因を突き止めることができる。症候性の行動障害には多くの生理的欲求が含まれうるが、とりわけ食行動や睡眠の異常が多い。

脳疾患

脳内の行動上非常に重要なある部位が損傷されると、特定の行動障害が誘発されることが知られている。第三脳室を取り巻く脳部位の底部である視床下部は、そういった部位の一つである。どういった病因であれ、つまり、新生物であれ外傷であれ炎症であれ、視床下部内側の損傷は、顕著な過食を引き起こしうる。下垂体ホルモン機能不全を伴う極度の肥満は、最初ドイツ人神経内科医アルフレッド・フレーリッヒによって記載され、今日に至るまで時にフレーリッヒ症候群と呼ばれることがある。[1] おそらくこの症候群は、視床下部性の過食症と肥満の一種の表現形として含めるのがもっとも適当であろう。[2] 患者は食べることに完全に心を奪われてしまい、食事が制限されると攻撃的になる。視床下部の問題のある部位を除去することによって彼らの行動は正常化する。この型の過食症と肥満は脳疾患を基盤とする行動上の症状として解釈するのがもっとも適当である。

染色体異常

行動上の症状を引き起こす可能性がある疾患で、前述のものとは別のものに染色体異常に関連したものがある。第10章で論じた染色体性障害は、通常精神発達遅滞を引き起こすが、少なくともその一つに、それと同時に食物摂取の著しい異常をもたらすものが知られている。プラダー・ウィリー症候群は第一五染色体の転座に関係づけられてきたが、プラダー・ウィリー症候群のいくつかの例では、他のゲノム損傷の可能性がある。いずれにせよ、すべての患者においてもっとも支障となる特徴は過食症と肥満である。過食の程度は著しく、患者は食物を盗んだり、冷蔵庫やゴミ箱を漁ったりすることも稀ではない。さらに患者を観察すると、この見境のない食物摂取は満腹感の制御不全に関連していることがわかる。成長するにつれて、患者は食事以外のことは考えられないようになり、家に帰ったら十分な食事が取れるだろうか、どこで次の食事が取れるだろうか、ということに頭を悩ましていると述べるようになる。[3]

プラダー・ウィリー症候群の患者は、過食の結果、ひどい肥満となって何もできなくなり、たいていの場合早死にする。ここでもまた、行動障害は疾患の行動上の症状の一つなのである。この場合では、病因であると同定された故障部位は第一五染色体であり、その転座あるいは欠失のいずれの場合もある。しかし、どうしてこの染色体の病変が食物摂取習慣の制御を妨げるか正確なことはわかっていない。したがって、治療は当面すべて対症的なものである。ナロキソンの投与や行動管理法がいくらかの効果があるとの報告はあるが、いずれも十分なものではない。

遺伝子疾患

はっきりとした遺伝学上の基盤をもった動機づけられた行動症候群の中で、もっとも顕著なものはおそらくナルコレプシーであろうし、実際優性遺伝でもある。ここでは一連の自然睡眠の制御機構が障害され、患者は一連の症状、つまりナルコレプシー性睡眠発作や、カタレプシー、催眠幻覚、入眠幻覚、睡眠麻痺といったものに悩まされる。

睡眠研究は動機づけられた行動の科学的研究の主流であり、いくつかのナルコレプシー症状は急速眼球運動（ＲＥＭ）睡眠相の制御不全によって説明できることが明らかとなってきた。患者は日中、不自然にＲＥＭ睡眠に落ち、本来十分に覚醒しているべきときにＲＥＭ睡眠相を経験する。ナルコレプシーの入眠幻覚はＲＥＭ睡眠に伴う夢体験であり、睡眠麻痺は正常ではＲＥＭ睡眠中に見られる筋肉麻痺が覚醒中に体験されている状態である。そして、睡眠発作は日中刺激がなければ急速にＲＥＭ睡眠に移行する傾向のことである。脳波を用いた睡眠研究により、ＲＥＭ睡眠に急速に移行するというナルコレプシー患者の傾向が明らかになった。[4]

稀な劣性遺伝性疾患であるレッシュ・ナイハン症候群はプリン体代謝の先天異常であるが、自傷行為がその主な行動上の症状となる。この障害はＸ染色体と連鎖しているため男性だけが発病する。自らの指を嚙み切ってしまったり、唇を嚙み切ってしまったりするような衝動的な自傷行為が、若い患者にしばしば見られる。自己殴打や頭部を壁や床に打ちつけつづけることも一般に見られる。こういった症状は、精神発達遅滞や舞踏病とともに非常に極端なもので、また関心を他に向けさせようとしたり、カウンセリングを行ったりしてもほとんど効果がないので、自傷行為によって死に至ることを防ぐためにしばしば身体的拘束が必要となる。

生化学的な本質的異常はヒポキサンチンの代謝異常で、このために尿酸が多量に蓄積する。これらの生成物が、どのように自傷行為を産み出すかの詳細はわかっていない。治療方法は、嫌悪刺激による管理を含む行動療法的プロトコルが含まれるが、ナロキソンの投与も試みられている。しかしながら、行動上の症状を病変部位に関連づけている機構を理解することなくして、効果があまりない対症療法以上のものを得ることはないであろう。[5]

精神疾患に関連した行動

ある種の精神疾患に、その疾患が寛解状態のときには見られない行動を誘発する。たとえば、ある種の患者は彼らが躁状態にあるときのみ同性愛行動を示す。この状況下での同性愛行動は、躁状態のときに見られる性的衝動の高揚の一表現形にすぎず、他の形を取ることもある。同様に、飲酒の過剰やそれに伴う身体的な問題はあらゆる摂取欲の高揚を経験している躁病患者に見られることがあるが、この異常は彼らの気分が正常であるときには見られない。

特定の疾患の症状であるこれらの行動を認識することは非常に重要である。なぜなら問題行動の治療法やその予後は、その基礎にある疾患によって決まるからである。うつ病患者のアルコール摂取行動は、薬物療法や電気けいれん療法の適応となるが、これを精神療法を必要とする依存的で自己陶酔型の人間が失恋したことで節度のない行為に及ぶことと取り違えることは、本質的な違いを見逃すことになる。症候性の行動障害は、随伴する他の精神症状によって認識される。その人の元来の性格から考えられないような行動が突然現れた場合は、常に行動と疾患が関連している可能性があることを考慮すべきである。問題行動と疾患は、時として同時に生じることがあるため、ある種の行動は、それ自身疾患と見なされるべきではないかという議論が出てくる。こういった意見は、いくつかの支援団体、とりわけアルコール乱用と使用障害に関心をもつ団体によって主張されている。

アルコール使用障害に対して疾患という用語を用いることは、われわれにはある種の隠喩のように思われる。「疾患」という用語は、アルコール使用障害者が制御することがほとんどできないアルコールに対する渇望をわかりやすく、劇的に示している。それはまた、寛解と再発を繰り返すこの障害の慢性的な性質を認め、アルコール嗜癖に脳の病的過程が関与していることを強調している。アルコール使用障害を疾患と呼ぶことには、アルコール使用障害者に対する社会の耐性を上げたり、彼らに対するサービスを提供する気にさせたりするといった利点があるものの、われわれはこの隠喩を行動障害に用いることは最終的には有用ではないといった立場に立つ。アルコール嗜癖についての考察は、疾患概念に限るべきではない。というのも、それはわれわれの行動についての理解を減じるし、また行動障害というものが脳の機構、人生の選択、学習のかかわりあいから生じてくるということについての理解をも制限してしまうからである。

疾患概念は臨床上の症候群に始まり、病理的疾患状態、そして病原体の解明を目指し論理的推論が進められていく。疾患概念は一連の事実の過程であると同時に推論の過程でもある。無論、躁病ですべての摂取欲が増大し、それによって引き起こされるアルコール乱用といった症候群には、疾患概念を適応することはできる。また、将来エタノール嗜癖に対する脆弱性の基になるような遺伝学的特徴や、遺伝学的欠陥による一部のアルコール使用障害者（何らかの生理学的基盤があって、それによって身体か脳にアルコールによる影響が特別に増強されて、それによってアルコールにより惹きつけられるようなアルコール使用障害者）を説明できる日が来るかもしれない。しかしながら、疾患概念というものは過剰飲酒のさまざまな様相や原因を正当に説明しきれていないのである。

飲酒行為はアルコール使用障害の必要条件である。大量の飲酒は肝硬変や振戦せん妄といった病的疾患状態を引き起こすが、飲酒それ自体は喫煙と同様に意志をもった選択を必要とする行為である。確かに、飲酒も喫煙も最初はまったくもって個人の選択の問題である。遺伝子的、社会文化的、発達学的な複合因子に支配された嗜癖者は、病人と同じく圧倒的で強大な力の犠牲者に他ならない。しかし、行動の三要素のうち、選択と学習とが占める部分が、これらの障害をこの障害に特有のやり方で治療、予防、解明していく特別の機会を与えてくれるのである。無論、内科学や精神医学の意見だけが通るわけではない。これらの障害そのものや、これらの障害を助長する、あるいはこれらの障害を制御し治療する（内科や精神医学的方法を含む）手段について考えるときには、倫理的懸念や法的制約、社会的論争なども現れる。そして、倫理的懸念、社会的対立といったテーマは、行動について考えるときに繰り返し現れてくるのである。しかしながら、行動が疾患を引き起こす場合もあればその逆の場合もあるが、行動と疾患は同義ではないというわれわれの立場はこうした論争で変わることはない。

遺伝的な原因、発達上の原因、環境的原因

疾患の結果としての行動異常の例は稀である。われわれは、精神科医が一般的に扱うような行動障害に対して、個別の説明や機構に目を向ける必要がある。たとえば、なぜある少年が喫煙を始めたのかとか、なぜある特定の人が性行為を売春婦に頼るのか、といった問題に光を当てるとき、原因として脳疾患が見つかることをわれわれは

期待しない。その代わりに、人間に対するより一般的な影響に目を向け、それらの要因がある人に異常行動が惹起されるときに要因間にどのような相互作用があるかを評価すべきである。

ある人口集団の中で、こういった異常行動の発生率や有病率のもっとも役に立つ説明では、遺伝子、発達、社会環境が総合的に組み合わさっている。この章では、こういった問題に対しての現在の研究のいくつかを振り返りたい。というのは、そのことによって予防の妨げになっているものがどの程度のものかを明らかにし、危険因子を理解することを通して、それぞれの精神障害においてどんな問題が素因を作らせているのか、何が予防的に働いているのかといったことについて、いくつかの考察を与えてくれるからである。

行動障害に対する遺伝の寄与

ゲノム異常は最終的にはどんな行動変化も引き起こしうる。たとえば、遺伝子レベルに正常発生のプログラムは含まれている。スケジュールに従ってこの発生プログラムから、摂食とか睡眠とかいった機能を司る神経構造が現れてくる。同様に、ゲノムには性行動に重要な思春期といったライフステージの出現を調整するプログラムがある。

プラダー・ウィリー症候群では、過食や肥満といった症状を、ゲノムの特定の部位に直接的に関連づけることができる。稀な例ではあるが、同様にレッシュ・ナイハン症候群といった劣性遺伝子が持続的な自己破壊行動を説明する例もある。動機づけられた行動の家族性症候群の中で、もっとも一般的なものの一つにナルコレプシーがある。これらは先に述べたように行動症候群の一例であり、疾患推論というものが当てはまり、患者は特定の分類可能な状態の一例となっている。

大半の集団においては、人によりまた時により、多少なりともアルコール使用障害とか非行といった行動を示すことがある。こういった状態に対しては、確信をもって遺伝的影響を同定することは困難なように思われる。

しかしながら、こういった問題に対する遺伝の寄与を証明することに、少なからぬ進展が見られている。メンデルの遺伝形式はこういった行動に対しては認められていない。しかしながら、双生児研究、家族研究、集団研究、養子研究といったものが、多くの行動において遺伝（おそらく多因子遺伝）が何らかの役割を果たしていることを明らかにするために用いられてきた。たとえば、フランツ・カールマンは一方が同性愛者である男性の一卵性双生児を対象に一〇〇パーセントの一致率を見出したが、二卵性双生児ではその一致率は遙かに低かった。[6]その後、レオナルド・ヘストンとジェイムズ・シールズは関連文献の系統的調査を行い、一卵性双生児における一致率は五〇パーセント近くであると結論づけている。[7]この数字はもし同性愛行動が純粋に環境と選択の問題であるとみなされているとしたら、十分に印象深いものである。

今日の欧米文化においては、遺伝的要因は同性愛行動の発生に一定の役割を果たしているのではないかとエリオット・スレイターとバレリー・コウイーは提案するが、彼らはまた性行動は多くの要因、たとえば、経験によって獲得された嗜好（もしくは学習）によっても形作られることも指摘している。[8]それゆえに、同性愛が社会的な逸脱行為であると見なされていなかった古代ギリシャにおいては、同性愛行動に対する遺伝の寄与はその文化的道徳観によって覆い隠されてしまう。

今日、同性愛の起源を理解する二つの異なった方法論があり、互いにその優劣を競っている。一つの観点は、同性愛はその文化における性の役割や性行動に対する伝統や観念から組み立てられたとするものである。これらの構造主義者の観点は、本質主義者によって反駁されており、本質主義者は各個人におそらく遺伝的形成に由来する何らかの内的な素因があって、それが各個人の性生活を自分と反対の性か自分と同じ性に向かわせていると主張している。[9]構造主義者も本質主義者も、同性愛を説明する論理をいくらかはもっているのであろう。スレイターとコウイーが指摘するように、同性愛行動が各個人の文化体験の中で現在より遙かに大きなものとなって、遺伝的要因の寄与を検出することができないような未来を描くことも可能である。一方、ＡＩＤＳの流行といった歴史的な出来事が、同性愛行動による危険因子を強調し、その文化における同性愛に対する態度を変えて同性愛行動を抑制する可能性もある。

きわめてよく似た方法論や調査結果や推論が、犯罪行為や非行に対する遺伝要因の寄与に対しても用いられている。ヨハン・ラングは彼自身の双生児研究の結果を、『犯罪と宿命』という、恐ろしいタイトルで出版したが、その中で犯罪において遺伝要因が大きく寄与することを示した。彼の研究の中では、一三組の一卵性双生児中わずか三組の犯罪記録だけが異なる一方で、一七組の性別の一致した二卵性双生児のうち二組の犯罪記録のみが一致していたのである[10]。

より最近の研究では、K・O・クリスチャンセンが集団研究（ラングのように選択されたサンプルを用いるのではなく）を六〇〇〇組の双生児に対して行ったが、その結果、一卵性双生児の一致率はラングの研究よりも低かったが（一卵性双生児三五・八パーセント、二卵性双生児一二・三パーセント）、遺伝的寄与が犯罪に重要であることが示唆された[11]。

犯罪行為における遺伝要因の寄与を証明している研究も、文化的・環境的影響がその行動を形作ることを認めている。たとえば、A・J・ロサノフ、L・M・ハンディ、I・R・プレセットらの双生児研究では、男性の二卵性双生児に比べて、一卵性双生児において成人後の犯罪行為の一致率が高かったが、少年非行の一致率は一卵性と二卵性の間できわめて近似していた[12]。このことは、少年非行の発生には家庭、学校、地域といった影響力が主な役割を担うが、その後の成人犯罪では、遺伝がより重要な役割を担っているということを示唆している。似たような遺伝と環境の影響の相互作用は、養子研究でも認められている。たとえば、B・ハッチングとS・A・メドニックは、男性の養子において遺伝因子が犯罪行動の発生により大きな影響力をもっているように見えたが、生まれと育ちの両方が役割を果たしているということを発見したのである[13]（表5）。

アルコール使用障害における遺伝要因の寄与は、マンフレッド・ブロイラーの家族研究で認められた[14]。アルコ

表5　犯罪行為についてのハッチングとメドニックの表

	養子の数	犯罪率
生みの父や育ての父が犯罪者ではない	333	10.4
育ての父が犯罪者	52	11.2
生みの父が犯罪者	219	21.0
両方の父が犯罪者	58	36.2

出典：Hutchings, B., Mednick, S. A.: Registered criminality in the adoptive and biological parents of registered male adoptees. In Mednick, S. A., Schulsinger, F., Higgins, J., Bell, B.（eds.）: *Genetics, Environmental and Psychopathology*. Amsterdam, Elsevier/North-Holland, 1974, pp.215–227.

ール使用障害の家族発生は共有された遺伝子によるものではなく、単に親子間で受け継がれた生活習慣によるものでないかという反論に対して、ドナルド・グッドウインと同僚研究者による養子研究が答えている。彼らは、アルコール使用障害の実父母をもち血縁関係やアルコール使用障害ではない養父母に育てられた男子は、アルコール使用障害でない実父母から養子に出された男子と比べて、四倍もアルコール使用障害になりやすいことを証明した[15]。この研究結果は他の研究[16]によっても確認されており、反社会的行動を含む他の精神障害に対する脆弱性ではなく、アルコール使用障害に対する選択的な脆弱性が、仮にその子がアルコール使用障害の両親に晒されなくても、親から子へと伝わっていくということを示している。

これらの研究は、これらのあるいはそれ以外の行動障害において遺伝が果たす役割の指標となっている。さらに確かなことは、このような遺伝的影響の機構はまだ解明されていないということである。レッシュ・ナイハン症候群のように、遺伝的に特定された酵素異常がわかっている場合でも、その遺伝子の欠陥がどのように特定の問題行動（この場合は自己破壊行動）と結びつくのかは解明されていない。たとえば、遺伝されているものはその行動に特有の機構ではなく、社会的影響に対する脆弱性を与えるような性格なのかもしれない。したがって、ある種の環境ではある人の体質というものが同性愛行動を促進させる社会因子に惹きつけられやすいのかもしれないし、あるいはある種の犯罪行為に必要とされる体力と敏捷性にその体質が必要とされているのかもしれない。

メンデルの遺伝形式に必要な特徴がはっきりとは示されていないことから、行動障害に対する遺伝的寄与は現時点ではおそらく多遺伝子性であると定義されている。無論、ある特定の遺伝子が特に強い影響力をもちうるが、素因を作るものであれ予防的なものであれ、多くの他の遺伝子の影響が付加され他の影響力と相互作用し、個人の発生・発達を形作り性格傾向を強化し環境を用意したりする。行動において役割を果たす遺伝子が証明されることはありうるが、その行動が遺伝子以外の影響力、特にロールモデル学習、指導、社会・文化環境による報酬によっても左右されることもまた確かである。

行動に影響する社会・文化的要因

文化的影響力は多くの行動に重要な役割をもち、しかもその作用様式にはいくつかの異なったものがある。もっともはっきりしているのは、行動表現の機会を提供することにある。たとえば、一八世紀に英国は国内のジン蒸留を奨励し輸入品の関税を上げるという政治的判断を下したが、このことは高濃度の穀粒由来アルコールが低コストで多くの人の手に入るという状況を作り出し、アルコール乱用の有病率上昇の主要因となった。[17] アルコール関連の社会問題、医学的問題、精神医学的問題の増加によって禁酒運動が高まり（エミール・クレペリン、オイゲン・ブロイラー、アドルフ・マイヤーといった精神科医によってこれが精力的に支持された）、高まった社会的圧力により、いくつかの国でアルコールの流通を規制する法が制定された。アルコール乱用やそれによる問題は、合衆国では禁酒法時代に、英国では第一次世界大戦中のバーおよび酒屋の免許制の導入により急激に減少した。[18]

しかしながら、社会は行動表現の機会を提供するだけではなく、行動表現を煽ることもある。アルコール消費、喫煙、低年齢での性行為といったものは、仲間同士の圧力、広告、ロールモデルが用意されていることといった社会・文化的現象により誘惑される。広告の力はしばしば過小評価されており、また、露出度の高い服装、性行為、喫煙といった行動へ向かわせる刺激が表面に出ない形で映画的なストーリーの中に表現されている場合においては、広告の力は意識されないことすらある。こういった影響力の前で、子どもたちへの自分たちの影響力のなさに絶望的になったことのない親がいるであろうか。

最後に、より一般的な社会状態は、いくつかの行動表現に対して同時に影響力を与えうる。偉大な社会学者であるエミール・ダルクハイムは、自殺を促進する社会的要因を検討した。自殺は移民などの社会環境から疎外されている人々に多く、貧困や孤立といった不利な社会因子は自殺と非行の両方を促進する、ということを彼は見出している。[19] われわれは後の一章を自殺に割いた。

行動障害の原因を文化的・社会的要因にのみ求めることは、こういった影響力は地域社会の構成員の多くに作用しているのにもかかわらず、その一部のみが問題行動を起こすという点で矛盾がある。個人的な脆弱性を何らかの形で正当に評価しないことには、ある特定の個人において行動障害がどのようにして生じたのかを理解することはできない。シェルドンとエレアノール・グルックは、非行少年の集団の中にははっきりとした性格特徴があり、この性格は一定の社会環境に置かれたとき、特定の個人が非行に走るかどうかをある程度まで予測できることを証明した。[20] 非行少年は小児期の初期から独断的、自己中心的、冒険好き、飽きやすい、癇癪もちといった特徴をもち、どこまでやれるか限界を試したり、権威に対して懐疑的であったりする傾向がある。こういった性格特徴によって、彼らは社会の規則や基準に挑戦するような行動に手を染めがちになる。グルックらは、非行少年と同じ家庭、同じ文化で育ち、同じように混乱した社会環境にいながら非行に走らない少年とを比較して、明確な違いを指摘した。非行に走らない少年の際立った性格特徴は、自分の行動に対する他人の評価を気にする、罪の意識を感じる、結果を考えて行動するといったものであり、この性格特徴は法を守るかどうかといった場面だけでなく、彼らの生活全般において表現されていた。

社会的・文化的影響力によって、ある特定の個人のある特定の行動を十分に説明することができると考えるのは不可能である。しかし、ある特定の行動障害を示したり、それに悩まされていたりする人の人数を決定する因子としては、重要なものの一つであると思われる。というのも、社会的な圧力が増せば増すほど、脆弱性の少ない人でも、ある行動を起こしたり、どうやってその行動をするのかを学んだりするようになるからである。

発達とそれが行動を生み出す際に果たす役割

遺伝的要素と社会的要素が相互に作用しながら共に行動を生み出し形作っていくとすれば、それは発達途中の（成熟しつつある）人間に対して作用する。発達の概念は、遺伝と心理学的、社会的原因を関連づけ、さらに人の一生涯に渡ってこれらを区別する手段をわれわれに与えてくれる。発達は行動に対して連続的に影響していく。したがって、生涯のある段階でそれぞれの経験や出来事が、後の経験や行動の表現に影響したり、さらにはそれらを形作ったりするのである。

人間ではそのようなことはないものの、動物ではあるきわめて厳密に規定された時期というものがあり、種特異的な行動が後になって正常に発現するためには、その時期に行動学上重要な出来事が起きなければならない。犬や鳥といった動物で見られる臨界期や刷り込みは、こういった現象の例である。このような明確な臨界期が、人間において存在するかどうかのエビデンスは、動物の場合ほど説得力のあるものではない。しかし、行動が経験によって形作られるということへの感受性はあると思われる。確かに、このことは言語獲得能力については当てはまる。言語獲得能力は約八歳を過ぎると低下していく。動機づけられた行動の領域において、ジョン・マネーのグループは性同一性は他者の行動に反応して幼児期早期に形成され、それがその後の性行動に影響すると信じていた。[21] これらの研究者は、動機づけられた行動を形作って行く際に、学習の役割を強調し、遺伝的、ホルモン上の影響の役割に対して十分な注意を払っていない。しかしこれらは、脳の系統だった発達を導き、性的欲求がどのような形で具現化するかといったことに影響を与えるので、後に現れる性的態度、性的関心、性意識に影響を与える。ジョン・ボウルビィは、人生の初期に障害されてしまうと、後に復活させるのは困難である親子の絆の正常な発展について説明するのに、愛着の動物行動学的概念を用いて説明しようとした。[22] しかしこれらの概念はどれも、動物における臨界期について決定的な決着がついておらず、他の観察事実による批判に晒されている。

生物学的出来事は発生・発達のある一定の段階で起こるとき、人間の行動に対して重要な影響力をもつということは定説となっている。たとえば、男性の性同一性や男性的行動の形成は社会的な要素によっても影響されるが、胎児期に脳がアンドロジェンに晒されることはその発生過程にきわめて重要であるだけでなく社会・文化的要因にも勝る。男性とも女性ともつかない性器をもって生まれた幼児は、外科的な処置が施され、女性器をもつようになり女性として育てられる。そのうち遺伝学的に男性である者（Y染色体をもつ者）のうち一部は、成熟するとともに女性としての性同一性を酷く嫌うようになり、男性器を再生してくれるよう助けを求めて受診する。[23]

正常男性においては、Y染色体がアンドロジェンの生産を促し身体に男性下垂体ホルモンの分泌から始まって、最終的に男性的な性的活動に至るようなプログラムを走らせる。女性はY染色体を欠きこれとは違った発達・発生の経過を辿るが、もし女性が胎児期に男性ホルモンに晒されるとこの経過は別のものとなりうる。母親が妊娠中プロゲスチンなどのホルモンを投与されているときにこういったことは起こりうるが、また副腎性器症候群でも起こることがある。副腎性器症候群では、胎児副腎はコルチゾールではなくアンドロジェンが作り出される。ジョン・マネーとアンケ・アーハルドは、副腎性器症候群の患者のうち早期に発見治療がなされた例を調査した。患者たちは女性であり女性として育てられていたが、[24] 初期に治療が開始したのにもかかわらず、伝統的に少女のものとされている玩具（人形）より少年のものとされている玩具（銃、車）で遊ぶことを選び、対象群の少女のように女性の友人と遊ぶより活発なスポーツで男性と遊ぶことを好んだ。

マネーとアーハルドはこれと同時に、睾丸より分泌されるアンドロジェンに感受性のない細胞をもつ男性についても調べた。[25] アンドロジェン非感受性症候群の患者は遺伝的には男性であるが、彼らは正常男性においても循環している比較的少量のエストロジェンに反応するため、彼らの外観は女性に見え、また行動学的にも女性として成長する。

ホルモン変化の行動への影響は胎児期に限局されたものではない。正常の思春期においても行動は変化するが、それは以前の成長で準備された方向に変化していくのである。ジュリアン・インペラント＝マックギンリーの研究室によって研究された患者は思春期に、根本的な変化が生まれた。[26]これらの患者は遺伝学的には男性であるが、胎児期にデハイドロテストステロンの欠陥があり、そのため彼らの外性器は不完全なもので、女性として育てられるが、外性器の外科的修正は行われなかった。思春期になって男性ホルモンも分泌が上昇すると生殖器や身体上の顕著な男性的特徴が現れてくる。青年期に入ると彼らは男性的な役割を果たすようになり、これは今まで育ってきた性意識を凌駕する行動変化である。

このように性同一性や性行動は単純に個人の遺伝子構造によってのみ支えられているのではなく、子宮内でのホルモン曝露、小児期初期にどちらの性で育てられるか、学習や、思春期におけるホルモンの急上昇といったものを含むその人に特有の発達過程の出来事によっても左右される。

発達における生物学的要因はきわめて興味深い分野ではあるが、問題行動をもつ患者のごく一部のみを説明するものと考える。社会・文化的に期待される発達スケジュールにのらない患者は、登校拒否といった行動上の問題で示されるような困難に直面する。実際、表面上はきわめて類似した問題行動を説明し区別していくには、遺伝学的要因、発達学的要因、社会・文化的要因の相互作用を評価することが必要とされる。たとえば、進んで学校に行かないという理由で子どもが精神科医の注意を引くことがある。そして彼らが同じような行動を示しても、その底流にあるものは異なっていることがある。

こうした子どもたちのうち一部は無断欠席者である。彼らは学校に行かないが、自宅にいることもない。彼らは同じような心性の友人を探して、外で遊んだり、時に犯罪に走ったりする。また、家に籠もり登校を拒む子もいる。後者の子どもたちはさらに、学校状況の何らかの側面を恐れるがゆえに登校を拒む子（学校恐怖症）と母親から離れることを恐れるゆえに自宅に留まる子（分離不安）に分けられる。最後の集団の中に、母親に依存しながらも葛藤的関係をもち、社会から負わされた発達スケジュールに適合しなければいけないという必要性に脅かされている未成熟な子どもが見出される。これらのグループの子どもたちはみな登校することを拒むけれど、これらの行動の底流にある原因や治療法は違っている。これらの不登校の違いは、それぞれの不登校行動が分類されていくカテゴリーの違いにもっともよく反映されている。[27]

説明の問題に対する意義のある回答

ここまで行動が、通常は遺伝子によってプログラムされているが疾患によって障害される神経装置により、またホルモンや他の生物学的要因により、また環境や社会・文化的影響力により影響されることを説明してきた。しかし、これらの説明は行動のもっとも顕著な特徴である意味や目的といった観点を無視していた。意味や目的は、自己や活動の主体という話をもち出すことによって部分的にでも説明できるかもしれない。ある望んだ目標に達することを意図する主体という観点は、行動という現象の重要な要素でありつづけている。意味や目的に基づいた説明は、控えめに言うと機構と病因論だけに基づいた説明の不完全さに対する挑戦であり、また、しばしば強い反論でもある。主体における体験を、患者やその行動上の問題の理解とどのようにしたら一体化できるのであろうか?

フロイト主義者の意味論的理解

フロイト主義的なあるいは他のフロイト分派の精神力動学では、欲動が行動の説明となる。フロイトは欲動について記述し、それを人間行動についての彼の理論に組み込んだ。欲動が執拗であるという性質は、警告や忠告、経験にもかかわらず精神障害が変わらないことを説明する。彼の患者に見られた病的な硬直性、頑迷さ、そして病歴、生活歴にあったことが繰り返されていく様子は、選択や考察、意志といったものから来るものではなく、むしろ動機づけられた欲動、自覚されえない執拗でかつ再発性の欲動から来ているとフロイトは論じた。

サンドール・ローランドは、無食欲症における食事を拒否する際に働いている機能やその意味について説明する中で、典型的な欲動が形成されていることを示した。症状は以下の意味を表現している。

（1）食欲の減退：食物は発達初期の想像妊娠と関係する口唇あるいは性的満足を暗示している。それゆえ、甦った罪の意識は、食事を拒否することによって、その罪の意識を否認することを必要とする。無食欲症の患者のいる環境では、食事は通常過度にその重要性が強調されている。食事は愛情を運ぶものであると同時に罰を運ぶものでもある。

（2）一般的な意味、中でも性的な意味での成熟拒否：小児にとっての最初期の困難の中心的な存在である食事の問題で常に頭が一杯になっているために、成人の問題を処理することができない。こうしたことで頭が一杯になって、性的な必要性に成熟して適応していくことができない。そして、初期のエディプス的関係の周辺にある欲望と罪悪感のために性器性欲も否定される。

（3）浪費：強い自殺願望を表す。

（4）生理不順：生理を止めることによって、性器的機能で頭が一杯になるという問題を何とかして取り除こうと試みる。性器的機能は成人において、性関係や妊娠といった考えを暗示する。時に、月経停止は永遠の妊娠を意味し、また女性としての性の完全な拒否を意味する。これらはエディプス的罪悪感に対する防衛である。

（5）罪と贖罪：症状は相手の関心を惹いて復讐するため、症状は罪悪感に満たされたものとなり、それと同時に贖罪的な自己罰としての受難行為となる。[28]

これは注目に値する考え方である。意識された行為の多様性の背後にある隠された動機という概念が、反論に対する理論武装となっている。患者によって体験された目的と症状の病的な硬直性の両方に、包括的な意味を与えている。治療者が症状を改善するかどうかにかかわらず、その治療行為に対しての彼らの自信の源となっている。ユング、アドラーあるいは他のフロイト分派の研究者は、底流にある無意識の動機を何が構成しているのかという点でフロイトと意見を異にし彼の元を去ったが、それでも動機が行為の中心にあるという考え方は彼らの理論の中に残った。方法論的には彼らは同じであり、強調されるものが違うだけである。

こういった考え方は精神療法的な関係を維持したり、導入したりする際に心強いものであり、そのことによって臨床的な成功が得られるかもしれない。これらの理論が個人に対して適用されたときには、役に立つ洞察的な態度を養うことができる。しかし、少数の患者から得られた理論を人間全体に一般化してしまうと、それは自らの扱える範囲を超えてしまっている。そして、フロイト主義者は人間のすべての行為や能力を、同じある動機の表現としてしまう。この考え方はその見かけが華々しく、一見何でも説明できるようにみえるので、それに惹かれる人もいる。しかし、それは人間の行為にはもっと選択の余地があり複雑なものであると考える人には信じることをためらわせるのである。

行動障害に対する行動主義者の説明

行動主義者の行動に対するアプローチは、フロイト主義者とは異なる。彼らもまた動機づけられた生理的欲求という現象を認め、それを強調することによってフロイトを擁護することさえある。しかしながら、彼らは、主観的な要素だけでなく観察可能な行動が説明されなければならないと考える。彼らは「どうしてこの人は水を飲んだのか」という問いに対して「それは喉が乾いていたからだ」という答えを用意するようなやり方を否定する。

なぜならこの答えは、行動主義者にとって本来行動の一部であると考える要素を、説明にもってきているようにみえるからである。彼らにとって喉の渇きは、一見自発的に見えるものであって、それは過去の報酬や嫌悪刺激に対して学習されたプロセスを刺激するもの（オペラント的なもの）なのである。

他の行動主義者と同様にB・F・スキナーも、すべての行動は詰まるところ過去の体験から順当に直接導き出されたものであると信じていたが、彼はそれまでの研究者よりも過去の経験というものをもっとダイナミックなものとして見ていた[29]。行動表現は、パブロフ主義者や古典的な条件づけのパラダイムのように、直前の刺激のみに由来して反応へと向かうものではない。むしろ、生体と環境の相互作用は以下のような形で生じる。生体の行動（オペラント）は、最初は自らの行動レパートリー（たとえば、つつく、押す、引っ掻く、噛む）の中から、ランダムに自発的に出てきた要素にすぎないが、その行動は環境に働きかけて変化を引き起こす。そして今度は、この変化が生体に影響する。そうして食餌にありつくこともあるし、音が出ることもあるし、痛みを伴うこともある。こういった周囲の出来事は強化因子として働き、最初の行動の頻度を増減させ、これらは「行動オペラント」を形成する。このように結果として出てくる環境の変化が、当初はランダムな行動であったものを、恒常的な目的のある効果的な一連の行動へと形作っていくのである。目的意識、欲望、恐怖といった内的な精神状態は「身体内部」のものと感じられることもできる一連のものだが、表面に現れる行動と同様、それらの意味や方向性は実際の経験により影響され形成されていく。

スキナーは空腹、渇き、感情、恐れといった内的状態は生体の内部で起こり、恒常的な力をもつことを認めていた。たとえば、動機づけられた感情の中には、内的な生理的機構に直結しているために、生理的必要性が奪われることで強く現れる。しかしスキナーの信望者によると、過去に適切にそして強化された行動によってうまく解決されたという経験があるがゆえに、こういった感情は未成熟な生体において同定され、行動の目的指向性という側面の中に組み込まれていく。行動のあらゆる側面、つまり、そのユニークで広範な目的論的性質、目的指向性、精神の内的状態との関係、連続的で複雑なものへと発展していく可能性といったものは、スキナーの立場、すなわち、過去の経験という表現で要約される生体と環境の接点での相互作用を評価する立場から説明されるのである。

スキナーの理論は、妥当な提案以上のものがある。行動の形成は検証可能である。行動主義は、広範な研究計画の概念的、技術的基盤を作り、精神障害に対して新鮮な洞察を与えた。たとえば、ある種の恐怖症状態は、本来危険から遠ざけるように働くはずの回避行動が、逸脱した形で発展したものと考える。以前は、こういった状態は精神療法による洞察にも、薬物療法による生物学的変化にも抵抗性があることが証明されてきた。恐怖症は異常な形でそれが維持される条件づけされた感情的反応であり、消去によってそれを再び形作ることができるという考え方は新しい治療法をもたらし、それが有効であることが証明されている。恐怖症に対するこうした治療法は、症状はすべて潜在性の無意識の動機と生理的欲求が姿を変えて現れたものであるという視点に対する挑戦である。こうした視点が論理的に予言するように、一つの恐怖症状が消えると他の症状が現れるということはなかったのである。[30]

それでも、行動主義の問題点もまた明らかである。行動主義はその主義やそれに関連した立脚点の領分を超えたものを提供すると約束している。行動主義者は学習を形成する強化因子のスケジュールについて詳しいとはいえ、彼らは生理的欲求の問題を無視しているので、生理的欲求が過度にある状態についての説明が盲点となっているのである。すべての行動障害が間違った方向性への学習に由来するのではないように、すべての行動障害が生理的欲求に由来するわけでもない。ほとんどの場合、両方の要因から生まれる問題が混ざって生じるのである。

行動主義には、選択を行う自己という概念なしに説明をつける。したがって、倫理的感情や生きる目的を意味のあるものにするため、自分の生きる道を探し出そうとしてもがいている人に助言を与えることができない。さらに学習のレベルにおいてですら、ねずみや鳩から人間へまで種を越えて理論を一般化したり、スキナーボックスから世界へと環境を一般化してしまうことは正当とは言えないだろう。たとえば、言語を行動主義の言葉で説明しようとした試みは、人間の思考や意思疎通の意図性や創造性を無視することになるのであるが、この試みは否定され、スキナーの言語の発達についての観点に対しては、ノーム・チョムスキーの古典的総説の中で、実際に疑義が投じられた。[31]

要　点

われわれは行動の観点に結びつく一連の解釈を、簡単に振り返ってきた。われわれはいくつかの状態について記述したが、そこでは行動障害は疾患の一症状であり、内在的な欲求に対する身体的な制御が混乱しているために臨床症候群の一症状として行動障害が現れていた。視床下部性の肥満とナルコレプシーが、この二つの例である。

また大半の行動障害における多因子遺伝、発達における正常からの逸脱、社会環境の病理と相互作用を含んだ原因についても考察した。こういった因子が、行動障害の発生率や有病率にどのように影響するかを論じ、これらの障害が疾患とは基本的な意味でどのように異なるかということを示した。アルコール使用障害に対して「疾患」という用語を使うことについて、またこの状態を疾患概念というよりは行動上の依存や、乱用症候群との関連で考えていくのが好ましいとわれわれが考える理由について簡単に触れた。

最後に、いくつかの行動障害の「なぜ」に対して、精神科医が答えうる説明について簡単に振り返った。つまり、「なぜこの患者は異常な行動を示すのか」という質問がなされたとき、どういった概念や理論が有益なものであるか、といったことである。フロイト主義者の回答と、スキナー主義者の回答の両方を考察した。

最終的に、行動障害予防の努力は、選択や嗜好性に焦点を当てることになる。しばしば、精神科医によって導かれるこういった努力は、社会に摩擦をもたらす。たとえば、アルコールが簡単に手に入ること、煙草の広告、乱れた性関係を美化するといった問題行動の誘発因子に対し精神科医が挑戦しようとすると、それは商業主義の世界で既得権益をもつ多くの者の反対に遭うだろう。精神科医と世間との摩擦は、行動の観点では日常的な部分ですらある。次の章では、さまざまな行動の障害の治療上の共通点について見ていくが、それはこれらの治療が行動の理論に由来する類似した方法論を具現化しているためである。

第16章　行動障害の治療原則

行動に対する治療は、疾患に対する治療とは違う。というのも、人々が「もっているもの」を治癒するのではなく、彼らが「していること」を止めようとするからである。さらに、彼らが「していること」は決して出来心なのではなく、それが彼らの「生き方」なのであり、そしてそれらはアルコール使用障害者、嗜癖者、無食欲症者、パラフィリアといったレッテルが貼られてしまうほどあからさまなものなのである。こういった人々は、とりわけ精神科医が彼らをそこから自由にしようと努力しているにもかかわらず、こういった行為の奴隷でありつづけているため、彼らは患者なのである。患者が目指しているものと、精神科医が目指しているものとの軋轢が、行動の観点における臨床上の問題のもっとも難しいところとなっている。行動障害に対する一貫した観点、治療によって何が期待できて何が期待できないのかということについてのしっかりした定見、そして強い忍耐力といったものが治療に必要となる。もっとも重要なことは、行動障害の治療目標は疾患の治癒ではなく、ある人生のあり方を別の人生のあり方に変えることである。であるからこそ、行動障害の治療は困難であると同時に、成功したときに得るものは大きい。

第15章では、選択と学習により行動障害を生み出す経路に対する心理学的・社会学的影響力について述べた。ほとんどの患者は、自らのアルコール使用障害、無食欲症、薬物癖について、それらしい説明をする。「金銭的問題で悩んでいて、コカインは一時でもそれを忘れさせてくれるんです」「家庭では理解されていない感じがして、仲間とウォッカを飲むことで気が晴れるんです」「両親は体重にうるさくて、彼らの要求に応えられないのではないかと気になっています」。肺炎に対して抗生物質を投与したときに、熱、咳、胸痛が消え去るように、これらの「原因」を問題にし、こういった感情を調整することによって問題行動が蒸発することを期待しないのはなぜか？　それは、こういった疾患モデルのアプローチでは結果が出ないからである。行動は疾患ではない。もし精神科医が、行動がもつ自己維持的な力を軽視し、問題行動の底流にあると推測される原因や理由を矯正しようと苦心しても、アルコール使用障害患者は飲酒を続けるだろうし、無食欲症患者は飢餓状態のままで、露出症者は町をうろつきつづけるだろう。行動そのものに向けられた治療だけが功を奏すのである。どのようにしてこれを達成するのかが、この章の主題である。

行動に注目した治療法のモデルはいくつかの起源をもつが、もっとも目を引くものは一九三〇年代に設立されたアルコホーリクス・アノニマス（AA）であろう。当時流行していた心理−医学的治療は、アルコール使用障害の問題と弁明、つまり、アルコール使用障害患者がアルコールを飲みすぎるのは彼らがアルコール使用障害だからである、と主張していたが、この患者主導の組織はこれに挑んだ。[1] これに加え、もし患者がアルコール使用障害であることを認めれば、回復することができるのである。とりわけ、「ただその日一日だけ」飲まずに過ごす心構えのできた他のアルコール使用障害患者の集団に加わるとき、その可能性は高くなる。このアプローチは結果を出しており、必ずしも成功するというわけではないが、他のどの治療法よりも多くの患者を回復させている。

精神科医は、AAがなし得たことを参照して、なぜそれがそこまで成功できたのかを真剣に議論しようとしているようだ。もしこの成功が、他の行動障害にも一般に適用できるとしたら、この問いかけは非常に重要な意味をもつ。われわれが見てきたように、アルコールへの渇望を惹起させる欲求がその患者を支配して、彼もしくは彼女はどうやってその欲求を満足させることができるかを学習していると判断することが、ある患者をアルコール使用障害と診断するということなのである。生理学的に生み出されたこれらの渇望感や条件づけられた習慣が一緒になって、患者をその行動に屈するよう誘惑するが、こういった行動を「説明」するためにつけられたあやふやな心理学的な理由ではなく、この渇望感や習慣に照準を合わせた治療の方が理にかなっている。こうした力、すなわち患者が治療に抵抗し再発の背景にある力に立ち向かうことが問題行動と直接向き合うことなのであり、患者が渇望感や習慣によって駆り立てられた選択を行うことを止めさせて回復への道のりに向かわせることなのである。[2]

ＡＡにおける行動に注目した治療法から導き出された一般的原則はこのように理解され、他の行動障害にも適用される。とりわけそれぞれの行動障害において、選択、欲求、習慣の三要素が治療の標的となる。

選択に対する治療行動

障害に対する治療はすべて選択という行為を必要とするため、われわれはまず選択について考察する。患者たちは、飲酒行動や薬物摂取行動に向けて突き動かされているのであるが、欲求を満たすにはその欲求に従うこと――これは一つの選択である――を必要とする。当人にとってその欲求がいかに抗しがたいものでありそれに逆らうことが苦悩であったとしても、それに屈する場合、わずかながらも意志の要素が残っている。第14章で述べたように、この欲求に屈するという行為が、行動障害を常同的な反射とは異なるものにしている。

行動における選択の存在が、「最後の最後での」治療的介入を可能にする。実際、選択という概念が「今日一日だけ」断酒しよう、というＡＡの格言を後押ししている。治療が欲求の生理学や条件づけされた習慣に焦点を当てたとしても、酒に対する渇望や深く体に染みついた習慣に対するもう一つの対応として、患者が治療を選択することが必要となる。

こういった行動障害をもつ人々にとって、治療を選択することは確かに容易ではない。患者が行動障害に屈しつづけているときでも、家族や友人は行動障害がもたらす損害に気がついていることが多く、普通は彼らが治療を促す主役となる。アルコール使用障害者は自ら治療を求めることはなく、四つのLによって治療に渋々連れてこられると言われている。これらは、愛する人（Lovedones：友人や家族）、肝臓（Liver：アルコール乱用に基づく身体症状のすべて）、生計（Livelihood：アルコール使用障害によってもたらされる金銭問題）、法（Law：飲酒運転による逮捕といった問題）である。

無食欲症患者も同じような状況で治療の場にやってくる。たいてい虚弱やるい痩がひどくなっていくのに気づいた家族が、病院に行くべきだと強く説得する。時には、飢餓による生理的合併症、失神、衰弱、意識混濁、が患者を圧倒し、その患者が来院することもある。

わずかな数の患者だけが、自分が行動の虜になっていることを自覚する。周囲の人間のある種の一貫した態度、自分自身を制御できない状態になっていることを患者に説きつづけることが、通常は彼らが治療を選択するようになるためには必要である。

回復への選択を促すために医師が果たす役割

医師は、行動に対して一定の影響力を果たすことができる。たとえば、喫煙と癌や肺疾患との関係を指摘することによって、患者が禁煙するのを手助けすることができる。同様に、身体的合併症とアルコール乱用との関係を指摘することによって、治療意欲を育むことができる。行動の合併症については訴えるが、その原因となる問題行動は無視する多くの患者を医師は診ている。われわれの講座の訓話に、ある物質使用障害患者の話がある。彼は静注薬物を乱用していたが、使用できる静脈がなかったので頸動脈に注射していた。彼はクリニックにやってきて、次のように述べた。「先生、拍動する静脈にコカインを打つたびに頭痛がするんです。頭痛に対する薬はありませんか」

これは極端な話であって、治療が必要であると患者が考えるものと、医師が考えるものとがかけ離れてしまっており、笑い話にまでなってしまっている。しかしながら、行動の問題においてこのように治療されるべき標的（目的）が乖離していることは常に問題となる。患者は問題行動が存在するにもかかわらず、それに伴う苦しみからは解放されることを求める。しかし、行動と苦しみは強く絡み合っており、行動を止めることによってしか「頭痛」を止めることはできないことは、医師にとっては明らかである。治療がどうなるかは、医師と患者が意図するものが乖離していることをどのようにして解決するかにかかっているのである。

変化を受け入れる準備の程度による患者の区別

自らの行動を変化させることに対しての姿勢というものが人によって異なることを、経験のある精神科医はみな理解している。この差は「クライアント」と「患者」の違いに反映されている。クライアントは問題行動のやっかいな結果を最小限にするよう、しかし自分の問題行動をいくらかは残そうと（「たった一、二杯の酒は問題ない」）担当医と取引しようとする。患者は医師に同意し、自らの行動が自分の手に負えなくなっていることを認め、処方に従おうと努力するものである。

ジェイムズ・プロチャスカとカルロ・ディクレメンテは、どの程度変化することに対しての準備ができているかで患者群を分類するより実際的な方法を提案し、彼らは患者を以下の三つの群に分けた。第一の群は「無関心期」であり、この群にいる患者はいまだ自分の行動を変えようという気がない。第二の群は「関心期」であり、自分の行動を変えなければいけないと思いはじめているものの、そういった変化が必要とする生活様式全般を受け入れるには至っていない。第三の群は「行動期」であり、行動障害に抗して行動を起こし自分を変えていくことに対して心の準備ができており、そういった変化に必然的に付随する生理学的、社会的障壁に打ち克つための援助を探している。[3] 人々の中にみられるこれらの違いを認識できる医師が、治療の最初のステップとして彼らを患者として位置づけ行動期に向けて進めさせることができる。

しかしながら、診断と処方の両方に対する抵抗が患者が援助を選択することを妨げる。こういった抵抗は時として非常に強いため、治療は不必要であるとか不可能であるとしばしば患者は主張し、治療を拒否することがある。「すべての女性は痩せたいと思っている。私はみなと変わらないし、無食欲症ではない」といった抵抗に打ち克つには忍耐力が必要となる。治療の目標とどのようにしたら治療期間中の患者の忍耐力が養われるのかを、親族に理解させることがしばしば必要となってくる。それでもこうした努力は、患者の選択の背後にある欲求という行動障害の基本的な問題という壁に突き当たる。繰り返すが、これらの行動障害はいくつかの楽しい選択肢の中から単に選択したというものではない。渇望として感覚される欲求、あるいは反応への準備性として感覚される習慣性が、患者の注意を惹きつけ行動障害を発展させ、回復を妨げているのである。

集団が変化へ向けた選択を育む

医師には、こういった欲求や習慣性と向かい合いながら、変化に向けての努力を患者に続けさせる必要がある。ＡＡは飲酒の誘惑に屈さずに抵抗していく際の集団療法の意義を証明した。回復のさまざまな段階にあり、変化に対する姿勢も異なる人々が集まる集団療法は、その治療の初期の段階では、その日一日の飲酒を患者に思い止まらせ、より後の段階では、飲酒欲求に屈するときの多くの合理化機制に本人の注意を向けさせることによって、患者にとって非常に重要な援助となる。

集団の構成員は再発を促すような状況を見極めることができ、アルコールに関する自分たちの悲惨な経験を議論することによってそういった状況を避ける術を知っている。アルコールへの渇望が仲間の誰かに再び始まっていて再発しそうなとき、構成員はその人に対して援助を提供することができる。多くの人が辿った失敗をその人が繰り返していることを、彼らに示すことができる。集団で経験を共有するという体験は仲間意識を生み出し、こういった行動障害の治療を受けている患者がほとんど常に感じているレッテルを貼られたという感覚を緩和する。

こうした心理学的方法のすべては、患者が治療を受け入れ、渇望に抵抗するように働く。しかしながら、行動障害の中には欲求や習慣性そのものに直接作用する方法が可能なものもある。

欲求の生理機能に対する治療行動

障害の治療を試みる医師の多くは、渇望を緩和する方法を探してきた。欲求を満足させるか軽減するかして、自制を促す方法を見つけようという試みは二つの特定の行動障害、オピエートへの嗜癖および性的倒錯において成功を納めている。オピエートへの嗜癖に対するメサドン療法と性的倒錯に対する抗アンドロジェン療法がこの顕著な成功例である。これらの方法は共に、欲求そのものに向けられた薬物療法である。

メサドン療法プログラム

一九五〇年代にヘロイン嗜癖が大流行し、カウンセリング、社会サービス、集団療法に効果がなかったとき、モルヒネ維持療法によるヘロイン嗜癖の薬物治療という概念が出てきた。いくつかの欧州諸国では、登録すれば嗜癖患者は制限された量のモルヒネかヘロインを毎日得ることができ、この方法で社会的問題（たとえば犯罪行為）を減少させることに一定の成果を収めていることが報告されていた。その理由は不明であるが、合衆国では欧州諸国と比べ成果は少なかった。米国では彼らは自分たちを酩酊させる分のモルヒネを摂取し、医療機関から配られたヘロインは犯罪市場に売られていった。

ニューヨーク、ロックフェラー大学のビンセント・ドールとマリー・ニスワンダーは、一九六〇年代にヘロイン嗜癖者に対して合成オピエートであるメサドンを用いた治療を開始した。[4]この物質はモルヒネやヘロインより体内の半減期が長く、嗜癖患者は無感情に至るまでの量を摂取するということがない。また、彼らはメサドンを一日一回経口投与することでオピエートへの渇望は軽減されるため、常に薬を探し求めて行動することがなくなるということを示した。多くの嗜癖者が仕事、家庭生活、学校に戻り、カウンセリングや集団療法、社会サービスの効果が出るようになった。逮捕件数は減り、生産的な生活が回復した。これらの結果により、メサドン療法は全米では監督のもと条件つきで受け入れられるようになった。

患者の選択、メサドンの用量、付加的な心理学的・社会的サービスといったことについて、これ以上詳細に説明することは本書の目的を越えている。しかしメサドン療法は、薬物に対する自己誘発的な渇望を対象とした薬理学的治療法の最初の例であり、これにより治療の維持が可能となり、リハビリが成功し、一九七〇年代にはヘロインの大流行は収まり出したのである。一九九〇年代の今日、オピエート作動‐拮抗薬であるブプレノルフィンとオピエート拮抗薬であるナルトレキソンの合剤による併用療法は、ヘロイン嗜癖に対しより大きな効果が得られる上、メサドンと比較して乱用を起こしにくいことが示されている。[5]

メサドンの成功は、ヘロイン嗜癖に対する他の薬理学的アプローチだけでなく、他の嗜癖に対する薬物療法をも促した。たとえば、薬理学者がニコチン含有のチューイングガムや皮膚パッチを開発したことで、煙草に対する渇望を減じ、それによって禁煙が促されるようになった。

パラフィリアに対する抗アンドロジェン療法

欲求を軽減させようとするもう一つの精神薬理学的アプローチであるが、性的欲求の亢進が小児性愛者といったパラフィリアの促進要因だとする説に基づいている。ジョンズ・ホプキンス大学のジョン・マネーとフレッド・ベルリンは、こういった患者の中には、アンドロジェン（男性ホルモン）の減量や遮断で性的欲求が減少するものがあることを示唆した。[6]彼らはまず、酢酸メドロキシプロゲステロン（Depo-Provera：黄体ホルモンの一種）によるパラフィリアの治療、次に酢酸ロイプロリド（Lupron Depot：下垂体性アンドロジェン刺激の遮断薬）による治療を提案した。ベルリンは六〇〇人あまりの患者を対象にした予後調査を行いその有効性を示し、[7]また近年行われた比較研究でも、これらの治療がパラフィリア行動を治療する上で有効であると確認された。[8]

ベルリンは薬物療法が決して万能薬ではないと主張した。処方に当たっては患者評価を注意深く行い、治療プログラムへの協力の意志が必要である。犯罪者ではなく、性欲に圧倒されたパラフィリアだけが彼の治療対象であったのである（この二つの区別は行動学的文脈と反応によって行われる）。彼はまた、薬物療法は心理学的治療やスーパービジョンとともに行われるべきである、と繰り返し述べた。こういったパラフィリアの患者には、集団療法は有効であると証明されている。患者の頭に占めている性的なことを患者自身から引き出したり、それに対して薬物療法と精神療法を組み合わせて対処したりするという経験が数多くある人によって、この集団療法が率いられている場合に、この効果はとりわけ大きいものとなる。

欲求の障害に対する他の治療法

行動療法プログラムにおいて、このような非直接的な薬理アプローチは他の障害にも有効であることが示されている。ジスルフィラム（抗酒薬）がよい例である。問題行動に耽溺すると罰が生じるような状況を作り出すことにより、アルコール使用障害における禁酒を促進させるのである。この治療法ではアルコールの自然代謝を阻害し、アルコールが摂取された場合、二日酔いを起こすに足りるアセトアルデヒドが体内に生じる。この治療は患者が毎日ジスルフィラムを飲むかどうかにかかっており、すなわち患者が禁酒を保つような努力を行うかどうかにかかっている。ジスルフィラムが、患者が一年間に飲酒する日数を減らすことは示されており、中には顕著にその恩恵を被る者もいる。しかし、ジスルフィラム以外に集団療法の集会に参加するといった回復への努力を示すものがなければ、その長期的な効果は難しいものとなる。[9]

近年、オピエート拮抗薬であるナルトレキソンがアルコール使用障害者の回復に役立っている。プラセボを使った二重盲検法によって、この薬は一定の解毒後に与えられれば、アルコール使用障害を再発する患者数を有意に減らすことができることが示された。[10] なぜナルトレキソンが成功したかについては仮説的な説明しかなされていないが、内因性のオピエートが、おそらくアルコール消費を強化するのであろうと言われている。ナルトレキソンはアルコールによって急増したオピエートが受容体に作用するのを遮断することによって、患者から飲酒の生理的「報酬」効果を取り去っているのであろう。大半のアルコール使用障害患者は、最終的には飲酒をしてしまうものであり、これはアルコール使用障害再発のよくある道のりであるが、報酬効果をないものにすることによって禁酒を促進し時にはそれを維持することさえありうる。このようにしてナルトレキソンは快楽報酬を除去し、飲酒による反応を消去することで飲酒行動に効果を及ぼすようになる。

さらにまた別の興味深いアプローチに、食べすぎと肥満に対してのものがある。食物摂取に伴う満腹感を増強するために、胃腸外科手術が行われている。消化性胃潰瘍患者に対して部分胃切除術を行うと、その後体重減少が持続するという観察から、この治療法は考案された。これとは別の小腸「バイパス」手術も試されたが、効果は一時的で、医学的合併症が多かった。もっとも安全でより効果が持続的な方法は、胃バイパス術（胃ーステイプル法）であり、この方法では胃容積が復元可能な余地をもちつつも減少させることができる。胃膨満は満腹信号の一つであるから、この手術によって胃容積が数立方インチ〔一立方インチは約一六立方センチ〕に減少すると、少量の食物で満腹信号を出すようになり、有意な体重減少をもたらす。このような過激で侵襲的治療法は、「生命を脅かすような」病的肥満患者に対してのみ勧められる。[11] 腹腔鏡を用いた手術が試みられており、より軽度の肥満患者がこの恩恵を得るかもしれない。ここで気をつけなければいけないことは、摂食障害の過食症患者の中には、彼らの過剰な痩せ願望を満たすために患者を疑わない担当外科医を説得して、この胃バイパス手術を受ける者がいるという事実である。バイパス手術を希望する患者には、外部の情報提供者を含めた注意深い病歴聴取を前もって行う必要がある。

欲求の治療に関連した問題

先の項の最後に挙げた問題点は、行動障害に対する薬理学的、外科学的治療に関連したその他の問題に対する考察と直接結びついている。「特効薬」であるかのように宣伝され随伴的な心理学的治療法が伴っておらず治療がうまくいかない場合もあれば、偽薬効果がより持続的な治療効果と取り違えられている場合もある。

有効な薬理学的治療法でさえも問題点はある。市の特定の場所で薬物嗜癖者にヘロインを公に配布するというスイスでの試みは、結局社会的混乱を引き起こしただけだった。もともと他の地域にいた嗜癖者が、より自由な環境を求めてスイス国内に呼び込まれるという事態を引き起こし、地域の「注射針公園」は使用済みの注射針や他の危険な廃棄物で一杯となり、麻薬に対する許容性の高さは新たな嗜癖者を生み出す土壌となった。スイス政府当局は現在より厳しい監督のもと、メサドンといった他の治療法に効果がないと証明された患者に対してのみヘロイン療法を行っている。しかし、このアプローチでさえかなりの問題がある。ここでは、本来回復と健康を目指し努力するはずの医療サービスが、問題の多い集団を本質的には成り行きにまかせて放っておくことによって社会の目から見えないようにする、政府の一機関に成り下がってしまっているのである。

欲求の減少を目指した治療の中には危険であると証明されたものもある。最近、肥満に対するフェンテルミン、フェンフルラミン併用療法（フェン-フェン療法）が、患者に致死的な肺高血圧症や致命的な心臓弁機能異常を引き起こすことがあることが示された[12-14]。行動障害に対する薬理学的方法論は、その性格上、長期にわたる薬物への曝露が必要となる。したがって、発売前そして発売後数年は破壊的な副作用に対する十分な評価が必要である。

本節の要点

これらの異常行動における欲求は生理学に基づいているので、生理学に狙いを定めた治療は理に叶っており、時に有効である。しかし、それぞれの治療法において患者の選択は注意深く行われなければならないし、治療プログラムから脱落しないだけの心の準備ができている必要がある。このような治療の持続性は、集団心理療法といった他の治療法が同時に行われることによって支えられ、回復へ向けた決意を維持し古い習慣を断ち切る気にさせる。われわれは次に、行動障害の治療についてこの観点から眺めてみようと思う。

行動障害における学習要素に対する治療

無論、生理学的に体内に組み込まれた機構というものが渇望の出現には必要ではあるけれども、反応パターンの条件づけ学習が渇望を増強する。学習された習慣という観点を考慮に入れないと治療が失敗する。患者たちは、問題行動を取り巻くあれこれの楽しさを語る。彼らは、いかにその行為あるいはそれに付随した友人や状況を懐かしく思うか、またそういった体験や状況と遭遇したときにいかに再発しやすいかについて語る。この学習と習慣という視点は、治療への選択を支えていくために必須だ。

習慣における古典的／オペラント条件づけの側面

禁煙を試みようとする患者の一般的な体験がこの点をよく描いている。これらの患者はニコチン離脱症候群による顕著な頭痛、緊張感、集中力困難、渇望のために、禁煙してからの最初の数週間がもっとも困難であるということに気がつく。こういった生理的な症状は渇望の大半と同様、最初の数週間が経てば減衰していく。しかし重要な例外が存在する。患者は禁煙後数カ月経ってから、過去に喫煙を楽しんだあらゆる状況に再び出会うと、強力な喫煙欲求が沸き上がってくることを自覚するようになる。最初これは身近な状況として現れる。朝食後、車で職場に向かうとき、夕食後、といった状況である。喫煙の習慣をやめるためには、こういった状況のひとつひとつにおいて喫煙欲求に抵抗する特別の努力を必要とする。

自分の身近な状況で喫煙での渇望が見られなくなってきた後では、今度はあまり訪れることのない状況が同様の再発を促すような力をもっていることに気づくようになる。たとえば、劇場に行ったとき、お気に入りのレストランやクラブなどが、禁煙後何年も経った後でも喫煙に対する渇望の引き金となる。こういった喫煙欲求の沸き上がりは患者にとっても非常に意外なものである。学習された行動をなくすには、以前その行動に結びつけられていた刺激のすべてに対して直面し、抵抗し、最終的に消滅させてしまうことが必要であることを、このような引き金となる出来事の存在が明確に示している。

同じように神秘的な薬物への飢餓感の再来とそれに引き続く再発についてアブラハム・ウィックラーがヘロイン嗜癖者について記載している。[15] 彼の患者たちはケンタッキー州レキシントンの連邦施設で何年間も薬なしで生活しており、ヘロインに対する興味はもうないと語っていた。しかしニューヨーク市の彼らの地元に帰るや否や、彼らは薬物に対する渇望が再び襲ってくることを感じ、それは圧倒的な力をもっていた。ウィックラーは最初、長期潜伏性の生理学的依存と離脱症候群を引き起こすオピエート嗜癖の新しい生理を発見したのではないかと考えた。しかし、ヘロインが入手可能であるという信号によって誘発されたヘロインへの渇望を、これらの嗜癖者はおそらく経験していたのである。

煙草であれヘロインであれこういった渇望の復活は、パブロフの（古典的）条件づけ理論からでも、スキナーの（オペラント）条件づけ理論からでも考察することができる。あたかもパブロフのベルがそれによって条件づけされた犬に唾液を分泌させたように、喫煙やヘロイン乱用では以前それが行われた状況が薬物に対する渇望を引き起こしたのかもしれない。あるいは、スキナーボックスの中で空腹時にレバーを押せば餌が出てきて空腹が癒されることを学習した動物と同様に、以前煙草や薬物注射の針というオペラントによって渇望が満たされたという経験がありそれが繰り返されたのかもしれない。

行動の習慣的側面に対する治療

これらの観察は、生理的な欲求が減衰してずいぶん経った後でも、患者の再発脆弱性は依然として大きいことを示唆している。行動と結びついた条件づけ学習は、生理学的な基礎がある欲求と同様に、問題行動に屈するように患者の背中を押す。実際、条件づけと生理機能は相乗的に渇望を産み出し、行動の素地を作る。したがって、習慣を断つことを目指す治療は、欲求に対する治療と同様、重要な役割を果たし、可能なら常に、共に用いられるべきである。

ジョンズ・ホプキンスのジョージ・ビゲロー、マキシン・スティツァー、ローランド・グリフィスらに率いられた精神行動薬理学研究ユニットは、アルコール、ニコチン、オピエートといったものへの嗜癖において、行動学的治療と薬理学的治療がさまざまな方法で統合され、それにより回復が促されることを示した。彼らは複数の偽薬を用いた二重盲検法の臨床試験を行い、そこでは併用群により効果が示され[16]、それに基づいて治療法の提案がなされた。

たとえば、複数の薬剤を乱用している患者に対してメサドン療法を行い、さらにメサドン以外の薬物を摂取しなかった場合には行動療法的報酬を与えることによる治療法を示した。メサドンによってオピエートに対する渇望が解消できるかどうかは、コカインやバルビツレートといった他の薬物を摂取しないでいられるかによって決まる。別の研究では、コカイン嗜癖の治療においてコカインを摂取しないでいることが商品券という報酬によって強化されることが示された。尿を提出し、それにコカインや他の薬物が含まれなければ、患者にはその日ごとに兌換可能な商品券が与えられた。[17]

強制的な行動療法も必ずしも否定されるべきではない。コリン・ブリューワーとジョン・スミスは仮出所後の観察期間中において刑務所に入らずにいられるには、薬物を止めていて仕事についている証拠が必要であるという強制的な側面が、入院や収監を繰り返すよりも回復の維持に効果的であることを示した。仮出所後の観察、メサドン維持療法、ＡＡへの出席など薬物に対する患者の反応をおかれた環境の中で根本的に変えるように介入の組み合わせが、薬物を止める可能性を上げる。[18]

行動上の遵守事項を見守る

行動における脱条件づけについて、前述あるいはそれ以外の研究から明らかになった重要な事実は、可能なかぎり患者の行動を見守ることが重要性であるということである。見守りの結果得られた情報は、適切な報酬と罰を用いて遵守の強化に用いることができる。嗜癖障害における見守る方法には、薬物あるいはアルコール消費の証拠としての尿検査や呼気検査が含まれる。自分が見守られていてその結果、前回やってきたときから今回までの間、再発への誘惑に打ち克つことができたかどうかが他者にわかると患者自身が知っていることは、患者が薬物を止めつづけることの助けとなるのである。

行動を見守ることによる効果の重要性は、アルコール使用障害や薬物嗜癖ほどには破壊的ではない状態の治療にも用いられている。肥満に対する治療、特に体重を気にする人たちの集団が作り上げたものでは、その治療の要となるのが週に一回の体重測定である。体重の増加や減少がプログラムディレクターによって記録され、それが患者本人の手に返されるという単純な行為が、次の体重測定までの間食事プログラムを守る刺激となる。

治療プログラムにおいて行動を見守ることは、ある状況では確かに取り締まり以外の何物でもないが、それ以上の意味がある。見守る行為は、実際の報酬や罰を与えるだけでなくそれらを患者に予期させる。断酒や薬物を使用していないことの証拠を記録すること自体が、それを遵守する刺激となる。その効果は、報酬としての治療セッションの間のより大きな自由から、罰としての制限の強い環境と監視に至る種々の付随的な動機づけ因子によって増幅される。

精神医学における行動の観点と他の観点との関係

治療の基本的な問題は行動の三要素（選択、欲求、学習）に結びつけられるものの、個々の事例では精神医学の他の観点も重要な治療上の指針を与える。その中には稀で非常に複雑な問題もあれば、一般的でどんな行動治療のプログラムにおいても重要なものもある。

脳の病理に関連した異常行動――疾患とのかかわり

行動障害の中で稀ではあるがよく知られるのは、脳病変、特に辺縁系あるいは前頭葉を侵す病理過程である。辺縁系では、感情と欲求への神経制御が行われており、前頭葉は欲求の抑制を司っている。内側視床下部を侵す脳腫瘍が、患者に強い空腹感と肥満を引き起こすことがあることについてはすでに触れた。疾患の治癒によって症状が消えるように、こういった種類の「症候的な」行動障害はその原因病巣への治療に反応する。同様な形で、アルツハイマー病の初期や脳梗塞後における性的欲求の歪みや過剰の報告がいくつかあるが、これらは悩ましい症状の代表的なものである。こういった「症候性の」行動障害の存在は、欲求やその表現の背後には生理学が存在するという考えについての自信を高めてくれる。しかし行動に対する制御のすべてを疾患の過程が壊す病態の治療は難しく、種々の薬理学的試行錯誤（ゴナドトロフィン抑制、神経遮断薬、その他）と十分な監督が必要となる。

行動障害と気分障害のかかわり

多くの患者が、うつ病性あるいは躁病性の気分障害の最中にアルコール乱用を開始する。女性のアルコール使用障害に抑うつ状態はしばしば見られる。「合併症」や「重複診断」という用語がこうした状態に対して用いられるが、いつもそれが明確なわけではない。特に重要な問題は、アルコールによってもたらされた症候性抑うつ状態（DSM-Ⅳでは薬物惹起性気分障害）と、大うつ病が先にあってそのいらだちや不安の苦痛から逃れるためにアルコールの消費をもたらしている場合の区別である。

飲酒と抑うつ状態が絡み合っている事例では常に、その相互関係は注意深く評価されねばならない。この評価は治療していく上で重要な意味をもつ。アルコール使用障害がうつ病に引き続いて起こる患者は、アルコール使用障害の治療中だけではなくアルコール消費の制御が達成された後でも、大うつ病に対する継続的治療を必要とする。アルコール使用障害に対して抗うつ薬による治療を追加するという提案は時に、アルコール使用障害の症状はすべて飲酒の結果かその合理化であるとするAAのプログラムにしばしば抵触する。最近になってやっと独立した疾患単位としてのうつ病に対しての意識が高まり、AAの指導者や後援者も一部の患者に対しては抗うつ薬とAAによる治療の併用を認めるようになってきた。

この二つを区別するには、患者に対する十分な知識を必要とすることは明らかである。素面になり離脱症候群がなくなるまでは、アルコールへの依存状態にある患者から患者の余すことのない情報を得ることは不可能である。中にはアルコール以外の薬物を乱用する患者もおり、問題全体を正確に理解するには何回か診療所に通い、素面であることが長期に渡っていることが必要となることもある。

同じ問題点の多くが無食欲症についても言え、これもまたうつ病に複雑に絡み合っている状態である。依存状態の嗜癖者の評価と同様、無食欲症における抑うつが飢餓状態による症候性のものなのか、無食欲症に典型的な自己卑下的な支配観念によるものなのか確信をもって理解することは、患者が飢餓状態から回復して初めて可能になる。

行動と気質のかかわり

個人の性格は行動障害において主要な役割を果たす。反社会的な気質を持つ人、つまり不安定で外向的で他人に対する配慮に欠ける人は、社会的制御や内省の影響を受けることは稀なので、薬物やアルコール乱用にしばしば走りがちである。「その瞬間を生きる人」として、彼らはむしろ度胸を試されるような機会、仲間がやっていること、興奮が約束されているかどうかといったことにより反応する。[19]

この種の人々に行動を変えるように説得することは本来より困難で、もし彼らがアルコールや薬物の影響下にあるなら本質的に不可能である。時には、法による強制力だけが彼らを治療に引き入れることが可能であるという場合もある。前に触れたように、仮釈放の形を取った法的強制力、行動を遵守しているかどうか注意深く見守ることや社会的一体化といったものが、こうした患者のアルコール使用障害や薬物嗜癖の寛解を維持する上で効果があると証明されている。

精神療法の特殊なプログラムから、複雑な反社会的パーソナリティ傾向を持ったこれらの患者の行動を管理するのにさらに役立つ方法が出てきた。これらの患者たちの自らの責任を矮小化し、行動を正当化する傾向に言及するより直面化を活用する集団療法が試されてきた。たとえば、デイトップ・ビレッジとフェニックス・ハウス（犯罪者でもある薬物嗜癖者への集団療法プログラム）は、その集団療法の形式がゆえに他のプログラムと比べ大きな成功を納めてきた。以前は嗜癖者であった指導者によって集団が率いられているということと、患者に直面化するために患者を苦しい立場に置くという要素によって、患者は自分の行動について正直になる。こういった集団では、患者にありがちな責任を回避する行動パターンは、集団の中のベテラン嗜癖者によって認識され、嘲りの対象となる。時には法的強制力による後押しが必要だが、究極的には患者を自身ならびに自身の問題と向き合わせる強い指導がなされている。[20]

感情的に不安定な患者は、治療契約を成立させることがしばしば困難となる。彼らはどんな治療でも自分たちの辛い気持ちを最初に扱って「変化することに対して準備ができている」状態にしてくれると受動的に期待し、治療の重荷を治療者の肩に載せるのである。しかし、患者のどこかにあるこういった期待は、「行動障害の原因を治療すれば、問題行動は溶けてなくなるだろう」という誤謬の新たな表現形にすぎない。これらの患者は、気持ちが楽になることではなく問題行動がなくなることが治療の最初の目標であることを学ばねばならない。しばしば行動が制御されるまでは、患者の感情の状態は治療チームとの意思上の葛藤に反応して、不安定で脆弱なままであり再発を正当化する。ここでも集団療法が、こういった感情に心を奪われることが回復の妨げになっているということを患者に教える手段になっている。「行動が最初であり、感情は次に来る」が、このプログラムのモットーとなっている。

要点

この章では、行動障害の治療目標は疾患の場合のように治癒という用語で語られるべきではなく、一つの生き方から別の生き方への変化として語られるべきであることを再度強調することによって、行動障害を治療する上での実際的な問題を明確化しようと試みてきた。動機づけられた行動障害に対する有効なプログラムは、選択、生理的欲求、条件づけ学習の三要素に対して働きかける。それは段階を踏んだ形を取っており、（1）時に強制的な形を取りながらも患者を治療に引き込み、（2）集団カウンセリングや個人カウンセリングを使って問題を解決し、回復への決意を持続させ、（3）欲求に対して適切な精神薬理学的な緩和を行い、（4）再発を警戒しなながら遵守しているかを監視し、(5) 強化の行動反応を組織化し、(6) 患者の行動に影響を与えている生活パターンの再構築からリハビリを始めることを試みている。

行動障害は、欲求に起因するものと社会的学習に起因するものに分けられることを認識することは、適切な付加的治療を選択することにつながり、このうちのいくつかは大きな効果があることが証明されている。欲求の障害に対してする治療には、(1) 代替物（メサドン、ニコチンパッチ）による欲求の満足、(2) 欲求の減少（酢酸メドロキシプロゲステロン［Depo-provera］）(3) 罰反応（ジスルフィラム［抗酒薬］）(4) 強化反応の遮断（ナルトレキソン）(5) 危害の回避（注射針の交換）といったものが含まれる。

重要な社会的な学習要素をもつ無食欲症、ヒステリー、非行といった行動障害に対する治療方法には、(1) 精神療法によってよりよい目標や結果の方向に目を向けさせ、(2) 適切な選択や反応をした場合には報酬を与え（トークンエコノミー）(3) 社会的再構築とリハビリ（家族療法）等が含まれる。

行動障害を治療しようとする者は、患者に対しての長期的視野と再発に際しては多大な忍耐力をもつ必要がある。こうした患者の治療に当たっては辛抱強さと平常心が厳しく試され、すべての精神科医がこのような仕事をしていきたいと思っているわけではない。しかし、努力に対しての報酬は患者そのものからやってくる。当初まったく見込みがないように見えた患者の中に、安定した回復を成し遂げる者がいるのである。次章では特定の患者を例に挙げて、治療の概念について示していきたい。

第17章　神経性過食症
——段階的変化を通して治療される行動

この章では、神経性過食症の患者のある顕著な例を提示する。まず彼女の症状について述べ、次に治療とその合理性について説明していく。ここでの目的は、摂食障害に行動の観点を当てはめることが現実的で有用なことを紹介することにある。われわれがこれまで何度も述べてきたように、疾患と行動を区別する根拠に関し基本的な含意というものが存在する。疾患における症状の現れ方とは、その下に横たわる病理の結果に他ならない。そして、この病理こそがわれわれが努力して取り組む対象である。そうした努力を続けることで、症状が次第に薄らいでいくことをわれわれは期待する。そして患者を丁寧に診療し、症状を作り出す原因機序を見つけ出そうとする。

アルコール使用障害とは酩酊を得る目的からアルコールを飲むのであり、無食欲症とは痩せる目的で飢餓状態になるといったように、行動とはさまざまな目的の結果として表れる振る舞いとして見ることができる。すなわち行動の解釈は、こうした目的から得られる報酬と目的の結果の表れとの間に成立する。目的に目を向け、患者がその目的をあきらめる用意ができているかどうかを見るのではなく、行動から引き起こされた結果をあたかも特別な機序によって引き起こされた「症状」であるとみなしてしまうと、治療は誤った方向に導かれてしまう。

実際アルコール使用障害や摂食障害などの精神科治療における失敗の多くは、患者に混乱をもたらす生活上のあらゆる葛藤に取り組めば病理が治癒したときに症状が消失し行動上の問題は解消されるという仮定から生じている。行動それ自体、あるいは行動を変化させることに対して患者自身が準備できていること、さらには（たとえ一日だけでもよいから）病的行動を中断する努力に精神医学的な注目が置かれるようになって初めてなぜ行動が簡単にやめられないのかが明らかとなり、治療効果が上がり成果を収めるようになった。

まず、行動の中断に精力的に取り組むことが治療上のもっとも重要な点となる。治療過程の後半になると、患者がある種の責任を受け入れるようになる。すると患者自らが行動の中断に取り組み、行動を一定の制御下におけるようになる。この段階になって初めて、リハビリテーションの観点から患者の士気をくじくような個々の問題まで取り扱うことが妥当になる。

行動を中断する努力を実行するためには、まず患者が治療を自発的に受け入れる必要がある。患者のほとんどは行動の苦しみから逃れたいので治療に来たのであって、必ずしも行動全体を放棄するつもりはない。ここに葛藤が生じるのである。すなわち患者は行動について妥協したがり、精神科医は行動を中断しようとして妥協を認めない。そして患者は再び自分たちの選択を合理化しようとして逆戻りしはじめる。最終的に問題が解決するのは治癒によってではなく、考え込んでいる状態から行動に移行されるときである。[1]

この治療理論は、行動障害の精神科治療において高い有効性がみとめられ、症例を変え幾度となく再確認されてきた。アルコール使用障害、無食欲症、物質使用障害などでは、患者の注意を行動へ引きつけ、それに対して彼らにある種の責任をせまることで患者たちを回復へ導いている。この章で、われわれはある神経性過食症患者の長期経過について考察する。他の治療法では成功しなかったにもかかわらず、彼女の行動への段階的アプローチがどのようにして成功を収めたかについて述べたいと思う。段階的アプローチでは、まず彼女に行動を中断させる努力を行い、その次に彼女の身体的問題および日常生活上で行動の引き金となる要因に対して治療を行った。[2,3]

症例報告

問題

一四年間にわたる神経性過食症の既往をもつ若い女性が、われわれの摂食障害の治療施設に入院した。ここ数年は、食物を口で噛んでは吐き出すことを繰り返す行動へと症状が徐々に移行してきている。彼女は毎日何時間にもわたって、一人で少しずつ大量の食物を口へ運び、甘い物を噛んではまた吐き出していた。彼女はこの行動に日常生活が支配されており、甘い物を大量に購入するため、家計が深刻に圧迫されるほどであった。

背景

患者は正常な妊娠後、正常分娩によって出生した。彼女には数人の情動障害の家族歴があった。彼女自身、思春期後半から成人初期にかけてうつ病相が数回認められた。症状は、たいていの場合、抑うつ、自信・自己評価の喪失、そして意欲低下であった。しかし、彼女の摂食障害は抑うつ状態とは連動していないようであった。摂食障害は一四歳のときの外科手術後に始まった。彼女はこの外科手術によって、四五ポンド〔約二〇・四キロ〕体重が減った（一七〇ポンド〔約七七キロ〕から一二五ポンド〔約五七キロ〕までの低下）。この体重減少による外見上の変化を彼女はとても喜び、人々からの賞賛がダイエットすることで痩せを維持しつづけようとする結果を招いた。

行動

食事量を制限していることに彼女が不快になってくると、ダイエットは急速にむちゃ食いと自己誘発性嘔吐へと発展していった。この嘔吐により彼女の身体はむしばまれ、歯が重度に溶解し、外科治療が必要なほどの直腸脱を招くようになった。肥満は受け入れ難く、カロリー摂取を制御しなければならないという信念と併せて、彼女自身の行動による身体的な変調というものが、甘味な食品をひとしきり食べては吐き出すという現在の摂食行動へと徐々に移行させた。

この異常行動は彼女の日常生活のすべてになっていった。地元のパン屋をはしごし、ケーキやドーナッツ、特に表面にこってりと砂糖をまぶした菓子を買い漁るようになった。彼女は自分が一人になれる（夫が仕事に行くか寝静まる）までこれらの食べ物を家の中に隠し、一人になると彼女はキッチンに行き、食べ物を彼女の周りに並べ、数時間をかけすべての食べ物を平らげるのであった。すなわち、それらを頬ばり甘さを堪能し、できるかぎり少量を飲み込んで、残りをボールかビニール袋へ吐き出していたのである。

経　験

彼女はこの行動を取り巻き支えている経験の特徴について次のように述べた。第一に、彼女が楽しんだものが食べ物の味覚であるということ。つまり、甘ければ甘いほど好ましいのであった。第二に、彼女が咀嚼を制限する際に空腹なほど甘味が一層心地よかったため、日中の他の食物の摂取をできるかぎり控えるよう努力した。第三に、一度始めると彼女はすべての甘い食品を食べ尽くすまで行為を止めることができなかった。それは、甘味が単に気持ちよかったからだけではなく、行為を続けるかぎり精神的に満ち足りていたからである。この精神状態を、彼女は「ぼうっとして何もできない」と呼んでいた。これは心地よいリラックスした状態で、彼女を日常の心配事から引き離してくれたのである。

彼女はここ数年抑うつ状態があったことも語った。彼女には、摂食障害によって抑うつ状態が悪化したのかどうかについてはわからなかった。しかし彼女が抑うつ状態にあっても、この嚙み吐きしながら少量ずつ咀嚼する行為は心地よかったことは確かだった。そして抑うつの病相期には、より頻回にこの行動が行われていたようだった。

以前に受けた治療努力

彼女は、自ら真剣に治療を求めてきたようではなかった。彼女は我慢できなくなった家族に無理矢理連れてこられたのである。われわれの治療施設に到着すると、この一〇年間に他の施設で精神療法、精神科の外来、入院、デイホスピタルでの治療を受けてきたと語った。これらの治療では彼女が取った行動についての解釈を提案し、そしてその解釈は彼女自身と彼女の行動についての理解を高めるものであり、彼女自身が受け入れることができるものであった。しかし、このような解釈は彼女の行動を変化させることはなかった。彼女は過去数年間と同様に甘味を渇望し、習慣に浸り、ひどく悩んでいた状態で、われわれのところにやってきた。

提　示

治療チームは彼女が入院には協力的であると考えた。彼女は小綺麗に正装し、肥満も極端な痩せも認められなかった。しかし、家族からの批判に意気消沈していること、行動から得られる快楽のため結婚生活を持続できるのか確信がもてないことをやや心配そうに述べた。甘い食べ物を噛み砕いて吐き出すことが、いかに彼女に快感をもたらすかについて喜々として語った。彼女はこの行動をとっている間中、まったく満腹感を感じないことに気づいていた。時として長時間甘い食べ物を咀嚼していると、少々吐き気を感じることがあった。吐き気を感じたときか、食べ物を口へ運びつづけることに疲れたとき、彼女はこの行動を中止した。

彼女にとってこの行動は非常に快感だったため、これを止めたいのか自分でも確信をもてなかった。しかしながら彼女は、浪費された時間とお金のために多くのものを人生で失い、高度な教育や仕事、夫の善意さえも犠牲にしていた。同時に治療にも飽き飽きしていて、治療がどの程度この習慣を止めることに役立つのか想像できなかった。

治　療

彼女に対して、以下のような説明がなされた。すべての目標は彼女がこの行動を中断させることにあり、治療はまず彼女の行動自体を変えることに集中して行われ、引き続いて彼女の現在の生活環境や感情の安定性について評価し治療を行うこと、そして抗うつ薬に併せて集団療法や個人精神療法を行ったり、抗うつ薬以外に摂食行動自体を標的にした他の薬物療法を行ったりするかもしれないと説明がされた。また先入観を捨て、協力的に熱意をもってプログラムに参加することが彼女に求められた。

最初に行われた治療法は集団療法であった。集団療法では行動を変えることに対する彼女の姿勢を質し、行動を変えることに対する抵抗と、行動に対する責任を回避しようとする彼女の姿勢について自身で振り返り、常に真に意味のある説明を行うように求めた。生活上の感情を表現することを止め、病的で制御できない行動に対する彼女の責任についても考えるよう強く促した。彼女は単に変化することを「想像」してはいても、まだ「実行に移す」段階には至っていない状態にあると考えられた。気分の状態を安定化させるためにリチウムが、そして行動を強化してきたであろう「恍惚感」を抑えるためにナルトレキソンが開始された。

彼女は耳を傾け応じるようになってきたので、実行に移す段階に進んできたようであった。つまり自分の行動に対して責任をとる準備が整い、彼女は失敗の言い訳を探すよりもむしろ実行に移すために助けを求めるようになったのである。彼女の振る舞いがこのように変化してきたのでデイホスピタルへ移され、断続的に自宅への外泊の機会が与えられた。彼女の夫との面接により、夫婦関係で修正すべき一面が明らかとなった。彼女を摂食障害に陥らせ、摂食障害を促進してきた心理的問題（以前、彼女は非常に大きな関心を払っていたのだが）は、今となっては摂食障害を支える問題ではないと彼女は理解しはじめていた。そのため、過去を長時間にわたって再検討したり、回復するには自身の感情が解決されなければならないかのように「感情」を絶え間なく表現したりすることなどに、これ以上関心を向けないことに彼女は同意した。そのかわり、どうしても関心がいってしまう反復的行動にとらわれた現在の生活を考察するよう指導された。彼女が行動を制御できるようになると感情は改善されるため、行動の方が感情と比べて重要であると説明がなされた。

不安定な外向型の情動の気質も明らかになってきた。こうした性格が要求不満に対する彼女の感情的反応を強くしたものと考えられた。彼女を嚙み吐き行動に駆り立てる感情的な刺激を少なくするために、家庭、学校、そして仕事など日常生活上の葛藤を、彼女がうまく処理できるよう治療的指導がさらに加えられた。「行動を制御すれば感情はそれについてくる」のであると再度、強調がなされた。

「今ここで」という考えを支持するための精神療法、情動障害に対する薬物療法とオピエート報酬系への調整が続けられた。また彼女の「感情」に関わりなく、彼女の行動は彼女自身で制御されるべきであると日々思い起こさせるというアプローチが続けられた。その結果、彼女は数カ月にわたって行動を抑えることができた。彼女は外来患者としてこのプログラムに参加し、行動を制御することを目的として集団と個人の精神療法に参加している。また、今でもリチウムとナルトレキソンを内服している。

考　察

これはもっとも特異で破壊的なパターンの問題行動を呈した患者の一例である。行動は仕事、家族、健康などをおしのけ彼女の生活を支配しており、渇望感、すなわち摂食への強い欲求と飢餓によって引き起こされていた。しかし、この行動では食行動とその通常の目的（すなわち食物消費と栄養摂取）との間にある関係性が破綻している。このようなケースでは、耽溺行動によって身体的、心理的、経済的にどれほど貧しいものになっているかを見るとその行動の異常性が判断できる。

　行動を異常と判断するとき、常に道徳的批判が伴われがちであるし、今後もそうであろう。結局のところ他人が選択したことを異常であると判断することは、ある意味では個人の選択の問題なのである。こうした判断は、人が自由意志によって行動を選択せず、行動の虜になっていることが示唆されるときに支持されることもあろう。しかしそうした判断であっても、その対象たる行動はある人にとっては生きていく上で正しいと信ずるものであったりする。もしこの患者のように最大の関心の的が極限まで甘さを賞味することであり、これが逃れようのない渇望に根ざし、かつこの行動が患者の他のすべての能力を蝕んでいたとしたら、多くの一般の人や精神科医はすべからくこの行動は治療が必要な障害であると判断するであろう。行動障害であるという根拠を探すときに、精神科医は四つの情報源にあたる。（1）その行動が正常からもっとも隔たっている点を顕著に描き出すような特徴、（2）その障害を支えている素因にある心理的特徴、（3）その異常行動を引き起こすような不適切な学習が行われている状況、（4）乱用の生物学的な素地を明らかにするような生理学的機構との関連。この患者を解釈し治療プログラムを立てていく際に、この四点について検討を行った。

行動特性

　ジェラルド・ラッセルの神経性無食欲症と神経性過食症の診断基準によれば、どちらの疾患も「肥満への病的な恐怖」を含んでいる。そのため拒食症では食事摂取量を制限するし、過食症では過食、嘔吐、そして下剤乱用などを行う。[4,5] この肥満への病的な恐怖は、「優格観念」という特徴をもっている。これは社会の他の人と共有されている観念であるが、患者は著しく感情的にこれに傾倒し、そのことにより支配的な行動が引き起こされる。「狂信的行為」あるいは「支配的情熱」などのような用語には、優格観念という概念が含まれている。多くの正常な人々も体重が増えることを多少なりとも心配する。しかし、摂食障害の患者においては、優格観念（人には痩せすぎはない）が究極の関心事となってしまっており、これにより彼らの行動は駆り立てられ、他のすべての関心と営みが取って代わられてしまう。

摂食障害に関する疫学的エビデンスは、この疾患の性質についていくつかの特徴を示している。摂食障害は、（1）若い女性における（2）比較的上級階層の（3）先進国でみられる（4）現代社会の疾患である。ある意味でこれらの特徴は過大評価された観点が加味されており、衣服の流行とよく似ている。こういった摂食障害は疾患とは異なり、あらゆる集団において認められるわけではないことは注目に値する。むしろこの障害は文化と密接に結びついているようである。つまり特定の社会・文化的環境下で、成熟過程にある女性に生じる心理・社会的な動機や葛藤にある点では根ざしており、患者はこの行動を実生活の例や体験を通して学習するのである。[6]

どのような心理学的特徴が摂食障害を支え、この障害に特徴を与えているのであろうか。この疑問は精神科医にとって長年にわたる問題であった。あるときは食事を制限することが、摂食制限なり嘔吐の意味を解釈、説明すべきと考えられたこともある。この障害の症状に意味が求められ、性的な問題との葛藤から生じる反応として症状が表れるとも考えられた。たとえば拒食症の摂食拒否は、無意識下の口唇受胎の要求を示唆しているとか、過食症の嘔吐は性交に対する嫌悪感の抑圧であると言われた。これらの概念については第15章においてローランドからの引用として詳しく述べた。[7]

これらの解釈のほとんどは、今となってはデータに基づかないものであり、たいていは男性の精神科医が想像した女性の精神生活の観念によって、連続的にかつ日常的に置き換えられていったのである。患者たち自身は、彼らの痩せることに対する苦悩というものが、他の女性と比較することから生じ、かつこれにより終わることがないと語る傾向がある。彼らは痩せた他者を見ては羨ましがる。つまり他者に魅力的な肉体的特徴を見出し、痩せを自己制御能力の指標と信じる。そして激しい空腹にもかかわらず、彼ら自身を痩せさせる異常行動を学習してゆく。

この患者は、しばしばショッピングモールで見かけた女性たちについて述べ、自分自身をより痩せた人たちと比較していた。彼女もまた鏡の中の自分の姿によって特別に束縛され、どの「部分」がより痩せられるかに注目していた。この無食欲症の女性の「比較することで頭が一杯になってしまっている」ということは、バレーダンサーやファッションモデルなど、職業的に身体の外見を他人よりも厳しく形作らなければならない人たちの間で、拒食症の発生率が高いということを説明することができる。女性が自分自身を他の女性と比較することは、性的な葛藤と同様に、摂食障害の背後にある動機であるように思われる。

素因と「合併症」について

重度の飢餓状態にある無食欲症患者の最初の治療段階は、飢餓を緩和することである。これは患者たちの理解能力を回復させ、次の治療段階に進むのに役立つ。入院施設においてはこうした救命措置はさして難しいことではない。われわれは看護師の献身的な助けを借り、痩せ衰えた患者たちの体重を毎週三―五ポンド〔一・三六―二・二七キロ〕安定して増加させることができる。この患者は飢餓状態ではなかったが、後述するように彼女の食生活に対しての治療プログラムが開始された。

神経性無食欲症や神経性過食症と関連したいくつかの合併症が知られている。これらの合併症は、この障害に対する素因とかかわるため直接治療することが必要であることもある。特に「情動障害」は、摂食障害の患者の間で広く見受けられる。この状態では、投薬治療（われわれの患者ではリチウム）と注意深い経過観察が必要となる。「強迫傾向」もまた摂食障害を複雑にする。この特徴も個別に取り扱っていく必要があり、薬物療法に反応するものもある。[8]

これらの併存した心理学的素因と摂食障害との関係は理解できるものだ。もし、自分自身を他の女性と比較することがこの障害の基本であるとするならば、抑うつ状態による否定的な自己評価と完璧主義という強迫主義的態度は、痩せていることが理想であるとする社会・文化的な圧力に一層の力を与えるであろう。一度摂食障害を発症すると、これらの合併症が治療されなければ摂食障害は継続し回復を妨げられる。

摂食障害に共通しているよく知られたその他の心理特性に、神経性無食欲症では不安定な内向性、神経性過食症では不安定な外向性という気質の偏りがある。内向的な人が、条件づけされた感情的反応を通して相対的な安らぎをもとうとすることが、状況が慢性化することの重要な特徴だ。すなわちこの種の学習は、神経性無食欲症が継続してしまう重要な要因だ。というのも、これらの患者たち（ほとんどが内向的である）は脂肪食品をひどく嫌って反応し（条件づけ）、それゆえ食べ物を選ぶ際にはカロリーのある食用脂肪を避けて選択するのである。

不適切な学習

アメリカ合衆国における摂食障害の歴史的変遷は、これらの行動の背景に教育や社会規範が一定の役割を果たしてきたことを示唆している。一九四〇年代には摂食障害は大変稀であり、しかもそのほとんどはカロリー摂取を制限するタイプの神経性無食欲症が典型であった。一九六〇年代の初頭になると神経性過食症が出現した。それは新型の摂食障害であると考えられたが、瞬く間に広がって摂食障害の典型となっていった。この変遷が、痩せていることが流行であるという時代における強力な社会的学習というものを示唆しているとジェラルド・ラッセルが最初に指摘した。[9] 摂食障害を持続させてしまうもっとも重要な心理学的な報酬は、おそらくカロリーや体形コントロールの学習過程で得られる自己効力の感覚であろうと思われる。

前述の患者は、体重増加を伴わずに味わいたいという欲求を満たす新しい行動を学習し、古典的な神経性過食症から奇妙な「噛み吐き行動」へと行動が変化した。これにより嘔吐行為による痛みを感じないで済むようになった。この過食症から無食欲症に変化することによって、彼女は何時間にも渡って甘い食べ物を楽しむことが可能になり、体重増加を心配する必要もなく、また強制的な嘔吐行為による肉体的苦痛も味わう必要がなくなった。

背景となった生理学的基質

空腹という欲求を制御する体内に組み込まれた機構に関するわれわれの知識は、この患者が新しい行動を学習していった過程を示唆すると同時に、潜在的に有効であろうと思われる補助療法を見つけ出すことができた。空腹であればあるほど、一層異常行動は快楽をもたらすことができると彼女は述べていた。そして味覚が彼女の行動を強化していたため、どのように甘味（正常な食行動の生理学においても重要な要素であるが）が食物の消費の快楽という喜びと結びついていたかわれわれは検討した。またさらに、彼女の「噛み吐き行動」を説明するため、味覚の心理学ならびに生理学のあらゆる面から検討を行った。

味覚の生理学　味覚は、食物摂取の制御や管理にかかわる大変重要な神経系の一つである。甘味の行動を強化するという特性は、ほ乳類の生理学的機構に組み込まれている。それは非食物から食物を区別する手段でもあり、同時に満腹に至るまで食物摂取を続ける報償としても機能している。甘味を他の味覚から区別することによって、人は栄養価のある食物（たとえば熟した果実など）を食べることができ、空腹を満たして良好な健康を維持することができるのである。

この患者は味覚から甘味だけを選択的に強調することを学習し、その刺激に支配された。甘味への耽溺に対する抗いようのない「渇望」が発達し、この耽溺感は至福で、寛いだ状態にさせ、官能的あるいは彼女の言うところの「ぼうっとして何もできない」心理状態を作り出した。こうすることによって味覚はバランスのよい食物摂取の維持・制御といった通常の機能から離れ、誤用されるに至った。

味覚を強化する脳の機能　甘味がどのようにしてこの患者で見られたような渇望の経路を形成するのか、味覚の生理学は示唆を与えてくれる。大脳辺縁系のドーパミン経路は、一般に快楽と快楽行動にかかわる脳システムである。ねずみや猿では、この経路を生理学的に刺激すると、「自己刺激」を引き起こされる。またこの経路はコカインといった刺激物質を摂取した人のPETで「明るくともる」経路でもある。[10]

この経路の神経細胞体は中脳の腹側にあり、その軸索は辺縁系に伸び、その神経終末からドーパミンが放出される。中脳のドーパミン神経細胞体への入力の一つは菱脳から入力されているが、この菱脳は脳において最初に味覚が知覚される部位でもある。そのため、味覚によって引き起こされた菱脳からの神経活動は、中脳辺縁系のドーパミン細胞に影響を与え、内因性のオピエートを放出させうる。そして、これこそがおいしい食事による快楽やその強化作用をもたらす神経物質なのかもしれない。[11,12]

味覚によって誘発された行動における中脳辺縁系のドーパミン経路の重要性は、薬理学的にも支持されている。古くはパブロフによって初めてデザインされた「擬似」食餌モデルがこの経路の重要性を立証したが、近年ではコーネル医科大学のジェラルド・P・スミスらが、これを用いて摂食行動での生理学的制御を示した。擬似食餌群においては、ねずみには胃婁が形成されており、食べた物はすべてただちに胃婁から流出し胃を膨らますことも食物が小腸に流れ込むこともない。この結果、ねずみは何時間にも渡って液体食を中断することなく食べつづける。そして、食物摂取の速度は溶液中の甘味の程度に従って変化するため、擬似食餌の摂取速度は、実験動物の食欲のよい指標となる。

ティモシー・カークハムとスティーブン・J・クーパーたちは、ねずみを使ったショ糖をまねた擬似食餌摂取がナロキソン（オピエート受容体の拮抗薬）によって遮断されることを示したが、これはわれわれの患者を考察する際にも興味深い。[13] ジェラルド・スミスらも同様の報告を行っており、彼らはピモジド（ドーパミン受容体のブロッカー）投与がショ糖をまねた疑似食餌の摂取量を減少させたとしている。[14] 薬理学的実験系では、中脳辺縁系のドーパミン経路を結果的にはたらきかけるオピエート受容体活性化を阻害する物質（ナロキソン）、もしくは辺縁系のドーパミン受容体を阻害する物質（ピモジド）は動物のショ糖の摂取量を減少させた。これらの観察により患者での臨床試験が行われることになった。

この情報の治療的適用　神経性過食症を見てきた数多くの人々が、神経性過食症がねずみの擬似食餌摂取に類似していると述べている。実際、この患者が反芻して甘い食事を咀嚼したり吐き出したりする行為は、擬似食餌にきわめて類似している。彼女は砂糖をまぶしたり砂糖を焼きこんだりしたような食べ物を探し求めた。空腹は行動にエネルギーを与え、また味覚による快感を増強した。自然な満腹感は訪れないため、彼女はすべての食べ物を咀嚼し終わるまで摂食しつづけた。そしてこれもまた注目に値するのであるが、彼女はこの行為をしている間に魅惑的で至福に満ちた心理状態、つまり不摂生な行為を推奨するような一種の酩酊状態が作り出されていたのである。

　これらの観察とショ糖の擬似食餌摂取による動物実験から、彼女の主治医は内因性のオピエートが彼女の行動を維持させているのではないかと考えた。ナロキソンが味覚から得られた快感を減少させ、その行動強化因子を減少させる可能性があるため、彼女にはナロキソンが勧められた。この薬物は、彼女の異常行動を引き起こし維持してしまっているもののすべてに効果があったわけではない。しかしながら、通常とは異なる奇妙な摂食障害の形態と酩酊様の心理状態を考えれば、ナロキソンを試すことは正当化されることのように思う。この患者は、ナロキソンが投与されたら甘味へのこだわりが減少したと退院のとき述べていた。こういった証言は他の試験によって再確認される必要はあるが、それでもこの証言は治療的仮説を支持していた。

　彼女の行動に空腹が果たしていた役割を考え、治療プログラムでは自身を強い空腹状態にさせないよう強調した。入院中、彼女は一日三回、簡素な量の食事が与えられ、この食事では体重が増加することはないことが示された。このような方法で空腹を満たすことは大きな体重増加につながらないが、過量摂取を招くような強い食欲を防ぐことができると彼女は安心させられたのである。そしてこの簡単な食事による健康維持により、嚙み吐きへの興味がさらに減っていったのである。

行動障害の治療の段階

この患者の治療プログラムは、それが段階的になっているという点で行動障害に対する典型的で標準的な治療法であり、プログラムがいくつかの構成要素に分割され、それぞれ固有の治療目標があり、その目標が達成されたときにのみ次の段階へと進められる。

第一段階でのゴールは、行動に対する責任を自覚させ、変化に関与させることにある。第一段階がもっとも難しい治療段階であったし、そうであることが多い。実際、彼女は自身の制御できない感情や堪え難い生活環境というものが行動の原因であり、彼女が改善することを医師が期待する前に医師はこうしたものを軽減させるべきであると反論した。治療にあたるチーム（と集団療法のメンバー）は患者のこうした考えを（笑顔で）否定し、自らの行動に責任を取りたくないのではないかと、彼女に問題への直面化を促した。彼女はこの方針に強い不満を述べ、感情から決断に注意を向けることに対し強く抵抗し、一度は退院すると言ってわれわれを脅しさえもした。

彼女が回復過程での「行動」相に移行できたとわれわれが確信できたのは、とうとう彼女が行動の快楽とそれによる報酬について話し、その行動がいかに彼女にとって魅力的で、その行動を止めることが困難であるかを口にしはじめたときであった。はっきりしたことではないが、どうやらこの変化は、彼女の感情に焦点を当てた治療努力の多くが失敗してきたことを繰り返し直面化させた後に生じたように思われた。彼女はさまざまな資源を使い果たし、彼女の夫は忍耐さえも使い果たした。それでも治療チームは彼女の合理化を指摘することをあきらめなかった。そして、彼女は「今こそ変わるときである」と認めるようになったのである。

彼女がすすんで行動が自分自身のものであることを認め、それらと対峙していくようになった治療段階の次の段階には、付加的な治療として彼女に説明されたものが含まれており、それらはきちんとした食事を取ることや、併存している抑うつ状態に対する治療、オピエートがはたらくがごとく増強されてしまっている嚙み吐き行為に対する治療があった。これらの治療は彼女の行動を維持させてしまっていると思われる要素に対するもので、彼女の回復をサポートすることを目的としたものでもあった。また、常に他の女性をモデルにするといったように、痩せることに対する彼女のがむしゃらな努力の背後にある社会的学習に対しても、われわれは挑んだ。過去に痩せていることに対して過大に評価された観念に取り組んだ人々は、その考えが不合理であることを彼女に認めさせる手助けをした。

強烈な感情や満足を控えることができないという彼女の気質も、彼女を容易に行動へと駆り立てる問題として取り扱われ、彼女は自身の情緒をより上手に管理することを学習するよう求められた。集団療法はこの段階でも続けられ合理化への直面化が必要で回復の行動相に移行することが必要とされるようなこの治療プログラムに入ってきたばかりの人たち（彼女も数週間前はそうであったのであるが）を同化させる作業に貢献しはじめた。これは、彼女自身の行動上の問題に対する新しいアプローチを学習するためにも役立った。

退院が近づいた治療の最終段階では、彼女の現在の生活環境とそれらが行動へ与える影響について検討がなされた。特に、彼女と治療者との面接に夫も同伴し、彼が心配するのも当然であるような問題が題材に取り扱われただけでなく、不満に対する彼女の反応について彼がよりよく理解できるようにさせ、またそのことによって葛藤を一緒に避けることができるようにしたのである。

彼女は引き続き外来治療へ通院し、再発の防止に努め、結婚生活と仕事のためのリハビリの努力を続けている。未来のことはわからないが、身体に関する彼女の混乱した考え方について振り返り、また彼女を葛藤から遠ざけるような治療努力が続けられている。そして、回復に向けて困難を克服しようという彼女の決心は今なお固い状態にある。

要点

行動障害の治療を例示するためにある症例を呈示し、学習と身体的機構が複雑に絡み合っていることと、治療とリハビリへの段階的アプローチについて強調して説明した。行動とは彼女の責任に他ならず、回復というものは行動に責任をもつ心の準備が整ったときにのみもたらされるものである、と彼女に気づかせることが最初に行われたことであった。次に、治療者は併存する抑うつ状態や不安定な感情、貧しい食事、そして、内因性の行動強化因子といった、行動を促したり誘発させたりするものを制御することで彼女を手助けした。しかしながら、長期にわたって行動を止めるかどうかは、それに対して彼女自身が行動をとるだけの準備ができているかどうかにかかっている。

特に、行動が変わる前に感情が安定するか、結婚生活上の問題が解決されることが必要であるという彼女の期待は、間違った合理化であることを、集団療法の中で彼女に直面化させた。改善という感覚が作り出されるものではなく、回復とともに自然と訪れるものであり、行動が続くかぎりは結婚生活上の問題点をいかに解決しようと努力しても失敗すると彼女は理解させられた。そして、かつては彼女と似たような考えを抱いていた集団のメンバーらが、彼女の痩せることに対する態度や行動について取り上げた。彼女のこの態度や行動といったものは、もしそれに耽溺することがなければ消去される条件づけられた現象であると認識された。最後に、彼女の家庭生活と仕事を通じた社会復帰に向けてリハビリが行われた。

いくつもの特有な学習された要素と生理学的な強化因子をもち、変化のみを考え来院したこの患者は、首尾よく回復に向け行動していった。この重要な最初の段階を経た後では、彼女に対するサポートは以前は彼女が無視してきた問題を解決することに焦点を当てており、彼女が回復した状態を保つのに役立つであろう治療が提供された。これは治癒ではなく変化であり、他の変化と同様に変化しようという意思がなければ始まらなかったのである。

第18章　ヒステリー

行動障害の中には、体内に組み込まれた生理的欲求によって引き起こされるのではなく、社会的状況から引き起こされ、そしてその社会的状況が行動に意味や方向性を与えているものがある。精神科医は日常的にそのうちの二つ、すなわちヒステリーや自殺に接しているが、これらは目的指向性の行為という点で行動であり、目的が逸脱しているという点で障害である。しかし、これらは体の中にある飢えや食欲といったものが表出されたのではなく、直面した問題の解決過程で学習された逸脱行動であるため、心理学や生理学で用いているような意味での「動機づけられた行動」ではない。

定義と特徴

「ヒステリー」とは、「躁状態」「せん妄」「認知症」と並ぶ精神医学の重要な用語であるが、その名前自体が最大の問題であるのかもしれない。ヒステリーという名詞そのものは、患者がもっている何かしらのもの、すなわち病気を示唆しているが、「ヒステリー」とは、「疾患」のように患者がもっているものではなく、患者が行っていることすなわち「行動」として定義されるべきである。ヒステリーの患者は、身体的または心理的障害の症状や兆候を模倣する。[1]

「ヒステリー」は身体医学・精神医学的な症状の模倣、すなわち苦悩に対する不満によって作り出された、見せかけの表現や機能障害の誇示といった行動を広く一般に指す一般用語である。この用語の境界は曖昧で微妙に融合しあっており、そのうちの一つが不安や心配性であるため、さまざまな一過性の症状を呈して受診する病気不安症である。そしてもう一つが、医者の注意を引くために自傷行為を行う作為症である[2]〔訳者注：二〇一九年現在、少なくとも日本ではこの見方は肯定的な支持を得ていない〕。「解離性」のヒステリーから「転換性」のヒステリーを区別することは、われわれが信ずるところでは時代遅れの精神力動的な理論であるため、DSM-ⅢやDSM-Ⅳのようにこれを区別することは意味がない。前者の心理的な症状と後者の運動感覚症状には、その性質上重要な差はなく、これらは何が「病気」らしく映るのかという点から選び取られたものの差に由来している。ある社会的文脈においては神経症状が通用し、また別の文脈では心理的症状が切り札となる。

よりわかりやすく定義すると次のようになる。ヒステリーとは多少の差があるにせよ無意識によって行われる行動であり、それは内科学的、外科学的、精神医学的障害を模倣し、症状を訴えまた苦痛の徴候を呈することで「病める者」としての社会的立場を得て、他者からの特別扱いや心配、注目を得ようとするものである。この定義においてさえも、この異常行動を束ねきれない曖昧さが残っており、それを解決するにはさらなる工夫が必要となる。

ヒステリーはさまざまな外観を呈するため、先の定義ではそれら一つひとつを特定することはできない。この外観のリストは、人間の病のカタログのように長くなりうる。ヒステリー患者は、痛み、脱力、吐き気、健忘を訴え、彼らは麻痺があるかのように、目が見えないかのように、耳が聞こえないかのように、口がきけないかのように振る舞い、また、失神、けいれんに陥り、舞踏病様の運動にもだえ、いくつかの異なった人格を表出しさえする。実際彼らは、彼ら自身が「病」であると考える表現であればどんなものであれ生み出すことができ、それによって他者の注目を引き込み、「病むこと」によってもたらされる利益を得ようとする。

医師は往々にして「疾病利得」の提供者であり、診断を下すことに魅せられた専門医は、こうした行動を呈する者の前では、恰好の観客となってしまうことがたびたびある。しかし同情を寄せたり、彼らを支えよう、守ろうとしたりする者はすべて彼らの行動の対象であり、おそらくは無意識的にこの行動を維持させてしまっている。こうした人々には、配偶者、親、兄弟、同僚、上司、教師などが含まれる。

「多少の差があるにせよ無意識に」とわれわれの定義で括弧付きで言ったのは、彼らが仮病や詐病を使っているのではないことを言いたかったからである。人の自己欺瞞がもつ力は多くの人に症状が妥当なものであると信じさせ、そしてその症状はそれを呈する者に利益をもたらす。彼らは自分自身や、彼らが病であると信じている他の者ほどには、医者を騙そうとしてはいない。ヒステリーとは、彼らが何らかの疾患、傷病、障害の犠牲者であるという誤った確信に由来する行動なのである。病を装うことによって得られる目的というものは計算されたものではなく、むしろ病であるという確信が徐々に出てくるようになり、病であることの利点も出てきてこの関係性を感じ、この行動を取るように突き動かされる。患者は、自身が病におかされているという間違った信念を行動として示しながら、その行動自体をさらに学習していってしまうのである。このことはどのようにして多彩な症状が出て、これを見る人の反応によって異なり、これらが時とともに変化していくのかについて説明するし、回復過程においてなぜ多くの患者が、自分が「病」であるという信念と格闘しなければならなかったのかと述べるのか、についても説明する。ヒステリーと信念の関係は、嗜癖と渇望との関係と同じなのである。

最後に、この行動の目的自体も曖昧である。態度、推論する力、判断を歪めるようなうつ病や認知症のように、その人はすでに「疾患」であるのかもしれない。努力することなくすでに達成されている目的を、どうして追い求めるのであろうか？　と人は言うかもしれない。しかしながら、ここで言う目的とは病の重荷を求めることを指しているのではなく、「疾病利得」――特に周囲からの保護や注目や援助――を求めることを指しているのである。社会学者タルコット・パーソンズは、われわれの文化が「病者の役割」にある人に対して与える特権について語る中で、病の状態であることに組み込まれている利得について述べた。[3,4] これらの特権には、仕事からの解放、周囲の人々からの気遣い――これらは、もし表現された障害というものが「犠牲者である」という主題を周りに伝えることができれば（ヒステリー様の行動を「もっている」ことが、セイラム魔女裁判を引き起こしたように）、障害はより一層強くなる――や、葛藤や負担からの解放が含まれている。「ヒステリー」という用語を改善したものとして、デビッド・メカニックとイジー・ピロフスキーらは、パーソンズの病者の役割の概念から「異常な疾病行動」という表現を作り出した。[5-7] メカニックとピロフスキーによって強調された行動障害の長所も受け入れながら、しかし伝統的な用語である「ヒステリー」も簡便に参照できるものとして残しつつ、われわれはこれらの用語を臨機応変に用いていく。

要約すると、ヒステリーの定義は、ヒステリーの患者を他の患者から確信をもって選別することが難しいほど曖昧さを孕んでいる。しかし、この概念自体――すなわち、誤った信念によって誘発された愁訴であり「異常な疾病行動」として表現されているという概念――は、その行動の症状や、その論理的な説明、治療について考えるには十分に考えられたものである。

急性症状と慢性症状

通常、急性と慢性のヒステリーは区別される。急性ヒステリーは、ＤＳＭ－Ⅳで転換型と解離型の障害に分類されているが、ここでは人の注目を引くようないくつかの兆候や症状が人為的に組み合わせたものが、比較的突然、生じるのである。多くの症状は神経学的機能と関係しており、四肢の脱力、麻痺、感覚脱出、突発性の視覚・聴覚障害、奇妙なアテトーゼ様もしくは舞踏病様の運動やてんかんに似たけいれんなどがこれに含まれる。

それと同様に、急性のヒステリーには突然の発語困難、記憶の脱落（自分が一つであるという自覚の喪失を含む）、幻視、幻聴、同一性の破綻などのように、心理学的な装いを呈することもある。

ＤＳＭ－Ⅳでは、身体科障害もしくはブリケー症候群でまとめられた慢性ヒステリーの患者は、根拠のない人為的なものであると判明するような痛みや、失神、腹痛、吐気、咳嗽、息切れを、長期にわたって訴えるのがその特徴である。彼らは時に、複視、協調運動障害、健忘といった神経学的障害を示唆するような症状を訴えるが、その頻度は低い。しかし、彼らは一生を通じて身体機能のほとんどすべての症状を訴える。消化管は症状（たとえば、腹痛、吐き気、嘔吐）としてもっとも好まれる部位のようであるが、肺、心臓、整形外科、泌尿性殖器の症状をも呈す。そして、彼らはこれらの症状を鮮明にかつ詳細に訴えるため病理的探索が精力的に行われることがあるが、試験開腹を含むこれらの検査では確実な病変を見出すことはない。[8]

患者のことをよく知る医師は、「愁訴行動」がうつ病の再発や、かけがえのない人との葛藤、経済的危機など、患者が負担に感じる生活上の出来事によって悪化することに気がつくようになる。すると、消化器、泌尿性殖器、骨や筋肉などのあらゆる身体機能での些細な症状が患者を圧倒するようになり、患者は不安に満ち、医師から医師へと渡り歩くようになる。

ヒステリーが消滅しつつあるとの意見があるが、それは正しくない。ジョンズ・ホプキンス大学病院精神医学部門において、精神科的コンサルテーションを受けた患者の二・五パーセントに何らかのヒステリー症状があった。急性型は神経内科や精神科の病棟で見られるが、慢性型は内科でも一般的に見受けられる。ヒステリーは消滅しつつあるのではなく、今日、何が病気として通用するのかを人々が学び、あまり目立たない形を取るようになっただけなのである。けいれんや舞踏病アテトーゼのような運動感覚系の機能不全といったありふれた表現から、健忘や意識変容といった心理機能の微妙な症状に取って代わられてきている。

同一性の破綻は、この流れに沿ったもっとも現代的な例であり、一九五七年以前にはこの症状はヒステリーの中でもきわめて稀な形であった。しかし、C・H・シグペン、H・クレックリーによる『イブの三つの顔』という本の中で症状が描かれドラマ化されると、さっそく小さな流行が始まった。[9]この小流行は、フローラ・リータ・シュライバーによる『シビル』という本が発売されると再び流行し、全国に広まっていった。[10]後者の著書では、複数の人格症状を示す人々を「犠牲者」の側面から紹介したので、大きな反響を呼んだのである。この著書の中では、この「病」は小児期に受けた忘れ去られた性的虐待に対する自然な反応であり、その記憶は抑圧され「別の」人格に解離されていると主張された。この考え方は患者に強力な力を与えただけでなく、現代の政治思想や「性闘争」の支持を得た。

ヒステリー行動の特定と理解

ヒステリー症状を見出し理解するためには、（1）症状、（2）患者の気質と過去の行動から明らかとなる素因、（3）肉体的、心理学的、社会的に症状を誘発するような環境から得られるエビデンスについて考える必要がある。これらの三つの源泉すべてからエビデンスが得られるわけではないが、患者のことをよく知る人物（多くは家族であり時には主治医）の助けを借り、一つひとつを系統的に吟味していくことが望ましい。

症　状

ヒステリーでは、ほとんどの身体的・心理学的症状が模倣されるが、症状の模倣の正確さは患者の医学知識次第である。看護師や医師は、非医療従事者と比べ見事に症状を模倣する。[11]しかし、十分な時間、医師と交流するにつれ、どんな患者であれ、完璧に模倣するようになる。

急性のヒステリー症状は常に鮮やかであり、麻痺、足の拘縮、けいれん発作、感覚脱失、失神、そしてヒステリー性遁走といった形をとる。それらの症状は神経学的兆候が解剖学的経路と一致していない点、けいれん発作が脳波所見を伴わない点、失神や遁走をしても決して怪我をしない点から、人為的産物であることが明らかとなる。実際、急性のヒステリー性の機能障害は、看護師、医師、家族といった他人には負担をかけるが、尿失禁のように患者に負担をかけるような症状はなかなか現れない傾向にある。ヘンリー・ヘッドは、神経学的症状に似せたヒステリー症状の多彩な人為的特徴を古典的総説にまとめた。[12] 同一性の破綻がことによい例であるが、ヒステリー性の人工物であるとたいていの場合は考えることができる一定の心理学的症状といったものがある。

慢性のヒステリー症状でより漠然とした自覚症状は、頭や首か腹部や背中の低い位置に出やすい。はっきりと訴えているにもかかわらず、痛みの正確な場所がわからなかったり、生理学的に自然な領域を超えて妙な形で手足に広がったりする。それらの訴えをもとに診察した外科医が患者を手術したりすると、癒着による症状や古い手術痕が加わって、現在の病像をより込み入ったものに見せることもある。この問題を悪化させるという潜在的可能性がヒステリーを早期に発見し、疾患ではなく行動として治療していくことの理由である。これらの患者たちは自分たちが病気であると強く確信するあまり、侵襲的な治療や外科手術といった試練を医師に促し、また実際に要求するため、こうした警告は必ずしも現実に効果をもたらすことは難しい。

気質と素因

ヒステリー行動を取る患者は未熟で依存的であり、悩んでおり、また感情的に不安定である。彼らは恐怖や葛藤を抱きやすく、問題を解決するための有効な手段を見つける能力が低い。そのために、注目を引くような信念・行動に安易に飛びつきやすい。彼らは葛藤を抱きやすく、また周りから酷く扱われたと考える傾向にある。ある人々は特に影響されやすく、また暗示にかかりやすく、これは催眠にかかりやすいこととも関連する人格的素因なのである。[13]

カール・ヤスパースはこれらの患者にみられる誇張、演技への熱中に気がつき、「自身と他者の両方に対して自分を自分以上に見せ、自分ができるもの以上のものを経験したいと渇望」することがその特徴であるとした。[14] 自分自身に魅力を感ずることと、他人からどう見られるかということに熱中することが、この気質には深く根づいている。そういった人々（いつもではないが、たいていの場合は若い人々）は、何か特別な社会的地位を与えてくれると信じ込めるような意見や行動に傾きがちであり、特に知的な複雑さ、精神的な深み、劇的で突然の苦悩などは魅力的なようである。こういった性格は他人から無視されたと感じたり、興味をもたれていないと感じたりする環境と組み合わさると、他人の注意を引くことを求めてヒステリー行動を引き起こす。

衰弱するような内科的、または外科的な病気にかかっているときには、多くの患者たちはこうした暗示に抗する力を失いがちである。成熟した成人において、これまで葛藤を処理する際に病気を模倣するという行動を決して見せたことがなかったのにそれが見られるようになったときには、認知症やうつ病のような病気が突然発症したために判断力が低下している可能性を考えるべきである。

処方薬や耽溺性のある薬物による中毒は、時としてヒステリーを惹起し、これを維持させてしまうことがある。実際、近年流行した悪魔的儀式虐待では擬似記憶が見られたが、これらの記憶を復活させた患者の多くが中毒量のベンゾジアゼピンを服用しており、指導者からの誤った暗示に嵌りやすくなっていたのである。こうした鎮静剤の影響がなくなると彼らは記憶を否定し、改善を示した。

慢性のヒステリーでは、感情の不安定性や自己脚色、強迫的な傾向という素因の組み合わせが、しばしば明らかになる。この病気を作り出すような素因の組み合わせを最初に指摘したミカエル・カミンスキーとフィリップ・スラヴニーは、これが「愁訴行動」を引き起こすと提案した。これらの患者たちは自身の問題、特に些細な身体感覚や症状について不安が駆り立てられるような方法でくよくよと考え、自己を脚色して注意を引きたいため、この問題を我慢せずに家族や主治医に症状として声高に訴える、とこの二人は主張した。彼らは病をもって

いると見られ、治療されることを求めるのである。[15,16]

ある患者では、こうした性格特徴は既往歴からも明らかになるであろう。かつて検査で原因が何も見つからなかったり、手術をしても何もなかったりしていたら、今回の愁訴も同じ類いの可能性があり、それらは内科よりは心理・社会的な治療がなされるべきことを示唆している。

環　境

急性と慢性の双方のヒステリー症状を引き起こすような環境の典型として、抑うつ気分や欲求不満を引き起こす環境がある。時にそのような気分はうつ病の産物であったりするが、生活していく中での苦痛や葛藤、あるいは無視されたと患者自身が感じる結果として生じることの方が多い。出どころがどこであれ、これらの気分は不健康感を維持し、患者は環境から暗示を受けやすくなる。文化的環境は病気や能力障害の例とそれが社会に受容されるモデルを提供することによって、「病者の役割」を基本的に支え、これを供給する。実際、社会的・文化的体験のあらゆる組み合わせが、素因をもった個人において病的行動として汲み取られ、増幅され形作られてゆく。患者は、家や病院で病気による能力障害がある人との接触を通じて病を目撃し、病のもつ社会的な利点という側面を羨ましく思うのであろう。抑うつ的な看護師が麻痺患者を看護しているうちに、同じように力が入らないという症状を呈してしまうのかもしれない。気落ちした学生が健忘症に関する映像教材を見ていると、彼もしくは彼女自身に記憶障害を感じはじめるかもしれない。

いくつかの社会的要因がヒステリーを引き起こしうる。あらゆることが自身の健康に関し自らを欺くよう教え、そうするよう実際に誘惑するのである。社会的要因は病気のモデルを供給し、危機や障害への社会的関心を増幅する媒体として作用したり、患者が以前から抱いていた関心事を激しい症状に形作ったりするようだ。ある例では、ヒステリー症状を呈した一人が、他の人も病気であるという信念のもと劇的な症状を呈し、それが他人に

「伝染」し、学校、オフィス、あるいは修道院で、激しいが短期で収束するような急性のヒステリーを流行させたことがあった。一八八〇年代、パリの精神科病院サルペトリエールの責任者をしていたジャン＝マルタン・シャルコーが、彼が研究対象としていた患者たちに「ヒステリー性てんかん」の行動を引き起こしてしまったように、厄介な患者を診察するうちに患者を疑わない医師が患者たちに対して、症状を暗示させてしまうこともある。[17,18]

より悪質な影響をもつ扇動者には、魔女狩りをする人々、陰謀的な理論家、催眠術師、サタンや輪廻転生、宇宙人による地球侵略を心から信じる人々などが含まれる。こうしたヒステリーを引き出す人々はすべからく、邪悪が現在進行形で存在していると信じており、症状やその徴候、病状の経過を患者に対し暗示を行うのである。もし記憶障害を感じている健忘症の学生が、「抑圧された記憶」の概念に魅せられた教授による心理学の講義をたまたま受けたら、その学生は自分の記憶障害が「忘れ去られた」性的虐待を反映していると信じるかもしれない。[19]

症状を誘発するこうした環境に、症状を増幅させかつそれを維持する学習という役割が加わることが、ヒステリーを理解するためには必要となる。つまり、社会的文脈は病者の役割という目的を与えるのみならず、目的へのたどりつき方までも与えてしまう。こうした方向づけは、（1）他の人々の病気を見たり、『イブの三つの顔』のような本が提供したりするようなモデル、（2）一定の「症状」に対して、専門家が幾度となく興味を示すことによって生じる報酬、（3）慢性疲労症候群や「抑圧された記憶」などのように、あまりよくわかっていない状態などについて悩んでいるときに、自身の感情や感覚をどのようにみたらよいかが記載してある解説書、などによってなされる。

ヒステリー症状がどのように進行したかを注意深く聞き取っていくと、ヒステリー症状の背後で学習が果たしている役割が明らかになる。このように病歴を取っていくと、最初は取るに足らない状態から始まっていることがわかる。おそらくは、ごくわずかに足下がおぼつかなかったり、チックのように引きつったり、記憶が曖昧であったりなど。それらが時とともに、診察する医師たちの注意を引くうちに、麻痺、舞踏病アテトーゼ様の不随意運動、悪魔的儀式虐待における性的虐待や宇宙船による誘拐といった記憶などに発展していく。

当初から実在した身体的症状も、こうした学習過程の始まりになりうる。たとえば、偽性てんかんがほとんどの真性てんかん患者の中において見られる。病気の苦痛、発作の経験によって促された自己暗示、鎮静剤による脱抑制などが他の症状を誘発させるような要因と組み合わさり、患者に学習を促し自身の症状をより誇張した症状が出てくるようになる。[20,21]

誘因や素因にかかわらず、ヒステリー症状がその周囲の人に対して与える影響によって、その症状は維持されてしまう。医師や精神療法家は、患者に病気を暗示するのに特に重要な役割を果たしてきてしまったのかもしれない。他にも、たとえば「患者会」の仲間が「症状」の正当性を後押しし、行動を強化しうる。

しかし、病気への信念と病気を装っていることが一致して欲しいという患者自身の願望（もしくはその必要性）が症状を支えつづける重要な要因であり、これにより症状を疑う者に対して患者が激怒するのである。一致させたいと思うゆえに、症状を引き起こさせる環境がなくなった後も多くの患者たちでヒステリー症状が持続する。暗示に従ってそれに一致させることで、異常な疾病行動を維持させているのである。[22]

本節の要点

ヒステリーの症状は、身体的、心理学的障害が人為的に表出されたものである。たとえば、偽神経学的あるいは偽心理学的症状や徴候は、自分が病気であり治療が必要だと信じている患者に現れる。

患者のこの信念やその特殊な症状は、暗示によって作られ、他者の注目を引くことにより維持される。患者が属する社会が病気、精神障害に対してもっている考え方、特に著名な医療関係者たちがメディアなどを通して患者やその社会に対して広めている考え方も、そうした暗示や注目の重要な背景要素である。したがってヒステリーとは、適応障害、人格障害、身体と精神障害の共存状態を含む非特異的な病態に苦しむ患者が、他者に対して自身が「病」であることを社会的にうまく申しひらきできるような特異的な症状をもつようになった心理－社会的状態像なのである。

患者の信念がその地域社会の信念から発展し、他者から受ける注目という報酬によって、症状が増幅し維持される。こうして見ると、一六、一七世紀の魔女の大流行、一七八〇年代にアントン・メスマーによって引き起こされたヒステリー症状の爆発的な流行、シャルコーのヒステリー性てんかん、そして最近では解離性同一性障害や「回復した」記憶の流行などのような歴史的なヒステリーの流行を理解することができる。患者の信念と社会の信念は、互いに強化しあい、維持しあっている。

ハロルド・メルスキーは、ヒステリー障害は“doxogenic”な状態とも言い換えられると力説した。この用語はギリシャ語の意見を意味する“doxe”と、作り出すことを意味する“genon”に由来している[23]。患者の訴えというものは、患者と文化の相互作用の結果生じる病についての観念により決定されるとこの表現は強調している。ゆえにヒステリーは、多様な心理・社会的基盤がある行動である。ヒステリー症状の流行は、患者が属している文化的態度や信念（すなわち、社会的に容認された「病」の概念）とともに増減する。

このようにある医学的状態に悩まされているという患者の信念により、ヒステリーは「後押し」されるが、患者に見出されるべきあるいは介護されるべき病の病理や病態生理があると信じる社会的な要因が、意図せずに症状を作り出す方向に作用し、ヒステリー症状が「引き出され」もする。患者と観察者の信念が現代の社会・医学的概念と同調し、「異常な疾病行動」を誘発しそれを維持するのである（図12を参照）。

診断における諸注意

ヒステリー症状や症状を誘発するような環境、患者の素因について徹底的に評価することだけでは、その診断

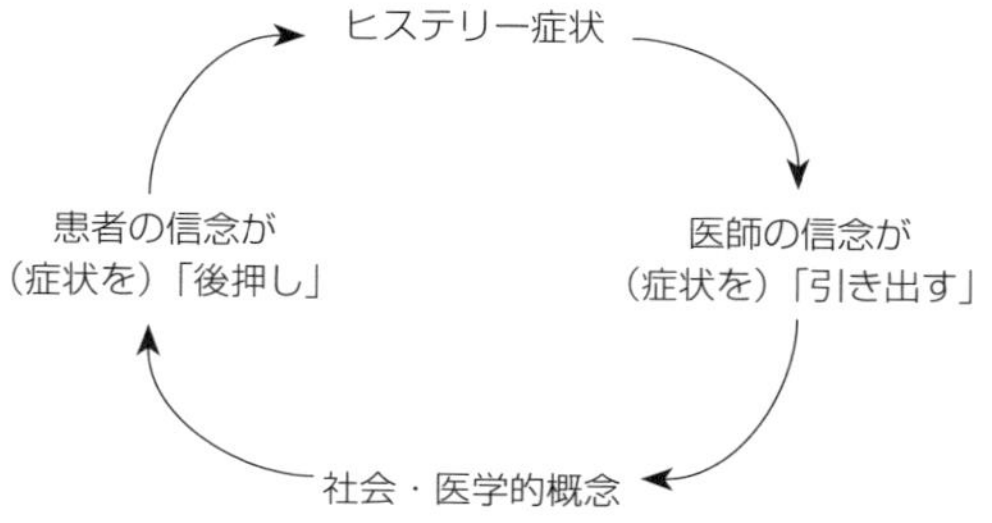

図12　ヒステリー行動と社会的誘発の相互作用

を下すことはできない。症状や徴候を変化させる多くの医学的所見が見落とされがちである。心理・社会的方法もしくは、逆暗示によってその症状が改善するということが、ヒステリーと確証する唯一の根拠であるという、診断上重要な基準がある。

ヒステリーの診断と結びついていた他の落とし穴の中で、一九六五年にエリオット・スレイターやエリック・グリセローによってこの点が特に強調された。神経科のクリニックで、当初はヒステリーと考えられていた患者の経過を追っていくと、多くが神経学的あるいは精神医学的疾患であったと判明することをこの二人は示した（確かに彼らは先に診断を下した医師より、より熟考することができたのではあるが）[24]。次に示すことが隠れている身体疾患を見落とすという過ちを犯すことなく、自信をもってヒステリー行動に対する治療を行うことを可能にする。

ヒステリーの診断が考慮されるときには、きちんとした病棟カンファレンスが行われるべきである。ごく一部の者にしかわからない状態を含め、患者の症状を混乱させるあらゆる状態を提示するため、治療チームの全員がこのカンファレンスに招かれる。その後、診断を導く可能性のある非侵襲的な理学的検査や臨床検査を決めるためにこれらの状態を一覧表にし、合意はグループで行われる。もし腰椎穿刺や筋生検、脳の画像を含む診断が身体医学的な変化に否定的であるならば、その患者はヒステリーとして治療されることになるだろう。（新しい症状ではなく）新しい徴候が患者に現れるか、治療効果を判断するためにあらかじめ決めてあった期間内に患者に改善が見られなければ、さらに診断を疑ったり躊躇するだろうし、もしくは他の診断を考慮することなくこの治療が続けられる。新しい徴候が患者に現れるか、ある一定の期間内に患者に改善が見られなければ、診断のためのカンファレンスが再び開かれ、これが繰り返される。患者が治るか正しい診断がなされるまで、このような方法により治療が進められ、また診断に対する注意が適切に考慮されていく。

偽の説明

「ヒステリー」とは、その古さのみならず数多くの見当違いの説明ゆえに手に負えない医学用語の一つである。もっとも興味をそそられることは、誤った説明が基本的に類似していることである。疾患の症状がその病態生理を明らかにし、特定の出来事が悲嘆といった感情状態と結びつくのと同じように、ヒステリーの症状は何かしらの内的な活動を明らかにすると想定していたのである。

実際に、「ヒステリー」という用語は、その症状が子宮（ギリシャ語の“hystera”）の機能障害を反映しているという古来の考えに由来している。この主題が繰り返されたものの一つに、子宮は「満足」を求めて体内をさまよいながら、他の臓器にぶつかって症状を起こすと信じられていたものがある。さまよう子宮が体内を圧迫するために、胸がつまる感じがしたり頭痛や腹痛が生じたりする、とヒステリーの愁訴が説明された。

子宮による説明はあまりにも馬鹿げているため、その方法論的欠点からわれわれの視点をそらしてしまっている。この説明では、たとえば心不全のときに浮腫が生じるのと同様に、ヒステリー症状は何かしらの内因性の生物学的あるいは心理学的な機能障害が原因であると想定している。しかし、ヒステリーとは行動なのであって疾患ではない。それは患者の内にある病的経過によって形作られた徴候や症候群ではなく、自身が何かしらの医学的な不運の犠牲者であることを自身や他者に納得させるために、患者自身が表現しているものなのだ。

ヒステリーを説明しようとするとき、患者の外への影響や効果という観点でその行動を把握するのでなく、その症状の病態機構を患者の内に求めようとすると、現在の心脳関係の理解をしばしば超えておかしなものになってしまう。彼らの提案のあるものは子宮の仮説と同じように空想的であり、理解しようとするすべての努力が誤った方向に注がれてしまっている。実際、ヒステリーの歴史を辿ると、さまよう子宮に始まり、悪魔憑き、魔女の呪文、フランツ・メスマーの「動物の磁力」という説やシャルコーの生理学的な提案、性的葛藤の象徴的「転換」であるというフロイトの意見に至る。現在の流行している説では、解離性同一性障害は「著しい抑圧」あるいは「分離」を通して、「交代人格」へと記憶を区分化することにより、幼少期の性的虐待が忘れさられているのであると主張している。[25–28]

ヒステリーの誤った治療も、歴史的に同じ経過を辿っている。これには、「子宮を引き戻すためとして」生殖器を暖めたり、悪魔を追い払うために徐霊をしたり、魔女の呪文を防ぐためのまじないや、葛藤の感情を和らげるためのカタルシス、「交代した人格を統合させる」目的で虐待の記憶を「回復させる」ために催眠術をかけるといったものが含まれている。信念を修正したり、行為も中断したりするのではなく、治療されるべき障害が内にあるという誤った提案がこれらすべての過ちを招いている。

被暗示性を高め、病者の役割という目的を望ましいものとしてしまい、疾病らしい特徴を強調してやってしまうものが、ヒステリー行動を維持させ誘発する心理・社会的な要因である。これらの症状を誘発する態度、信念、想像などはあらゆる原因から起こりうるが、その目的とするところは理解しやすい。この行為の背後には疾患の病理（もしくは精神病理）はなく、魔力や悪魔がこの行為をさせているのでも、心的外傷体験があるわけでも、性的な葛藤が日常的にそれを引き起こしているわけでもない。患者は病を模倣することよって自分の不満のはけ口をそれ以上は見つける必要がなくなるが、ヒステリー症状にはそれ以上の象徴的、あるいは機能的意義はない。

この方法論的分析には、いくつかの実用的な面がある。もし患者の問題が、ある特定の内的な病理や心理学的過程を直接的に示しておらず、これが学習によって増強され他者から注目によってさらに強化された信念によって生じているのであれば、その治療はこの認識に従うべきである。病理を治療したり無意識の葛藤を解決したり、あたかもそれが問題の根本であるかのように特別の出来事をもち出したりすることが強調されてはならない。それよりも、逆暗示や再学習といったような形で「病」の信念を変えていく努力こそまず行われるべきであり、それに引き続いて、彼らのあらゆる問題を処理していく上でより有効な手段を用いていけるように導いていくべきである。

治療

ヒステリーの治療を論じる前に、病を模倣する患者に対しては、医師は興味がそそられるよりも苛立つかもしれないことをまず知っておくべきである。しかし、もし医師がその人の中にある何かしらの人間的な表現——自己欺瞞的な芝居じみた——側面を見つけることができれば、この行動から患者を救い出すことにやりがいを感じるかもしれない。

ヒステリーの治療は説得と逆暗示からなる。医師は患者に対して、彼らの考えが間違いであり、その考えをもとにした行動は彼らの生活を妨げるものであると説得する。ほとんどの行動障害の治療に関して当てはまるが、これはある種の意思の闘いである。そしてこの障害では、闘いとは、自身が特別な病をもつと主張する患者とそれを否定する医師との間の闘いである。注意すべきは、この闘いにおいて直面化しすぎて患者が治療から脱落しないようにすることである。

時に医師が患者の生活環境に焦点を当て、単に患者の注意を現在の症状から逸らすことが成功につながることもある。このアプローチの例としては、「あなたは病気ですが今は回復しつつあります。これらの症状を十分に消し去ることができなくても、これ以上に悩まされることはないでしょう。あなたを助けるために、家であなたを悩ませていることに今取りかからないといけません」というような発言になるかもしれない。もし患者が医師が始まりつつある問題をサポートしてくれると信じるようになったら、注意を他に向けるのにはこの発言で十分である。

解離性同一性障害においては、注意を逸らすことが非常に重要となる。医師や看護師は、「交代人格」とそれが本当の人格であるかのように対話してはならない。ヒステリー性盲の患者に白い杖を与えることでその症状が持続してしまうのと同様に、「交代人格」との対話は信念を強化しヒステリー行動を強固なものにしてしまう。治療チームは「われわれは、交代人格と対話することが役に立たないということを学んでいます。あなたは自分自身で、そして、われわれが決めたことを話さないといけません」と言い、患者がこの指示に従うことを学ぶまで面接を打ち切るのである。

慢性のヒステリー患者は、自身の状態について医師が何かしらの反応を示さないかぎり、症状を繰り返しその症状は広がっていく。診察していく中で彼らの信頼を勝ち得た後に、彼らの状態がDSM-Ⅳにある身体表現性障害、あるいはブリケー症候群の記述にどのように当てはまるかを彼らに教えることができることをわれわれは学んだ。多くの患者は、自分たちの問題が既知の――実際に名目上だけのものだが――ものであることに満足しているように見える。彼らは、医師が行動障害の診断にあたって心配する社会的な偏見を気にすることなく治療プログラムに協力するようになる。結局のところ、治療的関与がたとえ彼らの期待していた内科や外科的なものではなくて、心理・社会的なものであったとしても、何か調子がおかしいという彼らの感覚が正しかったのだと彼らは考える。

ヒステリー症状のあるものは、より直接的なアプローチが必要となる。ひどいヒステリー症状が持続するかぎり、心理・社会的な困難を取り扱うことはできない。舞踏病アテトーゼに苦しみ、歩くことができない歩行障害の患者は、彼らの生活環境や問題の処理に取り組む前に、まずその行動を止めなくてはならない。

理学療法をとおして日々症状改善していくであろうという見込みを、医師が患者に説明するだけで治療がうまくいく場合もある。このような見込みは、看護師や理学療法士が行う訓練を患者に処方することで、患者に伝えることができる。ここでもまた患者へのメッセージは、治療はリハビリの一部であり、彼や彼女自身の協力が必要不可欠ということである。「病」が認められ、回復が予期され、治療が進行中であると患者が知るにつれて、予定通りに麻痺が消えていくのをわれわれは見てきた。

しかし、時に患者の被暗示性を増して、医師の説得力を高めることが必要なこともある。この目的のために――「隠された問題」を詮索するのではなく、患者が逆暗示を受け入れやすくするために――催眠を用いたり、アモバルビタールを静注して患者を多少酔わせた状態にして冗舌に語らせたりすることで、重症のヒステリー症状が消えることもある。両下肢麻痺の患者を椅子から立ち上がらせ、歩かせることもできる。もしそのような患者が促されて、自身の回復を他の人に見せるためにみなの前に導かれでもすれば、麻痺は通常ぶり返すことはない。その次に、治療的会話の焦点を信念や異常行動を促した生活環境へと移すことができる。

精神科医が症状の背後にある苦悩が解決されるであろうと患者を安心させたとき、その暗示によって改善したヒステリー症状がぶり返すことは滅多にない。そして、もしヒステリー症状が長く維持されているのが慢性的な生活上の問題から来ているのではなく、患者の行動のつじつまを合わせる必要性から来ており、逆暗示による説得という気まずさを感じることなくこれらの症状を放棄する機会が患者に与えられたならば、このことは特に当てはまるのである。その後、患者が心理学的、社会的リハビリを速やかに始めれば、再発を防ぐことができる。この努力の中で重大な点は、大うつ病やパニック障害といったヒステリーを誘発する合併症を適切に診断し治療することであろう。

慢性のヒステリーやブリケー症候群の患者の長期的な管理は、行動上の問題について医師と患者の双方が理解したときにうまくいく。これらの患者は、彼らに興味をもちつづけてくれる医師を必要としている。持続的治療プログラム——すなわち新しい愁訴の再出現をすばやく察知し、その原因を吟味し、うつ病の再発といったあらゆる促進因子を予防し、この種の行動上の問題を親身に考えてくれるプログラム——だけが、不必要な医学的、外科的介入からこれらの患者を救い、迅速かつ経済的にも効率よく再発から救うことができる。

要点

ヒステリーとは、自身が何かしらの病や障害の犠牲者であると信じ、病の訴えや身体的症状を起こす人々によって身体的あるいは精神的な疾患が模倣された行動である。それは一般に、（1）障害の劇的な「徴候」が突如として現れる急性のヒステリーと、（2）医学的訴えが長期にわたり習慣的に続く慢性のヒステリーの二つの形態を取る。

どちらの状態もその行動の目的は、自身が「病」であるという信念を他者が受け入れるよう患者が他者に訴えることにある。この概念を正しく理解し、心理学的な素因や症状を方法論的に正しく考え合わせることで、説明や治療が間違った方向に向かうことは防がれる。心理学的な素因や誘発因子は一般的で非特異的であるが、異常な疾病行動や病者として患者が行動することでそれらは特異的な表出となる。

ヒステリーは出現している症状の特徴やそれらが発展した背景（関連した精神的・身体的疾患、最近のライフイベント、学習の内容や暗示）、そして患者の素因的特徴を評価した上で診断される。急性のものであれ慢性のものであれ、ヒステリーの治療は速やかに診断を行い、症状を作り出すような暗示から患者を遠ざけ、逆暗示を行い、心理学的なリハビリを提供することにある。治療やリハビリの最終局面は、持続する苦痛を軽減し、今後は異常な疾病行動に頼ることなくやりくりしていくことを患者に教えることにある。

第19章　自　殺

病的行動は、自然の欲求――空腹、性欲、睡眠欲など――が、時には疾患によって、より多くの場合は生活上の経験の中で蝕まれるときに生じる。われわれはこれらを動機づけされた行動障害と呼び、その中には自己誘導性欲求としての物質使用障害やアルコール使用障害を含む。

われわれは、あるタイプの行動障害は、内因的な欲求で引き起こされるというより、多くの場合打ちひしがれやすいという心理学的素因をもった人々が社会的要因とからまって、目的指向型の表れとして表れることも説明してきた。ヒステリーはその一つの例である。自殺は心理学的要素と社会的助長要因が相互に関係しあうもう一つの例である。この章ではわれわれはこの相互関係について詳しく述べる。われわれの目的は――過食症やヒステリーのように――自殺は個人の選択と社会的影響がからむ行動であると主張することにある。

定義および統計

自殺は積極的に自己破壊を求める行動である。それはそれを示す個々人の中でその生命を脅かす強さにおいていろいろである。本質的に、自殺しようとする者たちはみな、そのような行動を起こさせる気にさせる何らかの精神状態を患っている。最近の不運な出来事は彼らに喪失感や絶望感を引き起こしてきた。さらに人々の自殺の危険を増す社会・文化的、人口統計学的要因もある。

自殺は合衆国において死因の第九位である。毎年三万人以上が自殺で亡くなり、何千人もの人が未遂に終わったものの自殺を試み傷ついている。[1] 精神科医の中には、カール・メニンガーが彼の本『おのれに背くもの』[2]で述べているように、すべての人生を脅かす行動を自殺に関連するものと位置づけたがる者もいるが、われわれはこれを精神医学的思考過程での比喩が極端すぎると考えている。喫煙や暴走運転、アルコール消費などがそれぞれの誘発要因や目的をもっているようにいかに自殺行動が自己破壊に向けられたのか解釈できる。[3]

どんな自殺症例においても、個人の気質とそれに関わる要素が絡みあって存在している。結果として、確認できる精神科疾患、特別な個人的出来事、社会・文化的要因などのかかわりが予想されるものを検討する。試みは、今世紀の精神科医や社会学者が常に行ってきた。この努力は自殺者に関する情報を集め、治療法も編み出されてきた。しかしながら、自殺率全体の減少は認められず、これはとてもがっかりさせられることであり、またわれわれがもっと自殺について研究しなければいけないことを示していた。

精神医学的要因

自殺に関する精神医学的調査によって、自殺既遂者および未遂者ともに精神障害を患っていることが一般的であることがわかった。ワシントン大学のイーライ・ロビンスとその共同研究者たちは、家族や友人という情報提供者を通じて遡及的に注意深く精神科病歴を聴取した。そして自殺の九五パーセントが診断可能な精神科疾患を患っていることがわかった。大うつ病がもっとも多かったが、統合失調症、パニック・不安障害、アルコール使用障害やパーソナリティ障害なども認められた。[4]

特定の精神医学的、医学的疾患をもつ人の間で見られる自殺の増加について科学文献を調べたクレア・ハリスとブライアン・バラクロウは、精神遅滞を例外としてすべての精神医学的疾患において自殺の増加が見られるということを示した。[5] これに平行した研究として、彼らは身体疾患と通常考えられているが特定の精神症状も示すいくつかの疾患、すなわちうつ状態を主要な症状の一つとするハンチントン病やアルコール使用障害を伴うアルコール性の肝硬変などで高い自殺率を認めた。しかし、これらの疾患と同じレベルの身体的負担をもつ、筋萎縮性側索硬化症、関節リウマチ、ウイルス性の肝硬変においては自殺率の変化を認めなかったことから、ある身体疾患で自殺率が高まることはそれらの身体的負担によるものだとは言えないようだった。大きな負担であろう妊娠状態や出産後の一年には自殺率は三倍から八倍減少している[6]〔訳者注：最後の例は二〇一九年現在の知識としては正しくないかもしれず、削除すべきかもしれない〕。

多くの自殺研究者たちは、年をとった人々は若い人々よりもより精力的に自殺の努力をするらしいことや、ある種の精神状態の患者は、自傷時に他の精神疾患患者よりも危険な手段をとろうとするらしいことを見出した。ポール・マクヒューとヘレン・グッデルはニューヨーク病院に入院した一〇〇人の患者に関して、バルビツレートで自殺を図った者を自殺の重症度に従って格付けした。このニューヨーク病院は蘇生技術が高く、重度の中毒患者が救急外来で運ばれてくるところである。この研究において、自殺行動における危険度でもっとも高い得点を示した患者でもっとも共通していたのは、大うつ病を患いより高齢だったことだった。生命を脅かす危険が少ない行動をとったのは、不安定な人格をもつか挫折するような社会的な対立に直面していた。ただ、これらの精神医学的診断だけではすべての自殺患者の説明にはならなかった。なぜなら、彼らのうちのかなりの人数が（中毒のレベルはばらばらであったが）重い身体疾患にかかっていたり経済的危機にあり厳しい生活状況にあったからだ。その群においてさえも年をとった人々の方がより危険な自殺行動と関連していた。[7]

多くの研究者が言及したように、自殺は攻撃性を内包し、しばしば衝動的に遂行される。そして自殺を遂行あるいは試みる人は、他の面においてもより強い攻撃性と衝動性を示す過去をもっている。過去には、こうした観察は自殺は「死の本能」[8]であるということを示すために用いられてきたかもしれない。脳内における神経伝達物質セロトニンのレベル低下が自殺を含む攻撃性のすべての状態への素因的傾向に関係していたという発見により、この攻撃的衝動と自殺の関係がよりうまく説明できるようになった。マリア・アスバーグとその共同研究者は、重大な自殺企図をした人における脳脊髄液中のセロトニン代謝物質５－ＨＩＡＡがより低レベルを示したことを証明した。この発見は、自殺を試みた人、自殺を成し遂げた人の両方において再現された。さらに、犯罪者や外部に対して衝動的な攻撃性を見せた過去をもつ人にも同様の脳脊髄液中の５－ＨＩＡＡの低レベルが認められた。この観察によって導かれたのは、神経生理学的に明記できる攻撃性に向かう素因——自殺のように自分自身に向かうものや放火や暴行のように他の人々に向かうもの——がこういった人々を特徴づけているかもしれないという仮説である。[9-13]

さらに研究を進めると、自殺者の前頭前皮質において、セロトニンの神経活動の減少に反応して代償作用として受容体のアップレギュレーションが起き、シナプス後部のセロトニン受容体数が特に増加していることを証明した。これらの受容体の変化は、腹側前頭前皮質においてむしろより明らかだった。腹側前頭前皮質は衝動行為を抑制する脳部位として知られている。自殺傾向という概念は、攻撃性や衝動性の他の表現と関連づけることができるが、こうした研究によってもこのように補強されてきている。[14-16]

この仮説は、臨床経験の中で浮かび上がってくるいくつかの質問の答えを見つける手助けとなることができた。たとえば、もし自殺の最初の刺激が患者の人生に関して悲惨な意味合いをもっていたとしたら（正しいにしろ妄想にしろ）、人は自殺と妄想的な絶望や自己否定との間にある関係性を説明できるが、そうでない場合なぜこの関係性に強弱の個人差があるかは説明できないだろう。より全体に立った見方をすれば、妄想的信念は抑うつ的な態度を引き起こし、その上で次に衝動性や攻撃性を引き出されて自殺に至るということになる。自殺における家族集積性は、うつ病に関する遺伝子とセロトニン活性の低下に関する遺伝子の双方の作用が必要なのかもしれない。二重適合が必要であるということは、うつ病の発症が遺伝学的な攻撃性気質を明らかにし、なぜ同じレベルの抑うつ状態にある人が同じように自殺に至らないかを説明することができた。以前の攻撃性や衝動性の病歴がある人は、自殺の家族歴と同じように、うつ病において自殺率が高いことが指摘されている。

これらの研究で期待されているのは、薬物療法、とりわけセロトニン再取り込み阻害薬が自殺行動に対する精神科治療を強化できるかもしれないということである。一般人や、特に精神科の患者において、セロトニン低下(hyposerotonergia)――ある種の自殺に関する生物学的マーカー――を見つける明らかな手段は、多くの自殺リスクのある人々を選び出し、自殺から守るという手段を提供することができるだろう。現在脳脊髄液の５－ＨＩＡＡ測定に限定されてはいるが、こういったマーカーの研究はセロトニン活動に対する機能的脳画像やセロトニン機能に結びついた遺伝子多型への研究へと発展している。自殺に関するハイリスク患者を見つけ出す神経生物学的検査は、精神科医たちにとって大きな恩恵となるだろう。[17]

自殺――精神障害や素因によってもたらされる行動――の精神医学的な知識が増加するのに従い、安楽死や医師による自殺幇助という概念がさらに疑わしくなっている。安楽死を支持する医師たちは、患者の医学的重荷や患者自身の生死についての考え方を大切だと主張するが、根本的治療が可能な精神医学的状態がいかにこうした重圧を引き起こしているかを見落としがちである。未来について患者がもつ、ゆがんだ抑うつ的な態度を過度に認めることによって、これらの医師たちがやる気を失わせ攻撃性を助長している。大半の安楽死擁護者たちは、末期の慢性疾患の患者における精神医学の論争点が「要点から外れている」とする。現在（そして未来の）すべての自殺についての精神医学的知見を退けているような意見に対して、われわれは明確に反対である。こういった情報を無視することは、医師による自殺幇助を患者への背信や権限の乱用に向かわせるものだとわれわれは信じている。

自殺の社会学的説明

社会学者たちは、犯罪や過失以外の他のあらゆる不適切な行動より、自殺をより中心的な課題にしてきた。自殺に追いやってしまうような社会・文化的要因はすでに発見されている。この行動の発生と制御を熟考するために、人は個人の生活史とともに社会・文化的要因を考えなければならない。

社会・文化的要因

自殺率の増加はある種の社会的問題と相互関係がある。この相互関係は、国家間、時代間、地域間に見られる自殺における相違を説明することができる。自殺行動は、ピーター・セインズベリーが言うには、生態学的側面をもっている。[18]

自殺と社会に関する最初の古典的研究は、科学的社会学の創始者であるエミール・デュルケームのものであった。デュルケームの偉大なる研究論文『自殺論』は、最初一八九七年に発表された。[19] 彼はフランスにおける自殺と社会の相互関係に関する注意深い研究を立ち上げ、そしてその行動を引き起こす社会的状態について述べた。セインズベリーは彼の有力な先行論文『ロンドンにおける自殺』の中でデュルケームの所見と概念を確認し、拡大していった。加えて、イギリス、アメリカ合衆国、スカンジナビアで、自殺の社会的背景を調査した多くの研究者たちは、自殺を起こす社会学的要因は、国家間、地域間で類似していることに合意しはじめていた。[20-23] 次にわれわれは社会的背景と自殺の間のつながりを認めるデュルケームの記述まで広めることとする。

利己的自殺　「利己的な自殺」という用語を使うことにより、デュルケームは自殺のリスクを上げる個人主義に寄与するさまざまな社会的環境を強調した。彼は、通常は宗教的、家庭的、政治的環境に由来して価値観を個人に与えてきた社会のコントロールがゆるんできていることが問題であるとした。このことで人々は、希望が妨げられたときに人生は意味がないと、簡単に個人の殻の中だけで考えてしまうようになっていた。

デュルケームの論拠は、これらの社会的影響が欠如すると自殺率が増加する点にあった。この点から彼はローマンカトリックに比べてプロテスタントや「自由思想家」の方が自殺率が高いと解釈した。同様に、既婚者、特に結婚して子どものいる人々（さらに五人までなら、子どもがいればいるほど自殺の減少が見られている）に比べ、独身や離婚した人々の中での離婚率が増加していることから、社会的制御が人々を守っているという彼の考えが支持されていると感じた。ハリスとバラクロウは、妊娠は自殺を防ぐことを示し、他者へ注意が向けられるような環境もまた——ここでは新生活——、人を自閉や自殺から引き戻していることを示唆した。[24]

デュルケームはまた、社会が病的な個人主義や自殺を助長する影響力をもつ確かな証拠として、戦時中政治的状況が団結を呼びかけたとき、国全体の自殺率が急速に減少したことを指摘した。そして共通の敵と直面した人々は、「個人の殻」から出て他者とともに大事なことに立ち向かえると、彼は信じた。

社会規範のない自殺　デュルケームは、経済不況で生じる時間の喪失や社会的崩壊を例にとり、社会規範のない自殺（アノミー的自殺）を導き出した。これらの社会では、失業、倒産、そして絶望が生まれる。デュルケームはそのような経済不況の時期においても貧困層で自殺率が増加しておらず、失業や予想もしなかったことに直面したより裕福な階層でより自殺率が増加したことを示し、単純に貧困でこれらの自殺が説明できるという意見に意義を唱えた。

他の社会学者たちがデュルケームの考えの最初の取り組みを広げることでアノミー（法律がないことを意味するギリシャ語からきた）概念をさらに発展させてきた。アノミーの概念は拡大し、行動規範の弱まりや欠如があり社会的孤立や社会的匿名性の増大した近隣都市で自殺率の増加を説明した。たとえば、ルース・カヴァンはシカゴの四つの地方における短期滞在の男性からなる人口の変動と自殺率の増加の関係を示した。それらの地方の住宅はほとんど安いホテルやアパートから成り、そこでは社会的つながりが弱く、人間関係が不安定で、没個性が一般的であった。[25]

大学生の中で見られる自殺は、家を出て見知らぬ土地で挑戦したり競争したりしながら生活基盤を立ち上げようと試みる中で、若い人々の間では社会的密接性が欠如しやすい点から説明できるかもしれない。大学の寮の生活がいつも入学前の人が想像するような支持的で首尾一貫した環境であるとはかぎらない。

学業への挑戦と落第への可能性が与えられるので、大学の環境は自己規範のない状態と利己的な両方の要素が結合した状態と考えられえた。しかしながら、大うつ病が同じ年代に見られることも事実であり、大学内での自殺率の増加は、一九六〇年から記録されている一五歳から二四歳までの間の自殺率の増加より高くないということはもっとも注意しておかないといけない事実である。[26] この事実から学生がうつ病や自殺の考えをもつことを訴えたとき、彼らの難しい状況について想像をめぐらせる前に、まず注意深い精神医学的評価をしなければならないはずである。[27]

利他的自殺　デュルケームが認めた自殺と社会的環境との最終的な関係は、彼が利他的自殺と名づけた社会がそれを促進するものである。この概念によって彼が述べたのは、ある種の自殺においては、社会的力、特に社会の価値や共同体の力は、個人自身が人生に求めていることを越えて、彼や彼女を飲み込むことがありうるということである。この飲み込むということは、グループやグループの理想を支えるためには、自分の人生を壊す義務を感ずることであらわされるかもしれない。デュルケームは、ヒンズー教において未亡人が夫への献身を示すために夫の葬式の薪の山で喜んで火葬されるという「スッテー」の習慣や、人前で恥辱を受けたときの日本の侍の「腹切り」をこういった自殺に含めている。西洋文化では利他的自殺は、女性が彼女の夫が自殺をするとき一緒に死を受け入れる自殺契約を指す。たとえば夫と一緒に毒を飲んだ作家アーサー・ケスラーの配偶者がある。こうした自殺契約において人生を終わらせることを望む男性は女性に対して、彼と死を共にすることで「彼女の愛

を証明する」ように巧妙に強制しているとハーバート・ヘンディンは主張した。[28,29]

利他的自殺においては、患者の考えが社会的な圧力に飲みこまれ、彼や彼女が死が妥当であると信じるようになってしまう。同時にこの自殺行動を促進する社会や文化的結合体は、合理化を行って個人に巧妙に圧力を加えるのである。ほとんどすべての文化は、さまざまな形で圧力を加えている。オランダやアメリカのある州における現代の医師による自殺幇助の行使は、この「利他主義」の例である。利他的自殺は、慢性的・末期的な病気におかされている患者の痛みに対して社会一般が直面せず無視したり、医師がその権利を乱用して自殺幇助を行うことの問題が正しく掘り下げられないかぎり、今後も合理化によって守られつづけられてしまうだろう。[30]

精神医学的、人口統計学的要因

社会的要因は自殺の大きな原因ではあるが、個人のケースを説明するには十分ではないだろうとデュルケームは主張した。われわれは、すべてのケースにおいて確かに重要な役割を演じているであろう精神医学的要因について述べてきた。第16章に記したように、社会的な力だけではあらゆる行動に対する完全な説明を提供することはできない。なぜならこれらの力はすべての人々に作用しているが、応じるのはそのごく一部の人々だけだからである。自殺を試みる人は、社会的力の影響を強める他の素因的要素ももっているに違いない。

人口統計学的要因もまた評価すべきものである。男性は女性よりも自殺率が高く、老人は若い人よりも、都市に住む人は田舎に住む人よりも自殺しやすい。自殺を試みて失敗した人は、今まで試みたことがない人々よりも、最終的には高い割合で自殺する。[31]

自殺のリスクの高い人とは？——社会学的・精神医学的要点

すでに論じた事実から、もっとも自殺の危険性のある人物とは以下のようになる。

年をとった男性で、独身か離婚していて、社会的かかわりが乏しい都心にしかも一人で住み、お金か職か健康を失うといったような状態が先行し、最低一回は自殺企図がある人である。もしこうした要素にアルコール使用障害やある種のうつ病が加わり、自殺が社会的に奨められ、具体的方法の指示やモデル（デレク・ハンフリーによる『安楽死の方法』においてはバルビツール系鎮静薬かアルコールを飲み、その上で頭からビニール袋をかぶるといった致命性の高い方法が詳細に述べられ、同書刊行以来この方法による自殺の増加が導かれたことにみられるような）を知ることができる状況なら、[32]自殺の危険性はきわめて高い。

評価、治療、予防

セインズベリーは、社会学者の発見は精神医学の発見と対立しないと指摘した。社会学は集団の行動を、精神医学は個人の行動を扱う。[33]それぞれのアプローチは正当にそれぞれの方法に沿ってそれぞれの所見を提供している。統合された自殺の説明は社会的状況と心理学的状況や心理傾向の両方の影響を評価している。治療と予防は、これらの増幅されかつ相乗的な要因をどのように考えるかにかかっている。

評　価

精神医学にとって自殺する危険をもった患者を認識することは大変重要なことである。これは十分に議論しようとするわれわれの目的を越えた複雑な問題ではあるが、強調すべきいくつかの率直な点も含んでいる。患者が自殺へ向かう傾向を評価は通常の初期評価をすることと、自殺率が高い状態である大うつ病やアルコール使用障害、統合失調症、そして以前自殺を試みたことがある患者のフォローアップをすることである。自殺の家族歴や衝動行為の既往は、より十分に検討し評価されるべきである。

評価をどの程度進めるかを決定するには常識が重要である。たとえば、ある人が抑うつ状態や滅入った状態でなく、むしろ不安をかかえて人生の問題に対して助けやガイダンスを求めてきたケースなどでは、いかにその患者が将来の予定についての質問に答えるかを見ることだけで、その人が問題や生きることをどう考えているのか評価できる。抑うつ的で落胆した感情を口にした患者を見たら、まず死についてどう感じているかを問うてみるべきである。これは「まだあなたの人生が価値あるものだと感じますか?」と聞いたり、あるいはもっと直接的に、「あなたと同じように感じている人の中には、もし朝になっても目覚めなかったらそれでもいいと思う人がいます。あなたは今までそんな考えをしたことがありますか?」と聞くことができる。もし答えが「もちろん生きる価値があると感じています」とか「そこまで落ち込んではいませんよ、先生」というものであれば、自殺が切迫したものではないという自信をもってもよい。しかしながら患者がもっと曖昧な方法で答えるならば、自殺の危険性や介入の必要性の度合いを評価するために、一連の標準化された質問が必要である。

これらの質問は特異性と論理的な順序が求められる。まず「自分の人生を終わりにしてしまおうと思うほどに気分が優れていませんでしたか?」と質問する。もしその答えが再び「いやいや、そこまで落ち込んでいません」とか「そこまで悪くないです、先生」というものであれば、それから医者は安心してその種の質問を打ち切ることができる。もしその答えが「はい、そういう考えが心に浮かびます」というものであれば、次の質問に移る。つまり、その傾向の深刻さを評価する意図をもって「あなたは具体的に自分の人生を終わりにする方法を考えたことがありますか?」というような、論理的で適切なものが続かなければならない。患者は再度「そんなに悪くありません、先生」と答えたり、「そこまではいってません」と述べるかもしれない。もしそうではなく、「はい、薬を飲むかもしれません」と述べたり「銃を使います」と言ったり、「『安楽死の方法』という本で調べました」と答えるようであれば、彼を保護するために彼が利用できる薬物や銃をもっていないか探し、彼が直面している苦悩や危険性を評価し、家族や他の支援者への働きかけを始めるといった患者を保護するための行動に移らなければいけない。また、この段階では、「単なる夢か、頭の中で考えているだけです」といった安心できるような反応が患者から引き出せるかもしれない。しかしながら、「今まで薬を飲んだり、自分自身を切ったり、ビニール袋を手に入れたり、何かこういう危険なことを試したことがありますか?」というような質問は確認しておくべきである。自殺の危険性に対し、少しでも肯定的な答えがあれば患者は保護されるべきで、もし必要なら入院させるべきである。

あらゆる行動の傾向を評価するのに絶対的に間違えようのない方法などというものはない。もし聞かれたとしても、患者は自分が最後にどこまでしようとしているのかを誰にも伝えないかもしれない。しかしながら、「私はあなたの心の状態をとても心配しています」という前置きとともにこの種の質問をすることで、患者の考えを確かめるスクリーニング的診察は日常的に行われ、受け入れられるようになってきている。すなわち、この重要な事柄の決断、すなわち自殺という行為に及ばないこと、に至るには患者と医者の両方にある種の誠実な努力が必要なのである。医者の心配や関心は突然の衝動的行動からは患者を守れないかもしれない。しかしそれらは、患者を守る努力として多くの患者たちは感謝するようになる。

管理と治療

われわれは人の行動を扱っている。自己破壊の行き着く先は、精神医学的状態や素因にもよるのかもしれないが、それにもかかわらずそこには患者の意思が含まれているものである。行動を越えた意志の葛藤もまた、決定的な問題である。それは精神科医が患者の心の状態を評価し、彼らの傾向を妨げるとき現れる。ちょうど物質使用障害、過食症、ヒステリーのように、患者たちは時代精神（Zeitgeist）を借りて、彼らの行動に対する複雑な正当化を行おうとするかもしれない。「いったい誰の人生でしたっけ?」といったコメントは行動障害に見られる共通の筋道を反映しており、医者が行動を遮り目的を拒もうと努力しても、勝手な道徳的判断の押しつけとして食ってかかられるかもしれない。

行動障害における多くの決断がそうであるように、自殺を防ぐということは、確かに道徳的判断に基づいている。この葛藤は、行動障害の精神科治療での標準的特徴である。この葛藤は第三者が加わることでさらにややこしくなることがある。精神科医は、精神障害が患者を混乱させ異常行動を助長することを認識しているので、彼らに道徳的判断を加え、自殺を防ぐ行動をとる。あらゆる場合において、適切な治療が希死念慮や自殺企図を促す抑うつ症状に対して行われた後、初めて精神科医の努力は正当化される。そしてほとんどの患者は生きていることに感謝する。

しかしながら自殺患者のケアを始めた直後から、精神科医は彼らが患者の保護をしていく上での意義づけをもつことができる。精神科医は異常行動を引き起こす精神障害を見つけられるだけではなく、多くの場合特に「誰の人生か」という問いをもって、患者の死によって精神的、肉体的に傷つく周囲の多くの人々がいることを説くことができる。担当患者が自殺された経験をもつ精神科医は誰しも、そのような死が医師を含めてすべての人に引き起こす悲嘆や後悔の気持ちを述べるかもしれない。

患者には自殺する権利があると強く主張する人々もおり、自身の経験を鑑みて不当に死ぬ権利を邪魔されたと訴える。彼らは、たとえ現在は生産的な人生で積極的に生きていて、もはや自殺するような状態にないとしても到達すべきものであったのに、と自殺を正当化する。われわれはこういった人々の自殺する権利に対する主張を、もっとも逆説的なものとして考えている。

しかしながら、物質使用障害やパラフィリア障害に関してもそうであるように、そのような提案がこうした行動にはつきものだということにわれわれは驚かない。行動障害やその治療においては、精神科医、患者、その他の人々の間で常に意見の衝突が起きるものである。精神科医の仕事は、患者の方向性を、物質使用障害、パラフィリア障害、摂食障害、あるいは自殺を支えているかもしれない破壊的な理由づけから変えること、より専門的に言えば転換させることである。われわれの意見を守るために、われわれが人々から意見を求められることもある。たとえば、なぜわれわれは依存性薬物を自由に手に入れられないのか。なぜ摂食障害に対する脂肪吸引はいけないのか、あるいは抑うつ的になったり気力を失くした人たちが死んではいけないのか、というように。長い経験からわれわれが学んだのは、もしわれわれ専門家が理性的にこれらの行動を支持してしまったら、それは患者を間違った方向に導き、社会を間違った方向へ向かわせ、それらを助長する病的な社会の力と協力してしまうことになるのだ。

自殺患者に対する治療方法は、これらの管理問題と同時に取り扱われている。その治療は、最初はそうした行動の背景になっているかもしれない何らかの主要な疾患、たとえば大うつ病や統合失調症のようなものに対して向けられる。うつ病に見られる衝動的な症状を考察するとき、理論的にはセロトニン再取り込み阻害剤の使用にたどり着く。しかしここでもまた、認知行動療法のような精神療法的努力は重要で、それは患者の行動と認知の歪みを明らかにできる。これらは患者が自身で学習発展させたか、あるいは社会から自殺に関するモデルや方法を学んできたものである。

われわれのもつエビデンスによれば、精神療法と薬物療法を併用した複合治療は重要である。精神療法と薬物療法が異なった専門家たちのそれぞれに二分化されることは、特に評価・治療の早い時期からそのような治療的枠組みになってしまうと自殺患者を危険にさらすことになるかもしれない。この精神療法と薬物療法の分割は「管理されたケア」の経済的視点によって間違って助長されるかもしれないし、そして脆弱性をもつ人々を危険に陥れるもう一つの社会的過程になるかもしれない。

保護的行動

人生を終わらそうとする目的と衝動性の結合が人の行動に見られるとき、行動を妨げるか、一時的に不可能にすることが重要である。結局ここで間違うと取り返しがつかない。銃の管理や、特に自殺の可能性が高い人々の家から銃を除去することは精神科医にとってまずすべきことである。その上、家庭から自殺できるようなものを取り除くことを広く訴えるような社会的唱道は、精神科医が論理的に行うべきことである。[34] これに関してよい実例がある。地方自治体が供給する料理用ガスから有毒な一酸化炭素が除かれたとき、イギリスにおいて自殺率が明らかに減少したのである。[35] また公共の高いビルや他の高い場所に障害物を置くことは、自殺者を他の場所へ追いやるだけだと批判されていた。しかしこれらの障害物は、確実に突発的・衝動的な行動を防ぎ、時には障害物の周りでもがく患者の救助を可能にした。ハーバート・ヘンディンが指摘したように、われわれの社会は自己破壊の行動を助長しないという明らかなメッセージとして結実した。さらには、病院や診療所の階段吹き抜けが同様な考慮対象となっている。

精神科医は、他の行動障害に対して行うように、いかにしてモデルの存在や知識が自殺の行動を助長しているかを認識すべきである。そして、精神科医はそれらを積極的に批判対象とすることができる。ヘムロック協会〔米国の尊厳死団体〕に誤った方向に導かれた物書きたちの有害な出版物を強く批判することは、世のためになることだ。同様の自殺示唆に対する取り組みは、ヘンディンが示したオランダにおいて「医師による自殺幇助」がいかに乱用されるようになったかということに注意を払うことでわかるかもしれない。[36] それはいかにしてこうしたことの実践が、医者の中に潜むもっとも恐ろしい形での父権的態度を引き出してきたかということを指摘するのに十分であるかもしれない。ホスピスにおける末期医療の知識、それは精神医学的苦痛が直接治療され痛みや不快が和らげられるというものだが、これは恐れて自殺を考えてしまう人々を死の管理に関する誤った考えで安心させているだけなのだということがわかった。

精神科医は、社会のすべての人に対してうつ病に関する知識を伝え、この気分障害がしばしば自殺行動の根底に潜んでいるものであるかということを伝えることで、社会に貢献ができる。精神科医は、うつ病とは自然の病気であるということ、しばしば世界の不合理な考えと結びつくこと、治療可能性が高いこと、そして道徳観が欠如した兆候どころか市民のヒロインやヒーローを苦しめていた状態であること、などを教えるべきである。[37]

要点

精神遅滞を除いたあらゆる精神科疾患は、自殺の増加と結びついている。うつ病、アルコール使用障害、統合失調症は、自殺率がもっとも高い。高い自殺率をもつ神経学的、医学的状態は、それらの症状の中にうつ的症状を含んでいるか、それ自身アルコール乱用の産物である。

自殺は、二つの精神医学的特徴の相互作用である。一つめの特徴は、精神障害自体から引き起こされたものであり、もう一つは脳内のセロトニンレベルが低いことと関係した攻撃性や衝動性に対する素因である。それゆえこれら両方の特徴は、自殺に関する評価をされている患者において探究されるべきであろう。自殺の危険性に対する生物学的マーカーの可能性が述べられた。

デュルケームが最初に記述した、自殺を助長する社会環境はいまだに存在しており、いまだに破壊的である。それらは患者への社会の援助を否定し、自殺の考えを助長する。「医師が手助けした」自殺は、単に利他的自殺のわれわれの文化における形である。

自殺はいまだ多くの精神科の患者の大きな悲劇でありつづけている。その研究における前進は、結果的に精神科医にさらなる理解と治療法をもたらす。しかしながら自殺を取り囲む多くの難題や論争は、さらなる情報が提供されても消えることはないであろう。これらの論争は、行動の本質から直接生じてきている。

多くの――意思の衝突、道徳的判断、社会への挑戦という――問題は、その他の行動障害においても見られ、その議論の際にも論じられてきた。

行動は精神科医の特別な関心事である。人類へのより大きな見解の一致が訪れるまで、そして個人の責任と社会的影響が正しく導かれるまでは、行動障害の治療とその異常性の定義は論争されつづける。これらは精神科医が治癒させようとしている状態ではない。彼らが変えることを試みている状態から引き起こされた、やめようとしている行動である。道徳的判断は無視することはできないし、無視されるべきではない。これらの問題点を行動の観点に組み込まれるものとして考えられる精神科医は、論争に驚かされることはない。彼らは、精神障害と社会の影響の危険な組み合わせによって悩まされている自殺をしようとする患者の治療や管理のあり方やその理由を正確に社会に説明することによって、社会に貢献している。

第Ⅴ部　生、活、史の観点の概念

第20章　生活史の観点

われわれは精神障害の説明を、病理学、心理統計学、統合された生理学のような科学から導き出している。しかし悲しみにうちひしがれたり、混乱に陥ったり、怒りにあふれている患者と直面するとき、精神科医は普通その過程を反映することなしに、科学とはまったく異なった説明の方法を用いる。問題を物語（生活史）で説明するのである。すなわち、患者を一連の状況に反応していると見なし、悲惨な症状を不幸に対する反応として理解する。

精神科医はこのアプローチとその結果に対する信頼をどこで手にするのか。物語はしばしばお互いに未知の出来事を説明する最初の道となる。そしてもちろん、物語を語ったり史詩を書いたりすることは人間の経験と、それが出来事によりいかに形作られたかを教え説明する大昔からの方法である。しかし、それにはポイントがあり、背景、因果的連鎖、結果から成り立っている歴史家の手法であり、精神科医はこれを説明の手段として使っている。なぜならそれが他の誰かを理解するのに自然な方法だからである。

この章では、われわれは歴史的説明の独特な性格をとりあげ、精神医学における生活史のアプローチが同じ方法であることを示す。この方法をいかにすべての状況に結びつけるべきなのか、また精神科医がもっとも容易にたくさんの利点を活かし用いている方法が、どのような形で歴史家によく知られている特異な問題点をもっているかも示す。

生活史的理由づけは歴史的理由づけである

歴史家は人間の思想、計画、行動についての説明を提供する。それは、自然科学が他の人間を理解するのに役に立つたった一つのよりどころではないことを暗に示している。近代のドイツの哲学者たちは科学的解釈と歴史的解釈を、用語上、erkläeren と verstehen として区別している（これらの言葉はたいてい「説明」と「了解」と言い換えられている）。これらの用語上の差異はこの本の範囲を超える微妙なものがあるが、ここでは人間の行動、動機、結果における、科学者がいつも手近にする説明とは異なった説明の適切な方法であると強調する。

患者の人生の重大なポイントに、歴史家のアプローチを用いることによって、精神科医は患者の精神的な苦悩、訴えにある意味を見出すことができる。そして、何がわかり強調されたかを考えると、明らかな、時に避けられない結論を彼らに与える。この了解は精神科医から患者に精神療法を通しての説明として伝達され、将来同じ感情が、葛藤を起こすのを避けるのに役立つ情報として供給される。しかし歴史的研究法はそれ自身問題がないわけではない。これらのさまざまな問題は避けられず、精神医学的な話題が扱われるときはますます目につくかもしれない。

歴史的研究法とその含意

構成要素

われわれは歴史によって何を表そうとするのか。歴史家は物事がいかにしてそうなったかを説明するために、事実を学び、過去に理由づけをしようと努める。最初、彼らはこの仕事に対して特別な能力やテクニックを何ももたらさない――顕微鏡もないし、科学的分析、X線もない――しかし、誰にでも役に立つ合理的な能力となり発展していくために努める。これらの能力には、事実を収集すること、過去の重大な出来事と取るに足らないものとを区別すること、予想外の結果とおなじみの結果を区別することが含まれる。[1-3]

歴史家もまた、重大な出来事の流れを形作った経済力や地理的な力、文化的な力のような影響力に気づく。彼らは、歴史をある特定の流れに導いた特別な人物に注目する。これらの努力から、歴史家は、彼らの知識を学生に背景、因果的連鎖、結果の物語を通してはっきりと伝達する。これらの説得力のある歴史的物語の成立は、判断に対する理解力、選択すべきものの適切な重みづけ、そして情報と結果に対する批判的姿勢による。単なる記述においても説明においても、歴史家はそれぞれが合理的につながりあう事実、過程を前面に打ち出す。よい歴史家の話とは、われわれが認めることのできる人間の性質や環境に対する反応がそこにしっかり書かれていることで、それらの説明で示される状況や結果がよくわかる、とわれわれに感じさせるというものである。われわれはそのような話を聞き、理解する。われわれはじっくりと耳を傾け、理解する。

これらには二つの大きな問題がある。まず一つめは、歴史家は物語から個人的なバイアスを取り去ることが困難であるということである。二つめの問題点は、とはいってもこれは一つめのある側面とも言えるが、背景‐因果的連鎖‐結果として強調されるところの歴史を動かしてきた原動力は何かと同定するにあたり、それが任意に選んだように見えたり、不適切なものであったり、時にはそれは歴史的物語をそれらしく見せるためにわざわざでっち上げられたりもするという危険が伴うということである。

歴史の一つめの問題――バイアス

まず、バイアスという点について考えてみよう。すべての歴史家の物語は、過去のたくさんの事実の組み立て方と異なる点の強調によってできている。その物語は歴史家が説明できるように組み立てられている。それは、ただ単に事実の積み重ねではない。名高い歴史家のピーター・ガイルも（彼の著書 *"Napoleon: For and Against"* の中で）指摘しているように、歴史は一つの視点に焦点を当てるあまり過去の他の側面は見えていない個人の間の「終わりなき論争」であるということだ。[4] 多くの歴史家は以前の視点から新たなものに改めるとき、その源を再訪し、物語の流れを修正する。それゆえ、われわれの態度と、ある意味で歴史的に影響を及ぼした人との関係は部分的に改められるのである。

修正主義の歴史家は過去の文書を注意深く再研究することに努力し、その中から以前に知られていなかった微妙な差異を見つけ出す――たとえば、イギリスの歴史家のアラン・ジョン・パーシヴァル・テイラーが彼の議論から作り出した『第二次世界大戦の起源』という著書の中でしたように。[5] 他の歴史家は、以前は高く評価されていた歴史的な人物に対して新たな態度をとる。一つの例として、ネイティブのアメリカ人に対する破壊的な行為のせいで、クリストファー・コロンブスと彼の航海は最近になって評価を落としている。

歴史物語を新しくしようとする際、それの変化によって誰かが困り嘆くことになるようなケースでは、たとえ歴史家が以前には知られていなかった新しい事実に基づいた説明を行っても、新しい物語はしばしば激しい怒りや拒否をうけることになる。たとえば、一九九五年にスミソニアン航空宇宙博物館が、五〇年間の過去をさかのぼった研究において、広島市における原子爆弾の使用の賢明さについて、アメリカの指導者がもつ複雑な態度を含めて公開を始めようとした。彼らは、戦争の最高責任者とその秘書の、道徳的な懸念に重きをおいたという証拠となる当時の準公式な覚書をもち出した。しかしその公開に対する抗議が、この公開が最終決断の正しさに異議をとなえようとするものだと信じる第二次世界大戦の退役軍人のグループによって行われた。この抗議は最終的にこの公開を拒否するという政治的圧力を使った――その圧力で博物館の館長は仕事を失った。これが第二次世界大戦という戦後の世界に絶大なる影響を及ぼした非常に重大な出来事に、新たな意味づけとより大きな理解を加えようという歴史的再検討をするとこんな恐ろしい結果に至ることすらあるのだ。[6]

歴史は科学ではない。歴史家の技術はまったく科学的なものではない。しかしこれは大事な技術であり、鋭く、よく訓練された知性が、物事の理解、記憶、取り組み方のすべてに反映され、そして、それらは懐疑主義に汚されない。

歴史の二つめの問題――因果関係は恣意的に作られてしまうことがあるというリスク

歴史家は過去の出来事を捉え、整理し、対比し、まとめ、ある物語の形に加工処理し、最終的に背景－因果的連鎖－結果の形に濃縮する。この「終わりなき論争」のよい点は、歴史家が、物事がどのように起こり、進み、結果に至るのかを主張する際にどのような強調をもつかにかかっている。そのようなより深い解釈への興味の乏しい歴史家もいる――彼らはそのような興味はバイアスの原因になると思っているかもしれない――それゆえ彼らの物語は、偶発事が結果を時間的にリニアな出来事の単なる記録のようなものにする。一方、ナポレオンの意志と勇気のように政治的指導者の動機や性格のような個人的な力が、歴史が辿った経路、さまざまな出来事の積み重なりを決定してきたとみなす歴史家もいる。また、プロテスタントの倫理がヨーロッパの資本主義の発生に役割を果たしたように、文化や文化的態度こそ歴史の因果を深いところで形成する力であるとみなす歴史家もいる。すなわちこれは、西洋の現在の経済システムに必須であるところの契約の原理の倫理的原点となっている。

最後に、歴史の専門家とはみなされていないかもしれないが、「究極の歴史家」がいる。彼らは、歴史全体に影響を与え、過去のすべての文化の結果にそれが認められ、かつ現在、現代の文化にも認められ、そして将来をも予見するような、そうした一般的な因果の力を説明しようとした。究極の歴史家のもっともよい例がカール・マルクスとアーノルド・トインビーである。マルクスは、人々の関係の中で生まれ、彼らの闘争に力を与え、究極的には資本主義が封建主義に続いたように革命と共産主義へ導くところの「生産」の諸概念を強調した。アーノルド・トインビーはすべての文明の発展と衰退に共通の特徴を見出した。それは文明の危機に対する反応の繰り返される「リズム」として認識可能な歴史における一種のパターンである。彼はこの視点を用いて、現在の出来事を理解し、西洋文明の未来を予言した。マルクスとトインビーは彼らの役割を、生物学的、解剖学的な変化を進化論で説明したチャールズ・ダーウィンと似ていると考えた。彼らは歴史の変化や多様性を人類にとって根源的な力で説明した。彼らは歴史に方向を与えた力を見極め、根本的な問題を見据えた。

レオ・トルストイ（『戦争と平和』の第2章参照）は歴史に記録された出来事の背景の陰にある力を明らかにしようとする歴史家の努力はすべて失敗に終わっていると考えた。「何が国家を動かすのか」[7]と彼は尋ねた。そして歴史に記録された、かぎりなくさまざまな人類の選択と行動の陰の力を明らかにすることに成功した人はいないし、これから成功する人もいないだろうと結論づけた。われわれにとって重大なポイントは、誰が正しくて誰が間違っているかとか、何が原因に対する鋭いアプローチで何が取るに足りないアプローチなのかということではなくて、いかに歴史家が歴史の過程の中心にある原因の本質についてさまざまな視点をもつかということだ。彼らはわれわれの興味を刺激し、注意を一連の出来事へ引っぱり出す――背景、因果的連鎖、結果として正しく認識されるように――とりわけ彼らは明らかに訂正が必要であるときでさえ、他の人が言わなかった側面を強調する。

歴史家の意図としての信念

歴史家の助けなしには誰も人類を理解できない。また彼らの研究を学んだ者は歴史と人類への理解は進歩と衰退、主張と撤回、強調と訂正の繰り返しであることに気づく。それは事実やデータによるというより、解釈や強調、信念によるものである。「歴史とは客観的（事実に中心がある）ではなく主観的（解釈に中心がある）である」とヴェド・メータも言っている。[8]

歴史的な意見は必ずしも書物や教室の中にとどまるものでない。それらは歴史そのものに対して影響力をもつ。カール・マルクスの背景－因果的連鎖－結果に基づく解釈により政府や国家が作られたりつぶされたりしたように。それゆえ歴史の物語は、人間関係とそこから生み出されてきたものを首尾一貫して語るが、それは単に事実を伝えるのではなく、解釈、考え方、信念を説く。そして人々の過去に対する理解と、過去との関係を変えることにより、未来の行動も変えてしまう。

要　点

歴史は人間の行動を理解するためのアプローチの方法であり、科学というよりも特殊な技能である。それは、背景－因果的連鎖－結果の間にあるつながりを理解し、そうしたつながりを語りの形で描き出す。けれども歴史は完全ではない。すべての事実が知られているわけではないし、たくさんのことが異なった解釈で受け取られている。そして単純なものを除いては、背景－因果的連鎖－結果は多面的で、曖昧で、議論の余地がある。

こういったことから、歴史とは終わりなき論争であるという考えも飛び出してくる。それにもかかわらず、多くの論争は事実に迫りうるものであり、少なくとも時にわれわれに大きな影響力をもつ。多くの歴史家にとって、それは主要な目的ではないかもしれないが、彼らは現在と未来に大きな影響力を及ぼす解釈と劇的な語りを提供しようとする。

この章の残りの主眼は、歴史家の手法を生活史の観点から用いて、精神科医が患者を苦しめている症状の陰にある背景－因果的連鎖－結果の解釈を目指すことの紹介である。ある意味においてこの視点を用いる精神科医は患者の個人的な歴史家となり、患者や患者の未来に影響を及ぼそうとする。そして何より重要なのは、その生活史は患者に起こった事実の注意深い同定に基づいたものでなければならないと理解すべきということである。そんなときでさえまとめられた生活史は、事実の中での恣意的な選択と強調に関する論争、客観的に示されない推

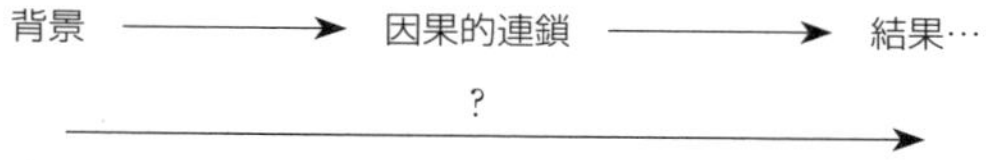

図13　生活史の3要素

論に基づく結論に対して論争を呼び起こす。しかし精神科医は、この方法により科学では明らかにできない人生の側面を正しく理解することができることも知っている。もっと言えば、この方法が彼らの主要な目的——すなわち精神療法に取りかかり、患者の現在、未来を変えることにより苦悩を取り除くこと——にたどり着く自然な道を与えてくれる。

精神医学的説明の自然な過程

患者は、医師に心理的な苦痛の説明を求める。実際には、精神科医はまず患者の背景、起こった出来事、心理状態について情報を得ようとする。そして、ある話がこれらの事実を結びつけるのに役に立つことを見出すかもしれない。簡単に、直接的に、そして何も加えられることなく、背景－因果的連鎖－結果の形に並べられた生活史が、得られた情報から導き出されうる（図13参照）。これが、落胆、失望、心配、葛藤の心理状態の真実であり、ジェローム・フランクが「絶望感」というピッタリの言葉で一括した。[9]

たとえば精神科医は、学校や仕事における新たな試練を目の前にして自信をなくし、現実からの引きこもりをしている患者の治療にあたるとする。この患者が子どものころ、いつも完璧主義の両親にいちいち批判され、親の期待に応えられないと感じていたということがわかれば、これもまた予想されうる結果であると納得するだろう。子どものころの背景、因果的連鎖、心理的影響（結果）というシンプルな話によりその問題を納得して理解できる。さらに複雑な話になると、因果的連鎖の歪みはそれらの個人が目指すものや態度によることもあるだろう。しょっちゅうプロポーズを断られている孤独な青年は、若い女性と話すときぎこちない。なぜなら彼は交際を望む一方で、親密になることに伴う力動を恐れるというアンビバレントな態度に悩むからである。

生活史の観点を用いれば、精神科医はそれぞれ個々の患者を、それぞれ特徴的な性格、考え方をもち、それゆえの脆弱性をもつ人として捉えることで、彼らの個人レベルでの苦痛を理解し言葉にまとめることができる。このような生活史は、患者の抱える問題点とその発症について個人レベルでの記述を可能とする。こうした理由で、背景－因果的連鎖－結果の「様式」で記述された生活史は、患者が明確に意識しているにせよ、または考えや見込みとして曖昧なままになっているにせよ、患者個人の事実によってその内容が構成されているとき、苦悩の多くの状態を理解するのに大いに役立ちうる。これは、深い悲しみ、ホームシック、嫉妬のような万国共通の人間の苦悩を理解するうえでは特に有効であり、もっともシンプルな背景－因果的連鎖－結果の「様式」でそれを把握することができる。生活史は人間の苦境の経験を理解するのに筋の通った方法である。

説得力

すべての人に生活史があり、それはその人個人について何かを教えてくれる。人生の数だけ異なる生活史があり、おのおのの人生にたくさんの話がある。その中で精神科医が取り上げるのは、もちろん目の前にある臨床上の問題点を解明できると思われるものである。たとえば、大切な人を失った悲しみというような明らかなもののように話がはっきりしているときは、患者や周囲の人からすぐにその生活史を確認することができる。しかし、出来事と結果のつながりがはっきりしないとき、精神科医は歴史家のように途切れた部分を埋めようとする。目的は患者が自らの悩みのもつ意味を理解するのを手助けすることである。時に、もっとも受け入れられる生活史を見つけるのが難しいことがある。すると、そこには何に重きをおいて何を変えていくべきか、患者と精神科医との間で不一致が生じることもあるだろう。

もし患者個人の事実や考えが、十分に背景－因果的連鎖－結果の様式の中で記述され精神医学的生活史の説明を構成している場合には、その記述は強い説得力をもつようになる。こうした生活史の記述は、そこで書かれた事実やそれらに対する反応がまさにそれ以外にありえないと感じさせるものであるがゆえ、大きな説得力をもつ。

たまに個人の物語から仮説を引き出し、それを自然科学で用いられる実証的な演繹法を用いて膨大な物事に照らし合わせ、その個別例の一般化をはかることができるか、という仮説をもつ学者がいる。しかしすべてが同じ感情のもとであるということはめったに、いや決してない。個々の生活史はその人の人生における意図、見込み、葛藤に対する説明をもち、それゆえパワフルで説得力がある。それはただ、聞き手にとってその話がよく理解できるからである。

患者それぞれにとっても生活史を構成するもっともよい技術は、患者自身のおかれた「世界」、すなわち取り巻く環境、本人の深いレベルでの望みや恐れに想像をふくらませ、[10,11] それを再構築する能力に左右される。すなわち、フロイトによって発展し、たとえばドラとハンス少年のケースのように精神分析の具体的な話の中に、この技能、能力の成果をみることができる。その技術は経験豊かな精神療法家による指導と習練により改善される。

生活史の構成には、背景－因果的連鎖－結果の枠組みのもっともらしさを高めるテーマを用いる。それは方向性を与える力をもちスムーズに理解される。それゆえ、発達という概念はわれわれが動機づけられた行動を理解するのに非常に重大なものであり、人間の人生の側面を明らかにする。そして、母との分離や子どものころの苦痛、思春期の恥じらいや兄弟間の競争などを描き出す、もっともシンプルな方法として使われる。考え方の基本を同じくするが、あまりにこねまわされていて問題に至るケースもある。たとえば、若い女性の神経性無食欲症を性的なことに対する拒絶、母親への拒否、本人の未熟性、生物学的な発達と社会的な意味との葛藤などと結びつけたりするのはそうした問題のあるものだ。

期待される生活史とは、適切に記述されて患者と治療者の相互関係を維持するものとして受け入れられるものである。この点において、もっともらしさが歴史的な真実と同じくらい重要である。このことはドナルド・スペンスによって明らかにされている。彼は「生活史の真実」（ある意味をもち、治療に役立つもの）と歴史的真実（決して確証されることのないもの）を区別した。[12–14]

一方で、これが終わりなき論争の要素となる。なぜなら、もし真実が確立されなければ、大家によって語られ、その時代の主要なイデオロギーが話を支配してしまうからだ。背景－因果的連鎖－結果を構成する際に何が影響するのかを明らかにしようとする努力は、今でも精神医学の中での論争として続いており、精神療法の流派の分裂を引き起こす原因となる。

要するに、よく理解されうる生活史の説明は、精神科医の中にとどまるのではなく患者の治療プログラムの中へ生かされていく。これがもっとも本質的なことである。治療は、患者が経験した困難な状況とそれに対して自身の反応がもたらした望ましくない結果を、その関連が理解できる形で記述された生活史を活用して進められるだろう。患者がもっている気持ち、もし続けている期待や見込み、それに対する未解決の障害物などの記載を通して、患者がどうあるべきなのかは、生活史の観点から最大限に明らかにされていく。このプロセスを患者が自分にとって有意義だと思い、その状況下で精神科医がさらにそのプロセスの手助けをすることによって、患者自身が自分の考え方を見直し、期待や見込みを手直しし、より効果的な決断ができるようになってゆき、自身の人生をしっかり引き受けることができるようになる。

歴史的理由づけとの比較

歴史的な説明手法を用いた生活史の技法は何であるのか、をもう一度考え直すのは有効だろう。生活史、歴史ともに、過去にあったこと、そしてそれらがいかに現在に影響を与えた可能性があるかということを明らかにし、理解できるものにしようとする努力である。生活史は、特別なケースを説明しようとするときには役に立つが、すべての出来事に普遍的な法則を見つけようとする場合にはたとえ似たようなケースでさえ役に立たない。すなわち、精神科医は生活史を用いて特殊なうつ病症例を理解することはできるかもしれないが、うつ病の一般的な原因を明らかにすることはできないだろう。同じように、トルストイが繰り返し明示しているが、歴史家は特別な戦争の原因を捉えるかもしれないが、一般的な戦争の原因を明らかにはできない。

患者を理解しようとするプロセスにおいて、精神科医はこの方法が事実を評価し、調べる技術を磨くのによいということに気づく。精神科医にとってこの技術は、患者の感情を理解し、事実との関係を理解することを含んでいる。しかし精神科医はまた、患者の報告の信頼性を判断する批判的な態度を保たなければならない。さらにそれらを再確認する努力をしなければならない。

この情報により、精神科医にとって患者は「生き生きとした」一人の個人となる。ちょうど歴史家が過去の人々がわれわれと同じように自然や社会と戦ってきたことをわれわれに示してくれるように。用いるのが精神科医にしろ歴史家にしろ、人が他人を「理解」するということがこの方法の本質である。この同じ方法を用いる精神科医も歴史家もその信頼性、という同じ重荷を背負っている。彼らは自分たちの説明を支える事実的基盤を整理し、事実の確かさを述べ、もしそれに不足があるようなら再考する準備をしておかなくてはならない。

精神科医や歴史家の解釈――背景‐因果的連鎖‐結果という意味での――がシンプルであるとき、それらはほとんど論争を引き起こさず、一般に受け入れられる。けれどもより複雑な臨床的、歴史的状況にあるとき、彼らは独自の考え方（たとえば精神医学におけるフロイトの法則や、歴史学におけるマルクスの法則のように）に基づく解釈をもち出す。話は首尾一貫しているにもかかわらず、このような解釈の強調は疑問と拒否を引き起こし、基本的にこの手法だけでの解釈は不可能となる。力ともっともらしさ（これは支配的な立場からは互換性として訳されるようだ）に基づいた論争は「終わりなきもの」となる。トルストイが「何が国家を動かしたのか？」という疑問に満足のいく一つの答えが得られないことを悟ったように、われわれも今世紀の精神科医が「何が人を動かしたのか？」ということにたった一つの答えを見つけることは難しいということを知らなければならない。

この方法は最終的に他の手法ではできないやり方で、人間みながもつ性質や苦悩を描き出す。その成果はその意味を理解してもらい、何らかの影響を与えられるように書物として残されることになる。歴史家にとって——たとえばミシェル・フーコーのように[15]——この努力は社会の変化を進め、革命さえ起こすものなのだ。精神科医にとって、この手法の他人を導いていくという要素は、精神科臨床の目的である。患者がもつ現在の困難に対する適切な説明のための解釈の選択、それに立脚した治療計画すなわちその患者の態度や未来に対する姿勢の修正に、この手法は用いられる。今、心理のレベルで予期しなかった結果として説明される罪悪感は、今後それをコントロールしていけるという感覚をもてるようなものに置き換えられ、克服されていく。

こうした理由で、われわれは精神科医と歴史家は同じ手法を用いていると考えている。ある精神科医は、生活史という言葉のニュアンスを軽蔑しているかもしれないが、われわれはそれを、歴史の授業でそうであるように臨床の場においても、話を構成するという利点を用いて物事の説明を与えるという要素を主に引き出すことで使っていきたいと考えており、強調したいと考えている。その長所も短所も含めて。今からそれらを見ていくことにしよう。

長所

生活史の手法は有意義なものである。それは、患者自身の意志、見込みと、それらがもたらした結果とをつないで説明してくれる。これらをもっとも自然な形でつなぐことで話が見えてくるようになる。いかなる心理学的要素も、臨床的な生活史の構成をより意義あるものにする。この本の前半で述べてきた、それぞれの個人がもつ特質や認知能力の許容量、また動機といった要素を加えることで、生活史は臨床的により包括的なものになる。これらの要素は患者を理解していく上での必須な一つであり、これにより患者の考え、見込みや期待をより明らかにしていくことができる。同じく、身体的であれ精神医学的なものであれ疾患の発症も生活史を考える上で重要な要素であり、生活史を考慮することで、いかにその疾患がその特定の個人に影響を与えるかを考え、その個人がその状況とよりうまく付き合えるように援助することが期待される。「絶望感」はいろいろな原因で引き起こされるが、生活史の観点は、本書の他の観点（疾患、特質、行動）をすべて総括した上での説明に役立つ。

生活史を構成するということは、真実の一部を生き生きとした形で捉えることであり、その真実とは実際に個人の人生の中で経験されたものである。他の方法ではこのように直接的には捉えられない。さらには、生活史は精神生活の複雑性も知らしめてくれる。生活史は多様性において無限であり、事実はいかなる科学が予想するよりもっと複雑なものだとする批判からは無縁である。もしこの批判がある生活史に対して寄せられたとすれば、より詳細で多様な側面をもった生活史に改善していけばいい。

生活史を構成するということは、患者をその人生のプロセスのありのままで捉えようとする試みであるから、患者への共感を高めていく上で最良の手段である。

われわれが患者を助けられる能力ひいてはその意欲の多くはここにかかっていると言える。話の主役である患者は異星人なのでなく、将来に影響を及ぼすような望み、恐れ、考えを心にたずさえたわれわれと同じ人間、個人なのである。生活史を構成することで、患者にとっても治療者にとっても今後の展望を楽観的に見ることができるようになるだろう。もしつまるところ患者の現在の問題が、過去の彼ら自身の決断が影響を及ぼしている結果なのであれば、その決断のあり方を変えていこうとする現在の努力は、今後の展開を変えていくだろうし問題を解決するだろう。

生活史はその時代その時代の要請に見合ったものになることが多い。すなわち、語られる時点でもっとも説得力があるように作られるが、時代の変遷によってそれはまた書き換えられることもある。フロイトの考え方は、古典力学、ロマン派の象徴、彼の時代の知的で自由主義に立つ中産階級に合う世俗的なものの見方の混合の上に立っていた。ユング派の心理分析が最初は人気を博さなかったのは、それがもつ神秘的、超自然的な要素が時代と必ずしも合わなかったからとも言える。にもかかわらず、ユング派のそれは現在では多くの人にとって意義あるものとして考えられている。

生活史の技法は、臨床家が患者を一人の実体として総括的に把握する必要があるときに要請されるものである。これを通して、われわれは患者の病的状態だけを見るのでなく、困難におかれた一人の人間としての気持ち、あり方を見ることができるようになるという長所をもつ。こうした患者全体を総括的に捉える医学とは、病に対する知識のみならず患者の生活史そのものを含んだものなのである。患者に自分の生活史を語る時間を十分に与え、その生活史に近似したケースにも考えをはせながら医師は、感情や行動上の反応を示す患者のことを理解し助けることができるようになるのである。

短所

生活史の技法の短所は、まさにその長所の裏返しとして存在する。まず、患者の生活史は聞き手（すなわち医療者）によって理解され記述されるが、それらは患者のある要素であってすべてでないのかもしれない。この技法は、他の観点に基づく技法では起こらないような職業上の諍いをもたらすことがある。それは、フロイト、ユング、アドラーなどの学派間で起こった諍いの背景にも通じる。すなわち、どのような要素を患者の生活史として医療者が強調するかによって、その医療者はどの学派の人間だとラベルされてしまい、時にはそれを通して、あるグループからはよい精神科医と呼ばれたり、逆に悪い精神科医と呼ばれたりしてしまうことすらある。

精神科医は、語り手が誰も逃れ得ない以下の問題に直面する。彼らの患者は、周りの人が患者に対してこうであるべきだとする枠組み、見方にとらわれている。報道記事の書き手が同じ話を何度も出版社や編集者にすることで最終的に彼らを満足させるが、精神科医も同じ話を何度も患者に言い聞かせないといけないかもしれない。こうした努力は、その時代の要請に沿うような考えともうまくあわせることで患者をよく説得でき、治療的効果という点で非常に重要になるかもしれない。

生活史がひとたび構成されると、それは書かれたものとなり、患者はそれに向き合うことになる。これを否定したりすることは難しい。生活史は精神療法にはしばしば必須のものだが、治療者がもつ前向きな治療姿勢を超えて、どういった生活史が臨床的にもっと大事な意味をもつのかを述べるのは難しい。ジェローム・フランクは、事実にどれだけ正確かということより治療的に意味のある話の構成を考えることが大事であるとしている。

われわれは生活史を構成することで、患者についてある言語化された枠組みをもつことができるようになる。しかし、生活史の内容に対しては論理的な議論が成立しにくい可能性がある。なぜなら、その論理に対する批判もしくはその視点の偏りを指摘でもしようなら、それらは何かを見落としているがゆえだとか、それは批判者が自身の中にもつ抵抗の現れにすぎないとの言い方で反論されてしまう可能性があるからだ。にもかかわらず、生活史の技法は二つの誤りを起こす可能性がある。一つめは、他の観点（たとえば疾患の観点など）を用いて患者の障害を説明すべきであるにもかかわらず、誤って生活史の観点からその技法を使おうとして混乱を引き起こす可能性である。二つめには、生活史の観点を用いて患者の障害を説明するのがよい症例であっても、その話が患者の事実関係とそぐわない形で作られ、結果的に患者を苦しめる可能性である。

生活史の観点が、疾患の観点で捉えられないといけないような精神障害をもっている患者に誤って適用されると、疾患の観点からだからこそ可能になるような特定の治療法の選択や予後判定の機会を奪ってしまうだけでなく、生活史の手法の利点も生かせずそれがもつ限界、欠点によって臨床の現場を混乱させてしまう。特にその限界は患者の家族にとって感じとられる。生活史は患者にとってそれに立脚して進むべくシンボルのような存在になるので、これにより親族は単なる受け身の存在で、患者の回復に重要な役割を果たせないという感じをもたせてしまうのである。すなわち親族は、患者と治療者の間だけで障害からの回復の努力が行われているように感じる。彼らは、患者と治療者で構成された生活史の色眼鏡の中では、彼らの努力がそのシナリオの中であらかじめ決められた一部の役割としてだけ見なされていると感じ憤慨する。こうした家族の憤慨は、患者が疾患から回復していく過程における家族のサポートに悪い影響を与えてしまう。

同じような問題は、生活史が誤った形で、特定の教義などに寄りかかって不必要に強調されたときに起きる。うつ病や摂食障害の患者の問題点を説明する目的で抑圧されていた記憶を回復させるという試みに人気があるが、ここにはその問題点が非常にはっきりとした形で存在している。治療者はいつも真実の発掘をすること自体は自分たちの義務ではないと表明しているにもかかわらず、障害に苦しみ脆弱性の高い患者に対して、彼らの症状は幼少期の性的虐待の結果でありその記憶は抑圧されてきたなどとうそぶいたりする。この話を聞いて患者はさらに滅入った気持ちになるが、その治療者はそれを、こうした状況に対する患者の自然な抵抗であるとして解釈しさえする。治療者によって人工的に作り出されるこうした誤った解釈に長い時間さらされると、患者の状態はさらに悪くなる。それに対して患者がいかなる努力、対応をしても、それらを治療者が否認として解釈するので、治療者が言い出したこの説明が本当に間違っているということを示すことは非常に難しい。この例は、生活史の技法が非常に悪い形で適用されたものであり、これを解決するには、患者がこの誤った治療者のもとを去り、問題を正しく理解するために別の生活史を作り上げる以外に方法はない。

要　点

この章の目的は、生活史の観点での技法を特徴づけるもっとも単純明快な要素を、それらの重要な解釈、意味づけと共に紹介することであった。歴史学で用いられる説明がその基礎にあることを理解することは、この技法の長所と問題点を明らかにしてくれる。この方法により、患者の苦悩、苦痛はもっとも明確に理解され、彼らを治療に参加させることができるようになる。一方、一般に適用できる知識や反論のしようのない新しい知識に基づく確実な進歩を期待できる科学的方法とは異なる。これは、真実に向けて終わることのない理念的議論や意見の不一致を起こす可能性はあるが、患者のために役立つ技法なのである。もし、生活史の観点は歴史家が用いる技法を使うのだということを理解すれば、患者と治療のための意味合いは明らかに理解されるだろう。

第一にそしてもっとも重要なことは、図13でも記した背景－因果的連鎖－結果という言葉で示されるように、生活史は患者に起こった出来事を時系列に並べて整理することにある。

結果が背景に対する情報を与えてくれることもあるかもしれないが、精神科医が結果から背景や因果的連鎖を知ることは通常難しい。他の三つの観点（疾患、特質、行動）では、双方向性に因果関係における情報を予測、理解することができるが、生活史の観点では特別な調査でもしないかぎり、結果から背景を確実に予測、理解することは難しい。適切な生活史を構成するために、患者の過去の事実を正しく捉えることを学ぶことは精神科医にとって大変大事なことである。これは、歴史的原理を把握するときに必要とされるものとまさに同じである。医師はどの事実をもって話を構成していくべきなのかを決めていくために努力を続けるべきである。歴史学のケースでそうであったように精神医学においても、不確実な事実の上に立脚してしまったために（これは信頼できない情報をもとにすることもあるだろうし、ある学説に拘泥した結果として起きてしまうこともあるだろうが）、間違った見方やとんでもない方向の話ができてしまうということが認められる。

この方法論のさらに細かな説明、特にいかにこれを精神療法に適用していくのかについては次章にて述べる。

第21章　臨床における生活史の観点の活用
――威力、過程そして落とし穴

生活史の観点は、心理学的苦悩の理解に役立ち、精神療法の材料を与えてくれる。科学的な根拠に欠ける（バイアスに陥りやすいという欠点をもった）方法が、どうやってこのような実践的な利益をもたらすことができるのだろうか？　この疑問に対しての回答は、感情的に悩んでいる患者が何を必要としているかを熟慮することで明らかになってくる。

生活史の観点は、苦痛の多くは患者が直面した出来事から生じると考える。このような前提を支持するのは、容易なことである。確かに喪失により悲嘆が生じるし、転居によりホームシックが、失敗により落胆が生じる。同時に精神療法家は、患者自身が彼らの精神的苦痛をそのように解釈することによって、出来事を理解し乗り越えることができるようになるというメリットがあると考えている。重ねて言うが、この仮定は明白に思える。こうした現実的な対応をはじめることは、苦境〔に甘んじている〕よりましである。

それにもかかわらず、どういった患者に精神療法が必要で、どの生活史の体系――フロイト派、ユング派、アドラー派など――を選ぶべきかは曖昧で、議論の余地がある。この章で説明するように、精神科患者はその精神状態の基本的性質にかかわらず、疾患経過中のどこかの時期には精神療法が有益になりうるとわれわれは思っている。同様に、患者の症状の中にはよく改善できる部分があり、それは精神療法の体系の差異を超えて、治療により患者が安心し勇気づけられるようになることを、精神療法の専門家は知っている。にもかかわらず、どのような患者が精神療法の対象となり、彼らにどのような生活史を選択するべきかという問題は、必ずしも単純ではない。

患者

生活史の観点では、苦しい精神状態はライフイベントの結果であると推測し、この推測と治療的な過程を結びつける。病気や脆弱性、行動と結びついた障害も、それら自身が苦しい含意を備えた出来事であるということも簡単である。たとえばいかなる患者においても、双極性障害のような病気と診断されることは、落胆させられるような重要な出来事である。こうした理由から、精神科医はそういった患者に対し、病気に対する適切な医学的治療を提供しなければならないだけでなく、病気の間、実践的な心理学的なサポートを提供しなければならない。こうしたサポートは、患者に対して、双極性障害の中核症状である感情の問題と、その病態に陥った事実に対する反応である感情とを区別することを含む。発症後や寛解期間中、精神科医は、患者が寛解や再発に対して問題となる事柄を自分の人生に位置づけるのを、できるだけ害を少なく再発を短縮する方法で手助けしなければならない。

精神科医は患者に病気について教えることで、その患者が自分の脆弱性を考慮にいれ、同時に病弱さという観点を強調しすぎないで、首尾一貫した人生の計画を発展させるのを手伝うことができる。この過程で患者の人格、環境、援助となるファクター（家族、仕事、教育）が見直され、脆弱性や強さの要素として考慮される。また必要であれば、見直し、整理がなされる。精神療法のこの形式は、基本的にリハビリテーション的な努力で――サミユエル・グーズはリハビリテーション的精神療法として言及していた――、その目的は疾患から回復するとともに、患者に自分の人生や未来を成し遂げさせる援助を試みることである。[1]

同じように、生活史の観点に基づいた精神療法は、自身の脆弱性のために苦悩や障害に苦しみがちな患者を、教育し指導する方法を提供する。そのような精神療法は、いかにして過去の状況に対する軽率で感情的負荷の大きい習慣的な反応が、熟慮すれば避けることができえたかを強調するだろう。行動障害の精神療法もまた、嗜癖に負けたことから生じる、または切望を刺激する状況に乗り出すことから生じる過去の選択や過去の熱望を、患者に思い起こさせるために生活史を使うであろう。物語は、静観することを通じて、ちょうど患者が過去にどのように行動を選んでいたかを患者自身に認識させるよう導きながら、回復の過程へと患者を動かす大切な方法であろう。

その他の観点を加えてもなお、生活史の観点は感情的な苦悩を理解する主要な方法でありうる。これらは、悲嘆、ホームシック、羨望、落胆などの、人間が打ちひしがれるような背景、因果的連鎖の共通の結果としての表出である。

これらの苦痛は、争いごとや事故、怪我または失敗などの急性で明らかに外傷的な出来事から生じることがある。苦痛が起こる他のケースは、個人の期待、見込みと実際に起こったことが噛み合わないというさらに困難な状況の結果である。これらは、学業や雇用、結婚において失敗の繰り返しといった因果的連鎖を含むであろう。何を目指しているかをよく認識せず、習慣に対する理解が悪く適切な反応が欠けている場合、それは個人から方向性や理解を奪い、孤独感や悲嘆、苦悩の感覚を引き起こす結果になるかもしれない。これらの経験はすべて環境によって打ち負かされ、打ち砕かれているような失望感を感じさせられる感覚を患者に引き起こしうる。「落胆」や「恐怖」「失望」「孤独」「屈服」という言葉は、ある特定の患者の、特別な感情的な反応を表現するときに使われるのかもしれない。さらに詳しく述べるなら、そのような状態を表現するもっとも有益な一般化は、ジエローム・フランクによって作られている。これらの患者はすべて、彼ら自身のおかれた環境やそこからの因果的連鎖の状況によって圧倒され、打ち砕かれていたと彼は認識していた。彼はこれらの種々の心の状態を「絶望」という言葉のもとに概念化した。彼は患者が心理的な根本で望んでいることは、自分の将来が自分自身で制御できる感じ、すなわち「克服」したという実感をまたもてるようになることである、と解釈していた。[2]

患者の類似性により、精神療法の必要性の中での曖昧さはなくなり、精神科医の責任は特定される。その責任は臨床的ないかなる表現型においても絶望感の原因を区別すること、そして生活史の観点でいかに異なる状況、個人的な期待と見込み、習慣も基本的に類似した結果に至るということを理解することにある。

その源にかかわらず、絶望感は精神療法の第一の焦点となる。それは個人的な生活史の結果として見とめられる。これから生活史の特徴、それに対する精神科医の捉え方とそれに内在する落とし穴について述べていこう。

生活史

個人の期待を妨げた出来事が引き起こす感情の状態を描く以上に、何がより真実に光を当てることができるだろうか。しかしながら生活史から説明を引き出す責任をもつ精神科医は、通常、年代順に出来事を収集・再現するだけでは不足である。歴史家と同様に、精神科医は患者の協力を得て、それらの出来事を患者が歩んできた歴史と結果として現在の状態を理解できるように再構築する。そこでは、過去のさまざまな出来事が現在の臨床的問題が理解できるような話に転化されていく。

どんな話にまとめあげないといけないだろうか。背景－因果的連鎖－結果がしっかりと直接的につながれた記述であるべきだ。第18章で述べたように、どのように物事が積み重なっていくかということ、時間的関係をわかりやすくどの人にとっても納得できるように記すことは、生活史をまとめる上で必須だ。思春期の目覚めを生物学的・心理学的にきちんと表現するだけでなく、そうした重要な時期にどんな決意や選択がなされそれらの結果として何が起こってしまったのか、というところまで踏み込んで書くことが大事なのだ。個人個人は、選択によってある道を切り開いたり閉じたりし、彼らにとって特別な環境を作っていくものである。

人々は、生物学的な発達や環境の変化に対して完全に受動的なのでなく、主体的に置かれるべき環境を選択するものであるが、それは結果的に、時には成功と幸福をもたらすが、徹底的な失望と焦燥に至ることもある。すなわち、種特異的で遺伝的にきめられた成長と分化と主体的な個人の活動の総和として、発達というものがあるのだ。したがって精神科医が生活史を構成する際は、特定の行動を促進するような遺伝要素から社会的要素（積極的に選ばれてくることも、受動的に受容されただけのことも、またあたかも運命のように課せられてしまうこともあるだろうが）までを考慮しないといけない。どの患者に対しても、まずはごく日常的な事項（家族、就学、職歴、性生活の情報）がどのように相互関係をもっているかということに注意をはらいながら、しっかりした聴取を行うべきである。その結果、過去の人生の節目での可能性や選択の情報が、現在の患者の臨床表出とあるべき治療へ理解を引き出してくれる。

多くの生活史は、絶望感や打ちひしがれ感を説明する上では有用である。直近で何かを失ったり病んだりしたことで不幸や苦悩を味わっている患者のことは、それらを直接的に記述した生活史によって容易に理解することができるだろう。一方、現在起こったこととそれらの直接的な結果を超えて、患者自身のもともともっている考え、見込みや期待と、患者のこれまでの長年の人生に引き起こされてきた苛立ちや打ちひしがれ感との関係を人生の全体像を含んだ語りとしてまとめ上げるような生活史の構成は、さらに大事である。治療にもっとも役立つ生活史は、患者の性格を正しく捉え、患者がいかに自身の問題に立ち向かう能力をもっているのか、そして究極的には患者自身の目指すものと望むものの本質をきちんと含んでいるものである。

この技法には限界や問題点もある。ある治療者は、特定の学説にこだわり精神療法を単純化しようとするがあまりに、本来生活史は患者の表出などから徐々に構成されていくべきものなのに、すでにある話を個々の患者に当てはめていこうとするなどの逆方向の治療行為をしてしまう。こうした不幸な間違った適用例としては、強迫的な成人の患者は子どもの時期に強制的な排泄訓練をされてきた犠牲者とみなしたり、神経性無食欲症の若い女性患者に無意識下に封じ込められた子ども時代の虐待経験があるにちがいないと考えたりするものがある。

背景－因果的連鎖－結果の説明に基づく観察は、真摯なものでないといけない。さもなければ、生活史を構成しようとする努力は侵襲的に患者の態度や行動に影響を与えてしまう。言いかえれば、患者を診る際にいろいろな話を想像するということと治療の成功は同時に担保されない。これらの問題をより詳細に考えてみよう。

精神科医は、背景－因果的連鎖－結果を首尾一貫してもつ生活史の意義とともに、それがもつもう一つの特徴を明らかにするだろう。彼らは誰にでも一般化できるものを呼び起こすようにして、生活史の構成、そしてそこでの事実の選択を行う。この一般化はことわざや格言に似ており、科学的な提案とはその性格を異にする。精神科医は思考や感情、行動を説明する際、それらの限界が知られているゆえ仮説や法則をほとんど試さない。多くの精神療法医は、以下の格言を引用するかもしれない。ヨーゼフ・ブロイアーおよびジークムント・フロイトの発言「ヒステリーは、主として追想に苦しむ」[3]、ハリー・スタック・サリヴァンの言葉「強迫的な神経症患者は、個人的な人間関係において大きな満足をしたことがない」[4]などである。有名な精神科医、精神療法家であるエルヴィン・セムラッドは、患者と精神療法に関する格言を集めた本によって知られる。[5]そのような作品は、精神療法の主導者の典型的な業績だが、実証的な科学者の業績とは基本的に異なっている。

個人やその環境はどんなことわざよりももっと複雑だということは、実証主義の統計が教えるところだが、格言はその逆もまた真であることを示している。「会えない時間が長くなるほど思いが募る」と思える一方で、「去るもの日々に疎し」というのもまた同様に真実であるように思えるのだ。ことわざは、このようにある意見に対する証明を与えたり、治療のための確信的な背景を提供するわけではない。しかし、生活史やすでに始められた治療の合理化には役立つかもしれない。

要約すれば、生活史には苦痛のある心の状態を理解することに関して特別な役割がある。それは生活歴を活用し、説得力をもっている。生活史は特に、現在の症状がいかに過去の事実から引き起こされてきたのかが理解できるように、過去の事実と現在を結びつける。生活史を構成し理解できる人間の能力、というものについて今ここで焦点を当てて話をしている。

生活史の基本的な要素としての、患者自身の意志、見込み

生活史を形作る主要な要素は、繰り返される行為、個人の選択、計画・目的・希望といった個人の考えの表れなどである。これらの考えやその背景にある期待・見込みを十分に考慮して生活史を構成するならば、いかにそうした生活史の出来事から行動や感情の上での葛藤が生じるかが明らかになるだろう。精神科医は生活史がよき説明を与えるものになるように、患者個人の考えや期待・見込みを、その患者が置かれた状況とその時系列を正しく評価した上で構成していく責任をもつ。時には、こうした情報に欠落があり、解釈やことによっては想像力を膨らませてそれらの欠損を補って仕上げていかないといけないことがあるだろうが。

知能、気質、生理的欲求や欲動などは、個人の意志、考えの枠組みを決めるものなので、生活史の構成にあたっては最初に考慮しなければいけない。しかし、そうした意志、考えの中でも、患者自身が置かれた状況やその下での困難につながる特定の考えや気持ちに特に注目する。これらは、患者の目的、家族や職場の同僚に向けられた功名心や態度、倫理観、葛藤の結果としての結果を含むかもしれない。これらが、精神科における生活史でもっとも整合性のあるものの基本要素であり、即精神療法の対象となるものである。

個人の性癖や性格を形作るあるまとまった態度を、他者が区別して認識することは可能である。多くの場合患

者に尋ねることで、彼らの考えや気持ちを知ることは容易にできるが、ある要素はもっと深いかかわりをもってから明らかになってくる。たとえば、習慣的な反応や考えは精神療法のセッションを何度も重ねてはじめて明確にすることができるようになる。患者の特徴的な感情、行動の反応はそれらを見てきた家族や友人たちからの情報を通してさらに明らかになっていくかもしれない。

患者の意図・考えは、彼らの計画、態度、感情の現れなどによって見えてくるものであり、理解できる生活史を構成していく上では必須の要素だが、これらは個人の多様性のごとく無限の種類がある。この多様性ゆえ、それは逆に精神科医たちに、いかに多様に見えようともそれらの根本は性的な欲求や攻撃性と結びついた強い力に由来する限られた数の意図・考えに集約できる、とする考え方を呼び起こした。この考えが、フロイト、ユング、アドラーといった力動精神医学の創始者たちの臨床実践に現れている。

彼らが体系的に語る、すべての行動は無意識の強い欲動から生じ、それが精神医学的困難のもっとも根源的なものだとする理論は実に興味深いものだ。

すなわち、フロイトの症例報告や理論に認められる彼の学派の中心的な考えは、意識の上に現れてくるすべてのこと（患者自身が語る自分の考えや意図も含めて）、無意識で潜在的な部分からの歪んだ現れにすぎないというものである。性的な欲求と結びついた原初的な欲動が、社会的なプレッシャーの中、抑圧的・防衛的な力で意識の上から無意識の領域の中に押し込められているとされる。そして、ある危機的な状況や無防備な状態のとき、抑圧されていたものが表に出てきて、患者の精神状態や行動に影響を与えるとするのである。無意識下の欲動を、意識にのぼる考えや選択として具現化していく過程こそ、フロイト学派の本質であり、彼らはその過程を通して無意識下の欲動の爆発である悲惨で説明しがたい精神障害を避けることができると考えている。

フロイトと彼の後継者は何がもっとも重要な欲動であるかという点では一致していないが、意識の上に現れるものや行動の中に、無意識のもとに隠された「いわゆるフロイト流の」意味を見出し、それをその人の目的や機能として読み取り、解釈しようとする意味において共通である。こうした患者の内面を読み取ろうという作業は、何を探してくるべきかが事前にわかっていて、それぞれの症例を一つひとつ新しい出会いとはみなさず規定のパターンが表出されているとして考える治療者によってなされる。彼らの考え方によるならば、彼らは新しい症例に出会うたびに、最初から何を想定しておくべきかという彼らの考えを再確認しそれを個々の症例の中に見出すのである。

この意味で精神力動学派の原点は、政治学派に似ていると言える。たとえば、労働価値説の中に認められるようにマルクス主義者は、社会や未来への歴史のすべての要素（その病理まで含めて）は統一的に説明できると考え、しばしばそれ以外の説明や考えを排除しようとする。しかし、精神療法における最近のもっとも重要な進歩は、治療を求めてくる患者においては、彼らの生活史や無意識下の隠された欲動が共通しているわけでないが、共通して絶望感に苛まれているという事実を、明確にしてきたことである。これについては、このあとで詳細に述べよう。この状態は、さまざまに異なる生活史の中での背景－因果的連鎖や欲動からの共通の結果なのである[6]。

この理解、すなわち多くの患者に共通して認められる絶望感を十分に認識することで臨床医は、心理学的な結果とそれを引きおこした患者の内的原点についての関係を、より単純にかつ直接的に追及するようになってきている。ここでもっとも大事なことは、望んでいなかった悲惨な結果が起こってしまったという事実だ。生活史の観点に立つ最近の精神療法は、意識される範囲においてはさまざまに見える考えから（より普遍的に認められる）望まなかった結果がいかに引き起こされてしまったかを示すことに力が注がれている。もう少し具体的に言うなら、友人を失ったり、搾取されてしまったり、がっかりしたり怒ったりしたり、うまく効果的に立ち回れなかったりするような事態に対して脆弱になってしまう人々を理解し解釈する方法はあるのだ、という意見に集約される。

これらさまざまな意志はどのような関係にあるのかを探る体系的な技術が二〇世紀半ばから後半に進化し、それらが精神療法の実践に大きく貢献した。これら技術的進歩は、さまざまな意志を共通のドグマに還元するのではなく、それらがそれぞれの患者における絶望感に対し、個人レベルでは一体どのような役割や意味をもつのかを見出そうとするものである。とりわけこれらの技術は、患者がもつ見込みや考えがどのように彼らが置かれた状況を解釈するようになってしまうのかということを示し明確にすることを目指している。すなわち、いかに彼らは望まない結果に向かってしまっているのか、いかにそうした事実に対しても異なった考え方や対応の仕方が可能であり、それらによってより自信をもって幸せをもたらすことができるのだろうか、などを示そうとするのである。この考えが説明と実践に用いられているもっともよい例は、ジョージ・ケリーのパーソナル・コンストラクト理論や、アーロン・ベックの認知行動療法であろう。[7,8] これらの詳細に立ち入ることは本書の範囲を越えるが、これらの創始者の革新性、これらの療法の高い治療効果は、生活史の技法が非常にうまく理解され活かされ、それがしっかり精神療法の中に根づいていることを示している。

生活史の目的

精神医学の枠組みで生活史を構成することで、患者がもともと望んでいたことと実際に起こったことの乖離からくる問題を説明できる形にして、患者に変化を促すことができる。生活史はその意味では単なる情報ではなく、生活史の構成を通して患者が現在望むことや態度に密接につながった問題に対して、取り組み方、期待するもの、そして習慣的になっている反応を変えていけるように説得、説明していくという目的をもったものなのだ。このような変化がもたらされれば、患者はもはや診察室にとどまらず、もっと効果的に生きていくようになる。

精神科医は患者が仕事の場で経験する不安や落胆を学ぶことにより、以下のように説得、説明していけるかもしれない。すなわち、「今あなたが助けと解決を求めてやってきたこの絶望感や問題は、実は人間誰しもがもつ、他人を制御し自分の望むように行動させたいという気持ちの表れですが、あなたの場合それが少し強すぎるかもしれません。私たちは、あなたの家族、友人関係でそれがどのように表れるかを見てきましたが、これらを少し修正することであなたの不安や焦燥感は減り、周りはあなたのやり方をより理解し、全体としてもっとうまくいくようになるのではないでしょうか。ぜひ一緒にそれぞれの具体的状況を見ていき、あなたの考えや反応がどのように変えられ、その変化がいかにあなたの気持ちを楽にし、また周りの人の反応が変わっていきうるのかを考えてみませんか」というように。

このような例を見てもらえばわかるように、生活史は単なる情報、すなわち科学における推論や解釈の基礎となる元データ、観察結果のような情報ではない。生活史はそれ自体が解釈そのものであり、患者の人生で起こった事実と現在の精神症状の関係を、その症状が現れてきた意味が説明できるような形で語りの形でまとめ上げたものである。

生活史自体は事実そのままではないが、これらは可能なかぎり事実に立脚したものでなければならないし、ある程度は患者の周囲にいる人々から客観的に裏取りされているべきものだ。生活史は患者により話され精神科医により推定されることで構成され、事実と推察は組み合わされて出来事の関係を明らかとする。事実、患者治療のために構成される生活史は、精神科医が患者の人生に起こったことから強調すべきものとして選択されてきた情報を基本として、その医師が直接的に、時にはもう少し柔らかい形で患者に説明するまとめである。これは事実と推察をうまく組み合わせて、どうして現在の精神症状が現れてきたかを説明するものである。

生活史は、患者の人生に起こった事実と現在の症状を鑑みたうえで構成される説得力のある要約であるが、しばしば少なからぬ精神科医の推察を含んでいる。どのくらい事実に立脚しているかはそれぞれのケースの生活史によってばらつきがあるが、背景－因果的連鎖－結果を明らかにすることを目指す点では同じである。その意味ですべての生活史は、患者の内的葛藤、内的矛盾、緊張を何とか理解することを目指している。

客観性、事実への立脚を大事と考える医学生はしばしば、精神療法の中で観察されたもの、解釈、推察、付随的な情報が混合されることに狼狽する。これらの学生は、フロイトなりユングなり一つの学派のみに立脚するか、もしくはこれらのすべてを学説が衝突し合っているものとして破棄してしまうべきではないかと考える。しかしこれらの学生は、生活史とは患者を理解し専門家の観点から助けを出せるように構成されるのであり、患者治療という目的のためには絶対的な真実という理念より大事なものがあるかもしれないということを見落としている。

患者がその人生で何を期待し意図してきたかに充分に注意を払った上で構成され、背景－因果的連鎖－結果という構成要素を備えた生活史は、患者の落胆を理解し今後のよりよき現実的解決に向けて支援していく上での主要な材料になる。特に、悲嘆、ホームシック、嫉妬など広く人々に起こる絶望的状態に対してこれは真である。すなわち生活史は、患者自身がいかに今後の人生や起こりうることに思いをはせられるかを鑑みた上で、自分自身がどのように生きていくかを描いていくこととなり、それゆえ患者の治療計画と直結するのである。したがってこの治療は、生活史が明らかにするところの、少なくとも部分的には患者が自身の意図（もしくは、考え）と取り巻く困難な問題との関わりを通して状況を生み出してきた、という認識の上に立脚する。

このことを充分にふまえた上で、患者は自身の意図を考え直し、修正し、自身の人生を引き受ける覚悟をもち、より効果的な決断を下すことができるようになる。患者は自身を状況に苛まれる犠牲者と考えるよりは、過去の生活史から学び、よりよき将来の設計ができるように主体的に感情を制御できる実存として自分を考えることができるようになる。

精神療法とは絶望感に対する治療である

前述したジェローム・フランクの精神療法に関する実証主義的な研究は、これゆえ生活史の観点にとって有益でありかつ示唆に富む。彼は、ジョンズ・ホプキンス大学病院精神科に精神療法を目的に来た多数の患者を診ていた。彼は、患者の生活史、自身に対する考え方、とくにフロイト、ユング、アドラーなどの学派が提唱するような無意識に隠されていた意図や希望に関しては多様であるにもかかわらず、患者が助けを求めてくる際の心理学的状態像は一貫性があることを見出した。どの患者も共通して、彼らの人生のある側面において取り巻く状況に圧倒され失望しているという意味で、「絶望感」に苛まれていた。双極性障害がもたらす症状が患者を絶望させるときもあるし、染みついてしまった行動によって苛まれ、また家族や仕事仲間との関わりで終わることのない不愉快な出来事に反応する形で患者が絶望しているときもある。

フランクは、患者はさまざまなやり方の生活史を用いた治療でよくなりうることも見出したが、そのなかでももっとも説得力をもちえたものは、無意識などという人間のもつ隠された要素に注目するものではなく、患者が起こった事実に対してどのような対応をすればいいかという具体的なことに対する意味ある心理学的説明に患者と治療者が共に向き合えるように構成された生活史であった。特に患者がこのプロセスに感情面でも充分に踏み込み、自身の心理学的な要素について治療者を信頼し、患者が意図、将来への展望の再構築を治療者と共に行えるように作られた生活史なり説明がもっとも役に立った。

患者の考えや見込みが実際に経験されることと食い違うことで絶望感が生まれてしまうという困難に、しっかりと患者が向き合えるように手助けできるものであればどんな生活史でも意義があった。フランクはそれを「克服」と呼んだが、もしこの心理学的治療が患者を自分自身の意志で責任をもって効果的に生きていけると確信させたなら、その治療は患者を絶望感から救済し、かつては失望感をもってとらえていた状況に対しても今後は自信をもって立ち向かわせ、成功に終わる。

生活史の観点を取り入れたさまざまな学派は、それぞれが対立し合って精神医学の中に位置していたが、フランクの観察と概念化は、これらの観点をまったく異なったやり方で生かした。それぞれの考え方は、もし患者を第一に考えていたらそれなりに役立っただろう。すなわち事前に準備された学説が大事なのではなく、そのとき向き合う患者との関係がより大事なのだ。前述したように、患者の生活史や無意識の内的葛藤は各人それぞれ異なるが、彼らが絶望感に苛まれているその精神状態はより共通なのである。治療者が患者と向き合うとき、無理やり事前に準備されたフロイト、ユング、アドラーなどの学説にあてはめて考えようとせず、患者の意志とそれとは食い違う実際の経験との葛藤をしっかり説明できるような生活史を治療者は選択するべきである。生活史はできるかぎり検証可能な事実に沿うべきであり、時代の流行の考え方に影響されないように注意が必要である。第三者からの情報を用いることは悪くない。こうした作業は通常患者の初期評価の際に行われるが、後日の治療のプロセスで増強、変更が加えられることは可能である。

　患者のもつ絶望感を何とかうまく説明しようとする柔軟な姿勢が、実際に起きた史実にあくまで忠実であるより、説得力のある話をしっかり提供することがより意義深く重要であることを支えている。いかに説得力をもちうるかは、説明を伝える話し手（治療者）とその受け手（患者）との関係にかかっている。ドナルド・スペンスの言う精神療法における「語り」と「史実」の真実の意味ある区別が、何が説得力をもつものであるのかを本質的に言及している。われわれは、「語り」の要素が事実の記録の中での欠落点を、たとえそれが後日修正される可能性があってもとりあえず補足し、その補足が治療の中で患者にとってよいことであることを知っている。フランクは、多くの患者が最初に構成された生活史によって大きく助けられた後、彼らが自身の心理を正確に見つめることができるようになり、患者自身の人生の背景－因果的連鎖をよりきちんと把握した形で生活史を書き換えていくことを報告している。最終的な生活史が構成される前に、事実が確実でない状態のそれを通して患者が助けられているということは、生活史の観点や精神療法における事実と虚構の問題にわれわれを立ち返らせる。

虚構という問題

スペンスやフランクの考え方にとって重要なのは、生活史の観点は科学的な論理で説明されるものでなく、生活史は歴史の話のように、患者と向き合い患者の心理状態をさらに評価しその生活背景を再評価していくなかでさらに修正されていくものであるということだ。すべての事実を全部取り上げているわけではないが、きちんとしたトレーニングを受けた治療者においては、この生活史の観点を用いた行為は、虚構の話を書き上げることとは異なる。

歴史は架空のお話でなく、さまざまな異なった情報を反映させた上で、かつそれぞれの情報が真の事実に基づくものであるかどうかを厳格に検証努力されつづけられた結果としての産物である。精神医学において生活史の観点のもとで精神療法に適用されるものは、まさに歴史の記載と同じく、できるだけの事実を反映しつつ、どのような視点からも厳しく検証されて改訂される余地をもった患者の人生の記載なのである。大事なことは、治療過程とは脆弱性をもった人（すなわち精神療法における患者）に、彼らがこれまでに見落としていた可能性を見出させ、それを前向きに受け入れることを支援しようという試みであることであり、そこでは真実に立脚することは大事なことなのだ。

多くの患者は、治療者が提案することを受け入れる準備があるだろう。それ以外の余地があるだろうか。もし治療者が構成し提案する患者の生活史が真実に立脚していなくても、治療者が患者を無理やり精神療法に臨ませ、患者がその構成された生活史を拒絶し、それを患者の治療に対する抵抗と治療者が解釈するなら、治療者はどんな話でもでっち上げられるようになってしまうし、治療者の勝手な推察が一人歩きするだろう。治療者の解釈を患者に押しつけることは容認されないことで、また非常に危険なことだ。架空の話が患者に真実として刷り込まれるのは破壊的なことである。

最近起こった顕著な不幸な例として，精神療法の過程でかなりの数の患者に対して治療者が，幼児期の性的虐待，悪魔崇拝，異星人による拉致など誤った考えを彼らの隠された記憶の要素だとして不適切な刷り込みをしたことがあげられる。この誤りは，生活史が患者のそれぞれのケースとして過去に遡って誠実に調査し構成されるのではなく，最終的な症状の現れから定型的な推定を過去にむけて行い，それを患者に押しつけることで起こってしまった。深刻なうつ状態で苦しむ患者に対して，幼児期・児童期にうけた性的な痛みやその後の虐待があったが，それらがあまりに深刻なものだったので忘れたか，もしくは心がそれらを抑圧した結果としてのうつ状態であると説明するようなものである。これらの説明は，患者の病態を把握するのはどのように考えていくべきか，他の診断もありうるのではないかといった真摯な努力なしに，安易に作られてしまう傾向がある。こうした不適切な過程では，推定された過去の忘れられたとされている性的外傷の事実を確認しようという努力さえなされていない。この誤りの中では，「歴史における真実」という精神医学，精神療法における生活史の真実の原点が存在しない。

このような間違った精神療法によって多くの患者と家族が傷ついてきた。ようやく最近，こうした誤りを起こさせないためのガイドラインが広く行き渡るようになってきたが，それは思慮ある精神療法家が長年熟知していたものだ。もし生活史の観点に立つ技法に治療者が注意を払っていたならば，こうした過去の不幸は回避できたはずで，その点は遺憾である。治療者自身が，自分たちの責任は患者の生活史を構成するだけでなくそれを使って治療をすることにあるのだということを自覚するなら，すなわち生活史を構成しそれを活用するときの目的はあくまで患者治療のためだけにあるのだという職業意識を決然ともつのなら，彼らは非常に注意深く，事実と解釈を検証しながら患者のための生活史を提供していくだろう。この責任を十分に理解しない治療者は大きな害を引き起こすし，彼らはその害に対する責任を問われたときにしばしば驚きをもって捉えるようである。

精神療法とは要するに何であるか

最後に、この生活史の観点が実践応用される精神療法についてもう少し明確に記しておきたい。精神療法は、「療法」という医学の典型的な言葉を含むゆえ、その本来の意味合いが必ずしも正しく理解されないからである。「療法」という言葉は通常疾患の観点の中で、患者の現在の状態と将来の予測との関係で語られるが、それとは異なった意味合いを精神療法ではもつのだ。

疾患概念を用いることで、現在の症状が引き起こされ、将来的な結末を規定される病理過程を予測可能な形で推定していくが、最良の治療とはこの病理過程を止めることである。それが成功するか否かは不明瞭でなく、現在の症状が改善し、将来その病理的結末から解放されるかどうかだけが鍵である。

これとは対照的に、精神療法なりその背景にある生活史の技法は、現在の患者の苦痛にまず焦点を当てた上で、患者の過去からの経緯を視点の中心におきながら将来を予測する。ここでは現在・将来は、今存在する病理過程の反映、結果なのでなく、ぎこちなく捉えられ葛藤を抱えた患者自身の決断に由来すると考える。患者においてこれらの決断は、意図しなかった不幸な結末をもたらす。

疾患の観点において、病理過程は障害ある将来をもたらす。一方生活史とは、いかに個人の意図、見込みが現在の姿を導いてきたか、もしそれが変わらぬままならどのような将来が引き起こされてしまうかを記述する。精神療法とは、特定の要素、予測可能な病理の過程を止めて治療しようとするものではなく、個人に対して現在より円滑に生きるための選択を手助けし、将来より効果的な生き方をできるようにするべく支援するものだ。精神療法とは、病気や傷を治すというより、個人に対して自分の人生をよりよく理解させ個人の自己達成を高める援助をする努力なのだ。

　ここで精神疾患についてまとめようとしていることは、前提の転換ということである。これはいくつもの含蓄を含むが、二つのそれを強調したい。第一には、生活史の技法が精神療法に適するということだ。なぜならその技法により、患者と治療者が一体となって、いかに患者の意図とそれを取り巻く状況の関係の中で患者の現在があるのかを考え、より効果的な将来を考えていくことができるようになるからだ。第二には、この努力が成功なのかどうかの基準は、将来になってわかってくるものでかつ個人（患者）の満足感の中にある。すなわちここでの成功とは、ある特定の病理過程がもたらす結末を止めたということを示すことなのではなく、患者がいかにその治療に満足したと感じ、彼らの人生の選択においていかに役立てたかということなのだ。

　精神療法や生活史の技法は、患者個人の満足や意志選択の上に成り立つので、患者と治療者の対話がそれらにおけるもっとも決定的な要素である。これについてより深く述べることは本書の範囲を超え、生活史の観点において必ずしもきちんと触れなかったが、非常に重要な事柄であることは間違いない。生活史の観点における（患者と治療者の）対話は、哲学や宗教学におけるそれと比較することができ、比較すべきものである。こうした比較は、医師が必ずしも習熟せず考えも払わない、問いかけと説明責任という問題を引き出してくることになるが、その本質は直接的な議論でなく隠喩をもって伝えられることが多いようだ。どのように生きることがもっともよい道なのかという議論においては、精神科医は単に彼らが受けてくる教育の枠組みゆえに最終的な決定を行う役割はもっていない。

要　点

　本章の目的は、生活史の観点がもつ臨床的意義、問題を明らかにし、それがいかに精神療法に生かされているかを示すことにあった。重要なことは、精神療法を受けにくる患者は、絶望感に苛まれているという心理状態像において近似するが、異なる個人的背景をもつということだ。絶望感はいろいろな原因で起き、あるものは他の観点（たとえば疾患や行動の観点）でも捉えられる原因であろう。しかし、生活史の観点で患者本位に向かいあうことが、絶望感を説明していく上でもっとも役立つ方法とも言える。

生活史を構成していくためには、患者を丁寧に隅々まで評価していくことが必要である。単に診断のみならず、患者の意志、見込みが実際に患者の身に起きてきた重要な出来事とかかわりをもっていたかということも考えないといけない。こうした情報から構成された生活史を用いて治療者は、患者の意志がどのように自身の精神状態、感情に影響を与えているのかを患者自身に見つめ直させ、患者自身が主体的に自分の抱える問題に向き合い、いかに患者自身に周りの状況とうまく適合するように自分自身を修正させていくかを手助けしていけるようになる。

患者の絶望感は、患者が過去の出来事とそれに自分がどうかかわってきたかをよく理解し、それらの痛みや過ちを自身のものとして受容した上で、自分の将来に主体的にかかわっていこうとする力が育まれる過程で、克服されていく。この克服こそ、精神療法の目的である。患者の置かれた状況と患者自身の性格がどのようにかかわりあって過去の不満や現在の絶望感を起こしたかをよく検討することは大事だ。困った出来事に対するより賢明な対応の仕方を学ぶことで、効果的な背景－因果的連鎖－結果の流れを将来は期待することができるようになる。

しかし個々の患者に対して、生活史の観点を適用するのか、もしそうならどのような生活史を構成すべきなのか、というのは簡単な問題ではない。これらはきわめて重要な専門的決定であり、精神科医はその治療結果に対しての責任をもつ。したがって精神科医は、たとえば注意深く他の観点（すなわち、疾患、特質、行動の観点）も念頭に起きつつ注意深く生活史の観点を適用するだけでなく、患者の症状変化を常に見た上で生活史の構成における事実確認や方針決定のあり方を何度も原点に戻ってでも再検証する姿勢をもちつづけるべきなのである。歴史家がそうであるように、精神科医は患者の生活史とそれが患者にもたらす治療効果に対して専門的な責任をもつ主体的な存在なのである。

第Ⅵ部　四つの観点の臨床的適用

第22章　四つの観点の臨床的適用

これまでの章で記載した四つの観点は現代の精神医学に対して三つの実際的な利点をもたらしている。一つめは、全体的な規律に対して構造と一貫性を加えたことである。二つめは、それぞれの観点に立った治療の有用性と限界を明らかにし、対比させていることである。三つめは、精神医学を周辺の科学や臨床的専門分野へつながりうるものとしたことである。この章では、「観点」の有用性が、精神医学を科学の一分野とし、また医学の一専門分野としての地位を確立することに役立つことを論じる。

精神医学の現在の構造要素への追加

現在、米国精神医学の臨床の多くは、一九六〇年代後半に始まったものに基づいている。もっとも素晴らしい業績は、米国精神医学会の『精神疾患の診断・統計マニュアル』（DSM‐Ⅲ）の一九八〇年代の編纂において全盛を極めた、疾患名と分類に対する信頼できるアプローチの枠組み作りであった。この偉業は精神医学のさまざまなプログラムを、より協調性があり進歩性のある研究へと向かわせた。そして、たとえば彼らは、以前は神経内科のための機器だと思われていたポジトロン断層法（PET）のような大きな技術的な機器に投資しはじめた。

この新しい方向性の象徴的なことは、一九九〇年代の「脳の一〇年」と呼ばれた研究運動における国立精神衛生研究所（ＮＩＭＨ）の精力的な関与であった。さらに、アメリカの精神科医は精神障害についての狭小な理論に対する忠誠を捨てた。多くの精神科医は、ジョージ・エンゲルによって提唱された「生物‐心理‐社会的な」アプローチを熱心に支援しながら、（さまざまなタイプの）幅広い情報を活用することを認めている。[1,2]

ＤＳＭ‐Ⅲと生物‐心理‐社会的なコンセプトは、一九六〇年代にもたらされた精神薬理学による予測もしなかった発見が精神医学分野に引き起こしたさまざまな困難を解決するための試みであった。つまり、診断におけるふぞろいや、「生物学的」また「力動的」分野における学派間の争いを解決することであった。それらの新しい提案は、分野間の調整という目的において一部成功し、推奨すべき多くのことがあった。それぞれはその時々の実際的なことや考え方に対して妥協するようなスタンスをとっていた。ＤＳＭ‐Ⅲは、その支持者によって操作的に定義づけられたどんなものもその基準に含めていたし、また生物‐心理‐社会的考え方は十分な分類体系の中にあらゆる説明的概念を含んでいた。

しかし、現在それらの位置づけの問題は明らかである。学問分野を引き裂いてきた論争を避けようとする中で、ＤＳＭ‐Ⅲの著者たちは経験に基づいて分類体系を工夫してきた。一つの分野が発展していく過程において好都合ではあるが、ＤＳＭ‐Ⅲが誇りとする実証主義は、明らかに一つの無知とも言える。さまざまな疾患が存在するため、その確認と説明のためにＤＳＭ‐Ⅲが用いられる。それは確かに研究意欲を刺激するものであるが、ＤＳＭ‐Ⅲは一覧表であって、指南書ではない。すなわちあるべき方向を示すことはできない。

生物‐心理‐社会の概念は、一見するとＤＳＭ‐Ⅲが抱えている問題点に答えうる情報をもっているように思われる。しかしながら、その良識や精神科医にとっては正しいと思える諸点にもかかわらず、それらの問題点は根深いものである。図14に示したのは、エンゲルが彼の論文の中で配置した「システムヒエラルキー」である。[3]彼は「ヒト（person）」を、上下に配置された概念的階層の中央に、四角で囲んで配置した。そして、彼は一つの

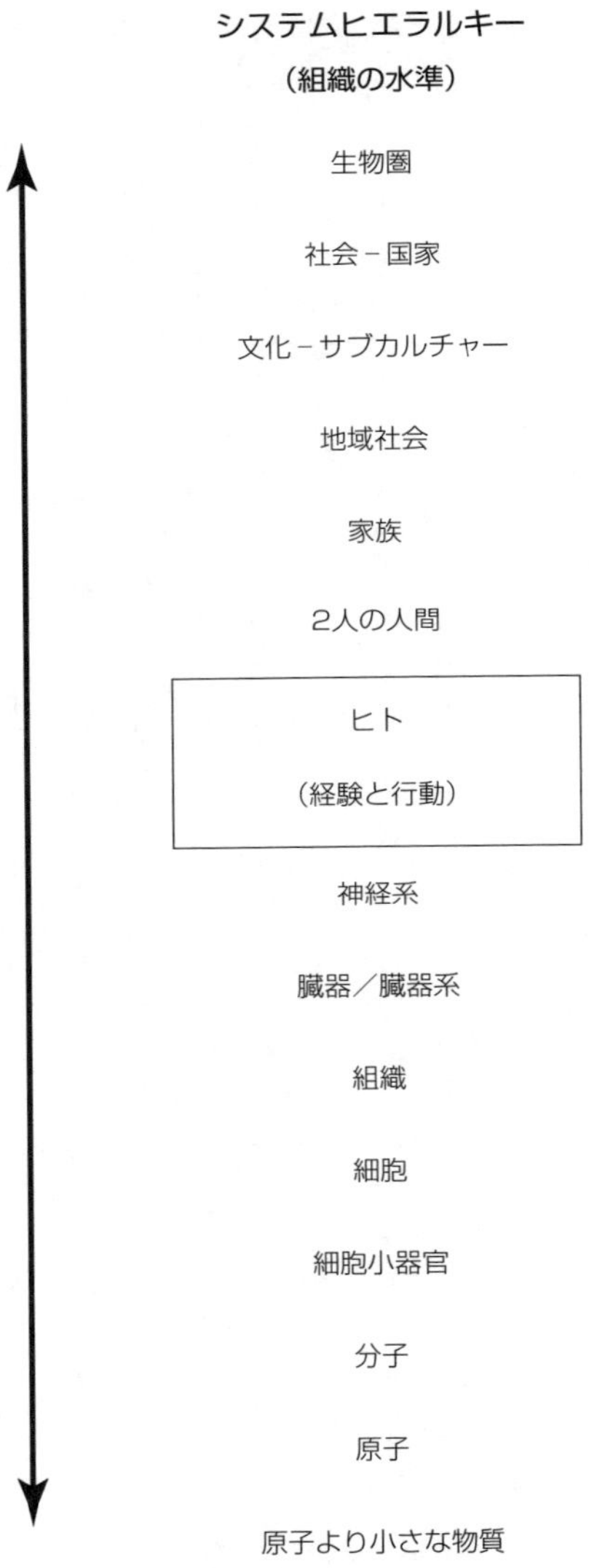

図14　エンゲルの自然系におけるヒエラルキー（許可を得て下記より転載）
引用元：The clinical application of the biopsychosocial model. *Am J Psychiatry* 137: 535-544, 1980, p.537.

図を用いて、臨床的な障害のどのような公式化も、それが生物学的（「ヒト」の下）、心理力動学的（「ヒト」の範囲）、あるいは社会的（「ヒト」の上）な事柄に限定されるなら、どれほど狭小なものになるかを示した。そして、「生物－心理－社会」という用語を提唱したのである。

しかし、この体系的アプローチは非常に広い範囲におよび、個々の疾患との関連においてあまりに非特異的であるために、一般的な考察の際に精神科医が思い出すだけである。特に、それぞれの層がどのようにかかわりあうかという問題点はスキップされている。たとえば、脳と心の関係がこの図の中では細胞と組織、あるいはヒトと家族の関連のような階層として示されている。そして、階層間の接点において多くの問題点が単純化されることによって、疾患の説明が表向きは取りまとめられているかもしれないと心配される。

実際、生物－心理－社会的アプローチは、DSM－Ⅲの疾患分類を説明するためのルール、方向性、理論を何も提供しない。このように生物－心理－社会の概念は、実践的には役に立たないのである。それは構成要素を示すが、精神障害を説明するためにそれらの要素をどのように扱えばよいかを明確にするための方法を提供することはない。

結局、生物－心理－社会の概念は新しいものではないのである。それはアドルフ・マイヤーの「心理生物学」の概念を改名したものである。そして、もとの概念の有用性と限界をそのまま抱えている。アドルフ・マイヤーの一九三二年のトーマス・サーモン記念講演において、彼もまた原子から社会に至る階層化された体系（「統合における相互作用面」は彼の言葉である）の中にヒトを組み込んだのであった。[4] そして彼は、いかなる疾患に対する説明の提唱においても、個々の患者の身体、脳、そして生涯についての完全な研究を促した。マイヤーは、いかなる精神障害もそれまでの人生で遭遇した事柄に対するヒトの反応に由来すると信じていた。彼は、彼らの「重要な常識」の中に精神障害の解釈と治療を提示するよう精神科医たちに教えを説いた。

マイヤーの活力は、エミール・クレペリンに由来する診断的枠組みの中に認められる単純で宿命論的な理論に対する彼の反発に由来していた。彼は、精神障害は人生におけるさまざまな体験に対する反応の結果としてより理解しやすくなりうることを示したかったのである。マイヤーは、固定化した存在である「診断」の仮面をはがし、それらを不毛なレッテルと呼んだ。彼は、精神障害患者のための叙述的、説明的な記述を通して個々の例をとらえることを奨励した。

マイヤーのまとめ方は、臨床場面における識別と個別化をもたらしてくれたが、現在、われわれはマイヤーが提唱した重大な常識以上によい方法を必要としている。この必要性は、生物－心理－社会におけるマイヤーの概念の繰り返しによって満たされるものではない。むしろ、臨床的な問題をまとめるよりよい方法が、欠如していることを強調するだけである。マイヤーの言葉を借りるならば、われわれは精神障害の背後にある「働き」を認識し、またそれが個々の患者によってどのように表現されているかを認識するための方法を必要としている。

マイヤーの概念の言い直しではあるがエンゲルの生物－心理－社会の概念が、ＤＳＭ－Ⅲと同じ年代に出てきたことは、偶然の一致ではなかった。それは、マイヤーたちの概念と同様、診断のレッテルを患者を認識するためのよりよい方法へと発展させるための必要性を満たすものであった。

組織化されたアメリカの精神医学は、今世紀初頭から一連の問題点に対応してきている。それは、ネオ－クレペリン主義でもあり、ネオ－マイヤー主義でもある。しかし、これらの過去の概念の再利用がどれほど現在の実際場面で、よりよい方向へと役立つかははっきりしない。

実際的には、一時しのぎの方法がとられている。臨床家は記録と研究のためにはＤＳＭ－Ⅲを受け入れるが、教育や臨床場面においては以前と同じように「生物学的」あるいは「力動的」な方法のどちらでも用いるのである。「われわれは生物－心理－社会的アプローチを用いている」と呪文のように繰り返すことによって、それぞれの学派に固執していることを覆い隠しているのである。

われわれは、この本の中で提示した精神医学の四つの観点がすなわち精神障害をそれぞれの特徴に応じて、そ

観点		治療
疾患	→	治癒
特質	→	指導
行動	→	中断
生活史	→	修正

図15　治療目標

れぞれ異なる説明・治療・研究に重要な四つの概念・見方を提供する一時しのぎの方法を終わらせ、学問分野を統合するのに役立つと考えている。すなわち、さまざまな精神医学の学派の考え方を適切な形で統合したものを示している。また、ネオ－クレペリン主義的なＤＳＭ－Ⅲにわかりやすく明瞭な、組織化、治療、研究のための道筋を示すことができるのである。さらに、さまざまな学問、学派の考え方を精神医学に取り入れた生物－心理－社会的な考え方、すなわち新マイヤー主義の折衷主義的な要素も、より高い統合的な観点から包含している。観点を取り入れることにより、いわゆる生物学的また力動的方向性に見られるような、精神医学の分野間での相違を乗り越えることができるのである。

それぞれの観点がいかに治療に結びつくか？

疾患、特質、行動、生活史は、われわれが提唱する四つの観点である。これらの観点は、それぞれ適切な治療を支持しており、その一つひとつについて研究がなされなければならない。しかしながら、これらの治療には有益さと難しさが表裏一体で存在している。これらの特徴については、どの治療プロトコールにおいても有益な側面を最大に生かし、難しい側面を最小限にするため、詳細に検討されなければならない。それぞれの観点における治療と関連した有用性と限界を図15と図16に示したが、さらなる定義が必要だろう。

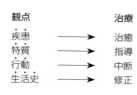

疾患の観点

疾患推論の要点は、兆候や症状は不調な身体部分から生じるということである。治療は、

疾患：すべての薬剤は有害である
特質：すべての指導はパターナリスティックである
行動：すべての制止はスティグマ的である
生活史：すべての解釈は敵意がある

図16　治療の際の“注意点”：４つの観点の意味合い

そのような不調な部分を治し、改善しようとするものである。精神科疾患については、一般に薬物治療が行われる。他に、電気けいれん療法や精神外科的治療のようないくつかの身体的治療も有用であるが。

すべての薬剤、またすべての身体的治療は副作用を伴っている。薬物治療はある程度ではあるが有害であり、身体的治療はまったく副作用を伴うことなく行うことはできない。それらのほとんどはすぐに消えるが、すべて不快なものである。治療を行う際にはこうした負担が患者にもたらされるということを理解し、患者が副作用に驚いたり、それによって治療プログラムが中断されることのないようにしなければならない。疾患の見通しに対するこのような側面からの注意深い理解が重要である。

特質の観点

特質の観点の要点は、患者の精神的および行動的問題は認識能力や気性といったような人間の心理学的多様性の特質における立ち位置に基づく脆弱性によるということである。このような患者の治療は、彼らを強くし、指導することを軸に展開する。それはたとえば、認識能力が脆弱な人に対する治療教育や職業訓練、感情面が脆弱な人に対する人格構築や治療的管理といったようなものである。

これらの治療の「マイナス面」は、指導におけるかなり明らかなパターナリズムや、治療的管理の背後にある最終的な価値における恣意性である。患者の希望と精神科医のガイダンスがうまく調和しバランスよく治療計画が進んでいるときのみ、この問題に陥ることを避けることができる。

行動の観点

行動の観点では、目的指向性の行動障害は、生理的欲求、条件づけされた学習、そして選択の組み合わせに基づいて起こると考えられる。治療は、その行動に抗うよう手助けすることによってその行動を止めることに焦点が当てられており、グループセラピーが非常に有効である。そのような方法にとって、薬理学的管理（メサドン、ニコチンパッチ、ナルトレキソン、抗アンドロゲン剤など）、その行動を支えている条件づけの中断、また共存している条件づけの対処は治療プロセスを助けることになる。

また、行動の治療に関連した問題点は、スティグマに関することである。ある行動をやめようとすれば、何らかの苦しみが伴うものであり、結局は、そのスティグマをもった状態でよし、と周りも患者を正当化してしまうのである。繰り返しになるが、グループセラピーを通して、自らを行動上の問題を抱えた人であると認識するようになり（たとえば、アルコホーリクス・アノニマス（ＡＡ）での「私はビルです。私はアルコール使用障害です」との紹介）、スティグマを認め、それを治療的に生かしていくこともできるかもしれない。

生活史の観点

生活史の観点は、苦しい状態を説明するための背景－因果的連鎖－結果の三者の関係を引き起こす物事に対する一般的な情動的反応を説明するのに役立つ。そして治療は、背景と因果的連鎖からどのような結果が考えられ、理想的には予測されるか、ということを患者に説明する。治療にもっとも重要なことは、患者がその結果がどのようにしてもたらされていたか、そして、将来そのようなことをどのようにして避けることができるかを理解できるように手助けするための治療者の努力である。

このような治療者の努力は、患者が治療を受け入れることができるような関係が確立できるかに依存している。

しかしながら、すべての解釈は恩着せがましい側面をもっている（すなわち、「私はあなた自身よりもあなたのことをよく知っている」というような）。治療者と患者の強い支持的関係は解釈の行きすぎを抑え、修正していくという彼らの役割を果たせるようになる。

関連分野との密接な関係

複数の観点をもつということの最終的な長所は、研究や情報共有を通して関連の分野と協力関係が促進しやすくなることだ。ほとんどの医学の分野はたとえば循環器病学のように、患者の抱えているさまざまな問題が電気生理学、内分泌学、そして遺伝学などの生物科学との関連を明らかにしながら発展する。同様の発展をもたらすために精神科医にとって大切なことは、患者の中から特異的な生物学的側面が関与している人を区別することである。また、生物学的要素では現時点では説明が難しい精神障害を区別することも大切であり、それらは生活史において意図したことと実際にあったこととの対立に基づくものである。

図17に示したように、患者間の重要な区別を理解する医師は、適切な疑問をもち、関連した専門家のグループからの助けを借りるのである。これらのグループのメンバーは、精神医学の構造がわかりやすいものになれば、より効果的な協力者となるのである。

たとえば、ジョンズ・ホプキンス大学の精神医学部門においてロバート・G・ロビンソンと彼の共同研究者たちによって行われている脳梗塞に関連したうつ状態についての興味深い多角的研究について見てみよう。このようなうつは脳梗塞によく見られる合併症として臨床家に知られており、常に脳梗塞に関連した障害と恐れに直面している患者に当然起こりうる結果として、生活史の観点から解釈されてきた。しかし、ロビンソンはこのようなうつが大うつ病と似ていることに気づき、さらに詳細に調査するため神経内科医や神経科学者たちとの共同研

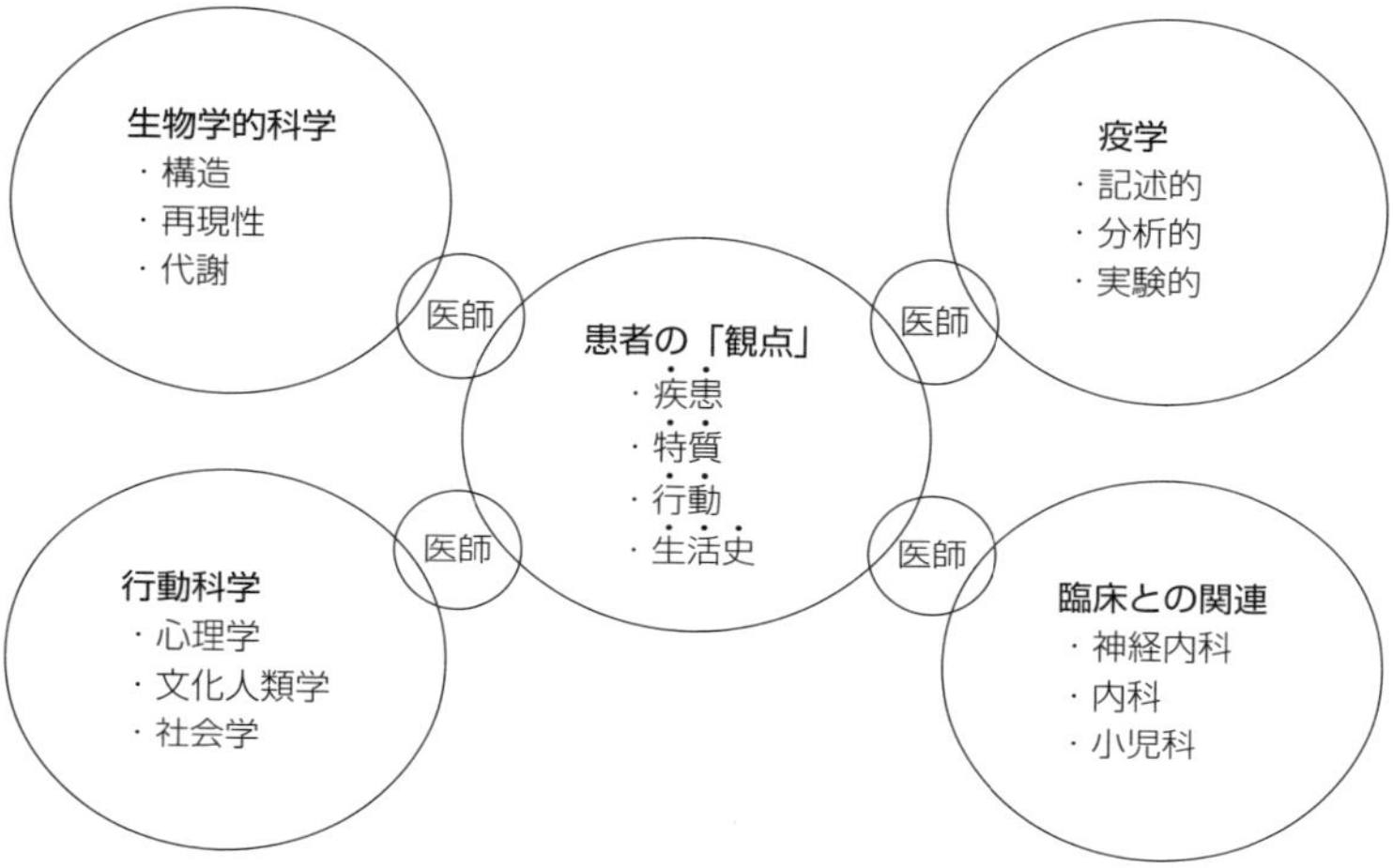

図17　精神医学における関連

究を開始した。[5,6] この障害に対する見方を変えたこの共同研究により、このようなうつ状態が大うつ病に有効である薬剤に感受性があることが確認された。[7] また、脳の左前頭野の前部の障害がもっともうつ状態に関係していることが確認された。[8] この発見は、すぐに脳の機能的イメージングに関心を寄せている科学者たちにより取り上げられ、彼らは他のうつ状態についても左前頭野が低活動状態であることを証明した。このことにより、われわれは脳梗塞について、また脳梗塞の障害がどのようにして脳における感情の神経学的コントロールを破壊するかということについて理解を深めることができた。

精神医学におけるすべての発展は、精神科医と他の研究者たちとの間のこのような共同研究の促進によってもたらされるであろう。すべては、この本に記載された観点によって明らかとなった精神障害における基本的な区別の認識からもたらされるだろう。

要　点

精神医学におけるこれら四つの観点の実際的な有用性は

明らかである。それらは、曖昧なままにされがちな精神科の患者について、構造と概念のより高い首尾一貫性をもった考え方をもたらす。それによって、精神科医は患者の治療を決定することができ、それぞれの治療の有用性とともに副作用や負担を認識することができる。また、精神科臨床における構造構築をもたらし、それによって精神医学を取り巻く専門家グループとの共同研究を促進することができる。これらの実際場面での有用性はいくつかの概念的利点と関連している。それらについては次の章で触れることにする。

第23章　総　括

この本の初めで、われわれは医学の専門分野として精神医学が十分に発展するのを妨げている二つの事柄を明らかにした。一つは心脳問題である。この問題により、心理現象が——精神科医の主題である——どのようにして脳から現れてくるかについての理解が妨げられている。もう一つは、精神障害の本質について、さまざまな相互に噛み合わない多数のアプローチ法から生まれてきた派閥が主張しあう派閥主義（すなわちさまざまな方向性ということだが）である。この本の至るところでわれわれは二つの意味合いを含蓄する主張をしてきた。すなわちこれらの観点は、治療との関連において障害の性質から患者のグループを四つに区別することであるが、心理と脳の問題を解決できるとともに、精神医学の派閥主義を乗り越え、融合させることができるとわれわれは考えているのである。われわれはこのアプローチがいかに精神医学に意味をもつのかを述べて結論としたい。

根本的な関連性

同質性の欠如

精神科医が自らの分野を理解するのにいくつかの異なる理論的方法（異なる観点）を用いないといけないのなら、

精神科患者たちは同質ではありえないということになる。実際、生命体として障害されている者もいれば、妄想や幻覚によって考えや行動が制限されている者もいる。またある患者は、感情的反応に苛まれており、それは他の人々と頻度や程度が異なっているが、質的には異ならない場合もある。さらに、期待したことと実際の人生との間の葛藤の結果を感情や行動に示す人たちもいる。これらの患者を認識し、それぞれの違いをはっきりさせ、「正常な」人たちとの相違を明瞭にすることが精神医学に課せられている。

このように、すべての精神科患者や障害に適応できるような「多様性の核心に迫る統一理論」は存在しない。すなわち、分野間を統一する理論はないし、現代医学に不可欠な分子生物学のような究極の基礎理論もない。また、フロイトやユング、アドラーたちが提唱したような基本的心理学理論もないのである。できるかぎり単純に捉えようとしても、たった一つの源からすべての情報を引き出すことはできないのである。

これらから言えることは、特定の生活史や検査で認められる精神表出をすべての精神医学的問題の根源だと単純化して、患者の最初の評価を飛ばすことは臨床的には許されないということだ。すなわち、性的発達や劣等感に対する分析的説明をもって、すべての精神障害が発達期における葛藤から生じると考えることはできないということだ。また、ある患者に対して有用な検査が必ずしも他の患者にも有用であるとは言えないのである。さらに、神経伝達物質や受容体に関するような分子生物学における進歩が、最終的にすべての精神障害の発症過程を説明したり、治療に役立ったりするということも難しいだろう。

病歴、精神表出、身体所見、検査結果から得られる情報を包括的に統合していく能力は（ウィリー・マイヤー－グロース、エリオット・スレイター、マーティン・ロスによる標準的なテキストに所載されているように）[1]、有能な精神科医の基礎的な技術でなければならないし、また、統合された理論のない分野で要求されるものである。この本で紹介してきた四つの観点は、原因、治療、予後を描き出すことによって多種の情報をまとめて説明していく方法をもたらす。さらに、観点という比喩が暗に示しているが、一つの観点が十分でなければ別の観点から見直すことができるのである。

精神医学におけるそれぞれの観点は、それぞれ独自の前提、事実の蓄積、研究方法、独自の治療法をもち合わせていて、それらは医学の中でも特徴的である。条件づけ、あるいは反応から治療に至る経過としてより多くの情報が獲得されるとき、それぞれの観点は臨床場面において有用である。われわれは、前の章で示したように、ばらばらの性質のものを（たとえ連結されている可能性があるにしても）描き出そうと取り組んでいるし、また精神医学が発達するために科学的知見や研究をどのように統合していけばよいかを示そうとしている。

多様性をもった集団を一つ以上の観点から説明していく重要な利点は、評価や治療におけるカテゴリーエラーを即座に認識し避けられることである。たとえば大うつ病の研究は、悲しみの研究とは区別されなければならない。大うつ病の寛解と再燃を環境に対する反応として捉えると、遺伝的原因や脳のメカニズムにおける障害を見逃してしまうかもしれない。同様に悲しみを脳の疾患として捉えると、人間の感情や社会生活を捉えていく際に間違った前提をもたらしてしまう。

大うつ病は、明らかに悲嘆とは異なる要素をもつ。この二つの可能性が考慮されている患者を体系的に評価するとき、その状態像を把握した上で、遺伝や脳の生理学という観点と悲しみを引き起こすような反応を人間の生活史という観点の両方を慎重に考えた上で、理解していこうとするだろう。このアプローチは、状態像が単純に疾患もしくは生活史の説明だけでは済まないようなときには必須である。

うつ病においては、人格、過去の経験、現在の生活環境が患者の悩みの内容や行動に影響しており、一部の患者では、より強い激越症状を示す。同じように、悲嘆においては、食思不振、不眠、落ち着きのなさといった比較的定型的な表出が、生活史における環境に対する人間としての心理的反応の背景には、すでに人間の体に備わった生物行動学的メカニズムがあることを示唆する。

臨床場面では一元的に患者を捉えることは難しく、そのため精神科医は多くの情報を集め、治療や予後の予測のためにその情報を整理するのである。精神科医が用いている考え方や原理は必ずしも明確に説明しやすいものではなく、それを教え守っていくことは難しいがゆえ、四つの観点をはっきりさせていくことはとても大切であると考えている。

分類における問題点

いくつかの異なる観点がそれぞれ異なる精神障害を理解、説明するために用いられているため、操作性、信頼性、妥当性をうまく満たすことは精神医学の障害分類には難しい。分類体系は、もしそれが「体系」であるのであれば、一貫した概念がなければならないからだ。

ＤＳＭ－ⅢはＤＳＭ－Ⅱよりも改善されたものであった。それは普遍的な診断基準と、はっきりしたわかりやすい分類を目指したもので、実証的な観察を分類にもち込んだものであった。このような変化を見ていくと、ＤＳＭ－Ⅲはこの本で言うところの疾患の分類についてもっとも優れているものの、人格、行動、生活史が関係する臨床症状を捉えることに関しては限界が見られる。

葛藤をもたらすもの

精神医学は、自分と異なった立場を認めようとしない人々からしばしば攻撃、議論の対象になる。「反－精神医学者」の主張は、さまざまな物の見方をもつ分野の脆弱性を示している。

反－精神医学者の運動における「精神医学の死」のグループは、疾患分類は脳の病理を明らかにするだろうから、患者の治療は神経内科医が行うようになるだろうと言っている。精神療法に医学は必要なく、精神疾患とは言えない症状の患者は、心理士、ソーシャルワーカー、看護師、民間療法家によって治療されるようになるだろう。そして、精神医学には何も残らなくなり、やがて衰退していくだろうと言うのである。

しかし、この三段論法は、精神医学が脳の疾患（たとえば認知症、せん妄、精神遅滞）を無視し、精神療法のみによって（鑑別診断、予後の判断、科学研究を行うことなく）、パーソナリティ障害、行動、生活史上の問題を扱うものと定義することによってのみ成り立つものである。このような偏った考え方によって、精神医学にはいくつかの明確な観点があることが見逃されてきた。今後、精神医学は、脳に関する知見が深まることによって、また、心理測定学的研究、行動科学研究、さらに、生活史における説明をより明確にするような方法の洗練化によって発展していくだろう。

精神医学を批評する人たちは、しばしば法廷での出来事を取り上げ、患者の行動制限を行っている精神科医、また違法行為を行った人の刑罰を軽減する根拠を与える精神科医を非難するのである。またこのような議論は異常行動を示す患者は正常者と少しだけ異なるが、基本的には同じであると仮定する傾向がある。ゆえに、法は患者に対して他の人々と同様に適用されなければならず、また本人の同意なしに入院させられるべきでなく、さらに行った行為に対しては法の刑罰を十分に受けなければならないと主張するのである。

もう一度繰り返すが、このような考え方に対する回答は、精神障害をもつ患者は均一な集団ではないということである。妄想や幻覚によって間違った行動をする患者もいる。また、感情や行動をコントロールする方法がわからなくなっている患者もいる。民主的な社会では、法の適用をどのように区別し、精神科医がどのようにかかわっていくかを合法的に決めることを考えていかねばならない。

観点の選択とその関連性

これまで患者の臨床症状を理解する試みとして四つの観点について述べてきた。すなわち、疾患、特質、行動、生活史である。これらは、臨床的な問題を捉えていく上でそれらは組み合わせて使うことができるが、大事なことはそれぞれの観点は異なった考え方の背景に立っていることである。たとえば疾患は、身体の部分の病理の証明と関連しており、特質とは、それぞれの特徴の分布の中における立ち位置から、区別できうる状態像と将来の見通しをつけようとするものである。

精神科医は、患者の状態を説明するためにどんな観点も選択できるし、新しい観点を通して説明することができる。神経生物学的情報が、現在にしろ未来にしろ、中核症状を構造的、機能的障害として明らかにできると考えるならば、疾患の観点を用いるだろう。出来事とそれらに対する感情的な反応が症状を説明する基本にできるならば、それを用いるだろう。

精神科医は観点を選択したり変更したりするのは自由であるが、一旦選択したならばその選択の中で仕上げるべきものはある。観点を変更するのは悪いことではなく、別の必要性に対しての変更なのである。患者に関するさまざまな情報や知識が、それぞれの観点が支持するところの説明の仕方や治療と整合性をもてるようにすれば、それは必要に見合った正しい観点の選択として理解される。

このような考え方に立てば、精神医学は分野間での争いの歴史に終止符を打って、今後創造的に発展していくことができる。実際、これらの複数の観点が精神科患者間での違いをわかりやすいものにしていくにつれて、このようなことは精神医学に限ったことではないと気づくようになるだろう。内科学もこのような考え方をするのである。優れた内科医は、高血圧は何らかの病理（褐色細胞腫のような）の症状であったり、多因子遺伝による個人差であったり、あるいは病院に入ることの不安のためであると認識している。同じ身体症状がさまざまな原因で起こり、それらはさまざまな文脈での意味合いをもちうるのである。

精神科医は、内科医以上にこれらの区別をはっきりさせなければならないとわれわれは考えている。このような取り組みを通じて、われわれが何をどのように知っているかを明確にすることができ、すべての人、特に患者とその家族が、よりわれわれと同じ言葉で障害を理解することを望んでいる。それが実現すれば、彼らはわれわれの仮説、実践、計画について質問し、返事を得、そのことが回復によりはっきりと役立つだろう。精神医学における観点は、そのような日が一日も早く訪れることを願っての試みなのである。

補遺　信頼性と妥当性

操作主義にはいまだに捨てきれないものがある。信頼度と妥当性のプロセスによって表わされる検証という考えである。信頼性は観察の検証となり、妥当性は推定の検証となる。双方ともに操作主義から派生したものであるが、論理、統計、科学の仮説演繹法によってその力を発展してきた。

信頼性、すなわち観測上の実証は、人が観察する一貫性を判断する。信頼性は、同じ技術を用いて観察する観察者の結果間の相関によって示される。その技術は、身体検査といったものから、質問表に基づいた返答に対する一部の精神医学的面接にまで及ぶであろう。

いくつかの精神医学的観察の信頼度は高い。これは真理、妥当性から外れた形での同意かもしれないが、患者が、妄想や幻覚のような異常な精神状態であるかどうかに関して精神科医は一致するだろうということを示している。信頼性研究は、一致率が精神科医のトレーニングで向上することを示している。[1-4] 情動的反応のような患者の行動に関する側面では、一致するのは難しい。面接におけるいくつかの手法は、他の目的に対してはとにかく、観察という目的に関してはよいと言える。医者と患者の間のコミュニケーションによる観察はすべて、いくつかの間違いを起こす原因をもっているが、多くの観察の再現性において、それは十分に信頼に足り、説明的概念の構成に使用できる。

これらの観察の上に立てられる概念が検証されると、妥当性があると言える。信頼性の検証を通して、われわれがどれだけ正しく観察できるかということを確認する。そして、それらの観察に対して一貫性をもって説明できるような概念を導き出せるかということを問うのが、妥当性である。この検証過程をもって、われわれはどういう考えを最初の前提としているのかを確認したいと思う。すなわち、われわれがここで確認しようとするものは、ある方法で観察を行えば得られる特徴的な表出の背景にある包括的な考えであり、それは観察から得られるさまざまな結果を説明できる実証的なものである。検査の定量的結果なり、症状の表出形態として得られる観察結果がこの考えの指標となるが、厳格な操作主義が示唆するそれとは同義ではない。

この包括的な考え、大原則（精神医学の原理）は、生物学、心理学、社会学、歴史学などの学問領域の上に立つ学際的なものであり、それぞれの学問領域の方法論を用いて行われる観察は、この考えを実証的なものとする。疾患は生物学的病理学、機構、原因の上に立つ臨床症状の一群を概念化したものである。疾患の概念に妥当性があるということは、単に兆候や症状の観察に対して信頼性があるだけではなく、兆候や症状を一貫して説明できる解剖、病態生理学の知見が実証されるまでになっているということである。それは、操作的な言語（すなわち操作的疾患基準や分類）の定義にただ則っているというレベルを超えたものである。

観察方法の正しさを検証すること（信頼性）はある一定の努力で達成できるし、一度それが達成されれば、それを繰り返していけばいい。しかし、それらの正しい観察の上にまとめて立つ考え方が本当に正しいかどうかということ（妥当性）には、これで達成し完了したということはない。妥当性の検討は終わりなき努力であり、必要なかぎり多くの学問領域の説明を活用しながら、観察結果の解釈、説明のあり方が正しいことを示しつづける営みである。

こうした説明の妥当性が得られなくなる理由はいくつもある。たとえば、最初の一連の結果は、間違った方法論によって、また不適切な患者群から得られていれば、方法論が変わり別の群を対象とした際に問題が起こる。

精神医学の原理（もしくはこの本で述べてきたところの複数の観点を通して精神医学の大原則を考えること）は決して完全証明されるものではない。これらは実際に臨床の場で使われる中で生き残っていくだろうが、さらに洗練された観察方法を用い、より多くの側面を一貫性あるよりよき説明ができるようなものにするべく、継続的に改訂されていくものだ。これらの原理は自然に存在するものというより、観察と思索の結果として次第に概念化されていくものだ。これらの原理は臨床的観察を一貫して説明できるような仮説と言ってもよい。もっともよい原理とは臨床によき説明を与えるものであると同時に、その妥当性が簡単な方法で検討でき、その検討によってその原理がもつ内在的限界が明確になった上で、それでも生き残っていくものを言う。たとえ臨床的観察をいかにうまく説明できるものであっても、その妥当性が検証されたり批判されたりする余地のないものであれば、それはもはや原理ではなく宗教的教義になってしまう。また、物事をうまく説明できずすぐに否定されてしまうようなものは日々の臨床的山勘にすぎない。精神医学という分野の本当の進歩は、宗教的教義でもなく日々の臨床的山勘でもなく、常に継続的に改善を求めて日々その妥当性を検討していくことに身を捧げた職業人によって改訂されていく原理の上にかかっている。

信頼性と妥当性を検証する技法や検証への努力は、臨床的観察や結果を意味あるものとし、精神医学の専門家が自信もって、また分野内の一貫性をもって判断を行っていく上で大変大事である。精神医学は、他の医学分野と異なり、剖検によって臨床的考えの正否を確認することがほとんどできないので、信頼性と妥当性を真剣に考えておくことが必須なのだ。

われわれは、精神障害、表出をどのように評価していくかということを考えていく過程で、精神医学的面接が精神科医にとって基本的な手段であり実際の表出を区別していく上での手段であることを再確認すると同時に、なぜある人は昏迷に陥り、幻覚があり、不安に苛まれるのかを理解し説明するための方法や考え方を確立していくための原理について考察してきた。これらの問題とＤＳＭとのかかわりについては、第３章をご参照いただきたい。

監訳者あとがき

まず最初にお伝えしたいのは、これは精神医学を少しでもよくしたいと考える多くの精神科医のチームワークの結果であるということだ。サッカーであれば私の仕事はゴールキーパーのようなもので、広いグラウンドを球と一緒に走り回った主役は、下記に示された翻訳に貢献してくださったすべての先生方と言える。このあとがきは、どのようにしてこの本が最終的に出されるに至ったかのストーリーを記したいと思う。

この本をぜひ翻訳しようということになったのは、ミレニアムになるちょっと前、早いものでもう二〇年前に遡る。ジョンズ・ホプキンス大学を含めたボルチモア市、もしくは東海岸の諸施設に留学されていた日本の精神科医の先生方と折にふれてお話しをすることも多かった。その折々にこの本の翻訳をご提案すると、ありがたいことにお声かけした先生方みんなから合意をいただき、翻訳への第一歩となった。そのときのメンバーは、糸川昌成先生、阪井一雄先生、清水真理先生、清水義雄先生、曽良一郎先生、楯林義孝先生、田中有史先生、水野（松本）由子先生である。どの先生も、今や日本の精神医学の臨床、研究の分野で第一人者としてご活躍でおられるが、そのころからみなさん個性をおもちでかつ非常にバランスの取れた高い見識をおもちの先輩、同輩の方々であった。

私自身は、恩師である松下正明先生のお導きで、キャリアのかなり早い時期からジョンズ・ホプキンス大学に留学していた。松下先生からのご指示は、精神医学の臨床背景のある優れた科学者のもとで勉強するようにとのことで、私は、その当時神経科学部門のチェア、教授をされていたソロモン・スナイダー先生のもとで勉強しつつ、臨床精神医学教室の方々とも連携を密にしていた。その経緯で、その臨床精神医学教室は *The Perspectives of Psychiatry*

という本、すなわち本書にまとめられた考え方に基づいて臨床教育・実践をしていることを知った。松下先生とスナイダー先生のご縁の一部、松下先生がスナイダー先生のご著書を日本語訳されていたことに刺激されたのかもしれない。またお声かけした先生がいい本だね、と言ってくださったことに勇気づけられたのかもしれない。とにかくミレニアムを少し越えるころには、邦訳の第一稿はだいたい出そろった。

ただ、やや難航したのは、ミレニアムを越えて、この本は必ずしも出版年という観点からは新しい本とは言えなくなり、どのタイミングで、どのような意味づけをもって、どの出版社からそれを出すかということが問題であった。そうこうするうちに、ジョンズ・ホプキンス大学が私に、米国の医師資格、終身教授職やチェアポジションをオファーしてくださる流れとなり、アメリカでの日々の責任を果たすだけで手いっぱいになり、ますますタイミングを逸することになってしまった。私の中では、尊敬する先輩、同輩の精神科医の先生方とミレニアム前に「ぜひやりましょう」といった原稿の山が自宅の机に何年も積まれたままになっていることがあまりに心苦しく、悩む日々が続いた。

その折、二つのブレークスルーによって、このこう着状態が解かれた。一つは、当時国立精神神経センター（現在の国立精神・神経医療研究センター）の理事長でおられた樋口輝彦先生と、ラボワークでなく臨床に直結した疫学、大きなデータを扱えるような精神科医を育てられるようなプログラムを、国立精神神経センターとジョンズ・ホプキンスで作りましょう、ということで六名をめどに留学プログラムを作ったことだ。このプログラムでジョンズ・ホプキンスにやってきた高柳陽一郎先生、田中徹平先生、松田太郎先生、横井優磨先生が、第二世代の翻訳者として名乗り出てくれた。彼らは、何年も机の上に積まれたままの第一世代の翻訳者の方々が作られた邦訳原稿を、新鮮な視点で見直してくれた。そして用語の統一その他を大きく改訂してくれた。もう一つは、彼らの留学と時を同じくしてDSMが改定となり（二〇一三年）、精神医学の全体のあり方、疾患概念の枠組みを考える本を出す絶好の時期が訪れた。そして、アメリカは二〇一五年に国家をあげて「プレシジョン・メディスン」という疾患へのアプローチを提唱し、二〇一八年にはICDが改訂となった。すなわち、精神医学の枠組みを真剣に考えた本は、出版がやや古くてもそれが現代、将来への価値をもつものならしっかり読み直すべき意味があるとして、この邦訳書出版の強い意義が生まれたことだった。こうした中で、みすず書房とのご縁ができ現在に至った。

精神医学があまりにさまざまな学派（精神分析、生物学、行動学）に分かれてしまっていることを客観化、統一するために一九八〇年に作られたDSM－Ⅲ。本書で著者たちもその利点は認めつつも、DSM－Ⅲは表層的な単なる用語集であり、精神医学が科学として発展していくために必須の深みある思考、発展を逆に妨げるものにすらなるという懸念を明確に表明している。その問題を克服するために四つの観点が提案されているのだ。詳しくは「読者への手引き」をご参照いただきたいが、「プレシジョン・メディスン」が精神医学においていかなる意味をもつかということについてもこの本は非常に重要な視点を提供してくれる。いずれにしても、本書の日本語タイトル『マクヒュー／スラヴニー　現代精神医学』はこの本を世に出す上でもっとも大きな貢献をしてくださったみすず書房・田所俊介さんのご提案が最初だったが、まさに現代の、そして将来の精神医学を「今」考えていくときにもっとも適切な本を表現するにふさわしいように思われる。

この本の刊行にあたっては、翻訳の主役の先生方以外にも多くの方々にお世話になった。出版へ向けての見通しが不透明になったころ、精神医学において多数の観点をもち、ヤスパースにもつながる立場（「読者への手引き」をご参照いただきたい）をもつこの本は大事だから頑張りなさいと励ましてくださったのは、恩師の松下先生だった。これだけよいチームメンバーに恵まれたのに出版までに二〇年もかかった私の不出来にはきっと呆れておられることとは思うが、それでも先生の励ましなければこの本は出版できなかった。私は、二〇一一年より客員教授（国際先端医学教室主任）として時折京都大学を訪ねるようになったが、そこで出会った村井俊哉教授には感謝申し上げたい。彼は私と同世代であり親しい友人であるが、私がその精神科医としての深い見識に対してもっとも尊敬申し上げる方のお一人である。彼はナシア・ガミーの著書をみすず書房から翻訳出版されているが、その内容はこの『マクヒュー／スラヴニー　現代精神医学』の考えと通じるものがある。そして彼が私をみすず書房の田所さんと引き合わせてくれた。これまでも多数の優れた編集者といろいろな場で出会ってきたが、この田所さんこそ、私にとって最良の編集者かもしれない。実際に翻訳権の契約が終わってからも、私の予定はあまりに混み合っていて最後の最後でまた沈没しそうになる中で、彼は常に冷静、柔軟、そして寛容でいてくださった。彼なくしての出版はありえなかった。専門分野の発表でも「もしよいものにしたいなら、あなたのお婆さんでもお嬢さんでもイメージして、その人が楽しい、よくわかったというものにしなさい」というのはよく言われることである。私はそれを実際に実践した。最初の創案の段階から二〇年、まだ生まれていなかった子どもたちの一人は大学生になった。この本の原稿読みが認知トレーニングとしてよかったのか、親は八〇歳を超えた今も孫とのメールを楽しんでいる。米国のソーシャルワーカーとしての妻の視点は常に精神科医にはやや辛めのものであるが参考になった。ジョンズ・ホプキンス大学の教室、疾患センター、京都大学客員講座のメンバーの方々なくしてもこの本は仕上がらなかった。最後にもう一度、精神医学を少しでもよくしたいと考える多くの精神科医のチームワークに感謝し、主役でおられた彼らに心からの感謝を述べることであとがきを締めたいと思う。

二〇一八年の師走の日に　メリーランド州ボルチモアにて

訳者を代表して　澤　明

索　引

あ

か

さ

た

な

は

ブロイラー，オイゲン Bleuler, Eugen；禁酒運動の支持　223；近代精神医学と――　24；精神活動における認知と情動の領域の区別　85；統合失調症の概念　80, 105
ブロイラー，マンフレッド Bleuler, Manfred　221
ブローカ，ポール Broca, Paul 70
プロチャスカ，ジェイムズ Prochaska, James　239
ブロベック，ジョン Brobeck, John　188
ヘストン，レオナルド Heston, Leonard　110, 220
ヘッカー，エバルド Hecker, Ewald　105
ベック，アーロン Beck, Aaron　339
ヘッド，ヘンリー Head, Henry　279
ペリー，エレイン Perry, Elaine　66
ベルリン，フレッド Berlin, Fred　243
ヘンディン，ハーバート Hendin, Herbert　301, 307
ボウルビィ，ジョン Bowlby, John　225
ポストモダン思想；定義　26-7；問題点　30-1
ホワイトハウス，ピーター Whitehouse, Peter　66

ま

マイヤー，アドルフ Meyer, Adolf；禁酒運動の支持　223；近代精神医学と――　24, 27；心理－生物－社会概念と――　354-5
マイヤー－グロース，ウィリー Mayer-Gross, Willy　362
マグナソン，D. Magnusson, D.　163
マクマホン，フランシス McMahon, Francis　95
マクレイ，ロバート McCrae, Robert　162
マグーン，ホレス Magoun, Horace　68
マッキンス，メルビン McInnis, Melvin　96
マネー，ジョン Money, John　225-6, 243
マルクス，カール Marx, Karl　316-8, 323
マレイ，チャールズ Murray, Charles　126, 128
ムーア，ロバート Y. Moore, Robert Y.　189
（力動的）無意識　337-8
ムリー，ロビン Murray, Robin　112
ムルッチ，ジュゼッペ Moruzzi, Giuseppe　68
メカニック，デビッド Mechanic, David　276
メサドン療法　241-2, 248
メスマー，フランツ・アントン Mesmer, Franz Anton　284, 287
メータ，ヴェド Mehta, Ved　317
メドニック，S. A. Mednick, S. A.　221
メニンガー，カール Menninger, Karl　294
メルスキー，ハロルド Merskey, Harold　284
メロー，C. S. Mellor, C. S.　102
妄想；双極性障害と――　76-7；定義　75；統合失調症と――　101-2
妄想性パーソナリティ　168
モーズレー，ヘンリー Maudsley, Henry　78
モーラン，ティモシー Moran, Timothy　202
モルガーニ，ジョバンニ・バティスタ Morgagni, Giovanni Battista　57
モレル，ブノワ Morel, Benoit　80
モンテッソーリ，マリア Montessori, Maria　146

や

ヤーキース・ドットソンの法則　169
ヤスパース，カール Jaspers, Karl；渇望について　207；現象学の定義　11；統合失調症について　82；ヒステリー性パーソナリティについて　154, 280；病的嫉妬について　82
ヤング，アラン Young, Allan　50
優格観念　262
優生学　25, 124
ユング，カール・グスタフ Jung, Carl Gustav　29, 31, 158, 230, 337, 341-3, 362

ら・わ

ラッセル，ジェラルド Russell, Gerald　262, 265
ラング，ヨハン Lange, Johannes　221
リヒター，カート Richter, Curt　188-90, 201
ルイス，E. O. Lewis, E. O.　137, 139
レッシュ・ナイハン症候群　216, 219, 222
ロサノフ，A. J. Rosanoff, A. J.　221
露出症　193, 209
ロス，クリストファー Ross, Christopher　112

ロス，マーティン Roth, Martin　66, 103, 362
ロック，ジョン Locke, John　33, 133
ロビンス，イーライ Robins, Eli　294
ロビンソン，ポール Robinson, Paul　202
ロビンソン，ロバート G. Robinson, Robert G.　358
ロマノ，ジョン Romano, John　68
ローランド，サンドール Lorand, Sandor　229
ワインバーガー，ダニエル Weinberger, Daniel　108-9, 112
ワトソン，ジョン B. Watson, John B.　186-90

原　注

第 1 章　心脳問題と精神医学の構造

1. King LS: *Transformations in American Medicine: From Benjamin Rush to William Osler*. Baltimore, Johns Hopkins University Press, 1991.
2. Jaspers K: *General Psychopathology* (vol 1), Hoenig J, Hamilton MW (trans). Baltimore, Johns Hopkins University Press, 1997, p 55.
3. Bridgman PW: *The Way Things Are*. Cambridge, Harvard University Press, 1959, p 220.
4. Leff JP: Psychiatrists' versus patients' concepts of unpleasant emotions. *Br J Psychiatry* 133: 306-313, 1978.
5. Slavney PR, McHugh PR: *Psychiatric Polarities*. Baltimore, Johns Hopkins University Press, 1987, pp 9-25.
6. Searle JR: *The Mystery of Consciousness*. New York, New York Review of Books, 1997.
7. McHugh, PR: Psychiatry and its scientific relatives: "A little more than kin and less than kind" (editorial). *J Nerv Ment Dis* 175: 579-583, 1987.

第 2 章　派閥争い

1. Pinel P: *Traité médico-philosophique sur l'aliénation mentale*, 2nd ed. Paris, Brosson, 1809; 1st ed. 1801, pp 252-253.
2. Lane, Harlan: *The Wild Boy of Aveyron*. London, Biddles, 1977.
3. Ackerknecht EH: *A Short History of Psychiatry*, Wolff S (trans), 2nd ed. New York, Hafner Publishing, 1968.
4. Shorter E: *A History of Psychiatry: From the Era of the Asylum to the Age of Prozac*. New York, John Wiley & Sons, 1997.
5. McHugh PR: A structure for psychiatry at the century's turn: The view from Johns Hopkins. *J Royal Soc Med* 85: 483-487, 1992.
6. Hoche A, Binding K: *Die Freigabe der Vernichtung lebensunwerten Lebens*. Leipzig, Meiner, 1920.
7. Proctor RN: *Racial Hygiene: Medicine under the Nazis*. Cambridge, Harvard University Press, 1988.
8. Stem JP: *Nietzsche*. London, Fontana Press, 1978.
9. Freud S: Five lectures on psychoanalysis. In Strachey J (ed): *The Standard Edition of the Complete Psychological Works of Sigmund Freud* (vol 11). London, Hogarth Press, 1957, p 49.
10. Ricoeur P: *Freud and Philosophy*. New Haven, Yale University Press, 1970, p 4.
11. Freud S: Psychoanalytic notes on an autobiographical account of a case of paranoia (dementia paranoides). In Strachey J (ed): *The Standard Edition of the Complete Psychological Works of Sigmund Freud* (vol 12). London, Hogarth Press, 1957, p 71.
12. Jung CG: *The Collected Works* (vol 3). London, Routledge & Kegan Paul, 1953-1971.

13. Roazen P: *Freud and His Followers*. New York, Da Capo Press, 1992.
14. Shorter E: *A History of Psychiatry: From the Era of the Asylum to the Age of Prozac*. New York, John Wiley & Sons, 1997, chap 5, pp 145–189.
15. McHugh PR: William Osler and the new psychiatry. *Ann Int Med* 107: 914–918, 1987.
16. Szasz TS: *The Myth of Mental Illness*, rev ed. New York, Harper & Row, 1974; 1st ed 1960. Quote p xiii.
17. Chomsky N: *Language and Freedom*. New York, Abraxus Press, 1970.
18. Jaspers K: *General Psychopathology* (vol 1), Hoenig J, Hamilton MW (trans). Baltimore, Johns Hopkins University Press, 1997.

第３章　精神医学における分類と DSM-Ⅳ

1. *Diagnostic and Statistical Manual of Mental Disorders, Fourth Edition* (DSM-IV). Washington, DC, American Psychiatric Association, 1994.
2. Edwards G, Gross MM: Alcohol dependence: Provisional description of a clinical syndrome. *Br Med J* 1: 1058–1061, 1976.
3. Smith EE, Medin DL: *Categories and Concepts*. Cambridge, Harvard University Press, 1981.
4. Young A: *The Harmony of Illusions: Inventing Post-Traumatic Stress Disorder*. Princeton, Princeton University Press, 1995.

第４章　疾患の観点

1. Scadding JG: Diagnosis: The clinician and the computer. *Lancet* 2: 877–882, 1967.
2. Kendell RE: The concept of disease and its implications for psychiatry. *Br J Psychiatry* 127: 305–315, 1975.
3. Kräupl TF: The medical model of the disease concept. *Br J Psychiatry* 128: 588–594, 1976.
4. Wing JK: *Reasoning about Madness*. Oxford, Oxford University Press, 1978, pp 21–42.
5. Sydenham T: *The Works of Thomas Sydenham, M.D.* (vol 1). London, Sydenham Society, 1848, pp 13–17.
6. Sigerist HE: *The Great Doctors*. New York, WW Norton, 1933, p 181.
7. Ibid., pp 233–234.
8. Ibid., pp 371–372.
9. Kräupl TF: *Psychopathology* (rev ed). Baltimore, Johns Hopkins University Press, 1979, p 5.
10. Ibid., p 8.

第５章　疾患の概念，これまでにわかっている精神障害の神経病理による例示

1. Alzheimer A: Über eine eigenartige Erkrankung der Hirnrinde. *Allgemeine Zeitschrift für Psychiatric* 64: 146–147, 1907.
2. Blessed G, Tomlinson BE, Roth M: The association between quantitative measures of dementia and of degenerative changes in the cerebral grey matter of elderly subjects. *Br J Psychiatry* 114: 797–811, 1968.

3. Perry EK, Tomlinson BE, Blessed G, Bergmann K, Gibson PH, Perry RH: Correlation of cholinergic abnormalities with senile plaques and mental test scores in senile dementia. *Br Med J* 22: 1457–1459, 1978.
4. Whitehouse PJ, Price DL, Clark AW, Coyle JT, DeLong MR: Alzheimer's disease: Evidence for selective loss of cholinergic neurons in the nucleus basalis. *Ann Neurol* 10: 122–126, 1981.
5. Folstein MF, Breitner JCS: Language disorder predicts familial Alzheimer's disease. *Johns Hopkins Med J* 149: 145–147, 1981.
6. Kiloh LG: Pseudo-dementia. *Acta Psychiat Scand* 37: 336–351, 1961.
7. McHugh PR, Folstein MF: Psychopathology of dementia: Implications for neuropathology. In Katzman R (ed): *Congenital and Acquired Cognitive Defects*. New York, Raven Press, 1979, pp 17–30.
8. Lipowski ZJ: *Delirium: Acute Brain Failure in Man*. Springfield, Ill, Charles C Thomas, 1980, pp 14–15.
9. Romano J, Engel GL: Delirium: I. Electroencephalographic data. *Arch Neurology and Psychiatry* 51: 356–377, 1944.
10. Moruzzi G, Magoun HW: Brain stem reticular formation and activation of the EEG. *Electroencephalog and Clin Neurophysiol* 1: 455–473, 1949.
11. Victor M, Adams RD, Collins GH: *The Wernicke-Korsakoff Syndrome*. Philadelphia, FA Davis, 1971, p 4.
12. Ibid., pp 166–170.
13. Broca P: Nouvelle observation d'aphémie produite par une lésion de la moitié postérieure des deuxième et troisième circonvolutions frontales. *Bulletins de la Société Anatomique de Paris* 6: 398–407, 1861.
14. Wernicke C: *Der aphaisische Symptomencomplex: Eine psychologische Studie auf anatomischer Basis*. Breslau, Cohn & Weigert, 1874.

第６章　疾患の概念はあるが，神経病理が解明されていない精神障害への適用

1. Hunter R, Macalpine I: *Three Hundred Years of Psychiatry, 1535–1860*. London, Oxford University Press, 1963, pp 406–407.
2. Griesinger W: *Mental Pathology and Therapeutics*. New York, William Wood & Co, 1882 (trans. CL Robertson & J Rutherford), pp 144–145.
3. Kraepelin E: *Manic-Depressive Insanity and Paranoia*. New York, Arno Press, 1976.
4. Bleuler E: *Dementia Praecox or the Group of Schizophrenias*. New York, International Universities Press, 1950.
5. Freud S: Psychoanalytic notes on an autobiographical account of a case of paranoia (dementia paranoides). In Strachey J (ed): *The Standard Edition of the Complete Psychological Works of Sigmund Freud* (vol 12). London, Hogarth Press, 1957, pp 9–82.
6. Freud S: Mourning and melancholia. In Strachey J (ed): *The Standard Edition of the Complete Psychological Works of Sigmund Freud* (vol 14). London, Hogarth Press, 1957, pp 243–258.
7. Meyer A: Substitutive activity and reaction-types. In Lief A (ed): *The Commonsense Psychiatry of Dr. Adolf Meyer*. New York, McGraw-Hill, 1948, pp 193–206.

8. Jaspers K: Eifersuchtswahn, Ein Beitrag zur Frage: "Entwicklung einer Persönlichkeit oder Prozess." *Zentralblatt für die Gesamte Neurologie und Psychiatrie* 1: 567–673, 1910.
9. Stephens JH, McHugh PR: Characteristics and long-term follow-up of patients hospitalized for mood disorders in the Phipps Clinic, 1913–1940. *J Nerv Ment Dis* 179: 64–73, 1991.
10. Stephens JH, Richard P, McHugh PR: Long-term follow-up of patients hospitalized for schizophrenia, 1913–1940. *J Nerv Ment Dis* 185: 715–721, 1997.

第７章　双極性障害

1. Goodwin FK, Jamison KR: *Manic-Depressive Illness.* Oxford, England, Oxford University Press, 1990.
2. Webster's New International Dictionary of the English Language, 2nd ed. Springfield, Mass, G & C Merriam, 1950, p 42.
3. Rosenthal NE, Wehr TA: Seasonal affective disorders. *Psychiatric Ann* 17: 670–674, 1987.
4. Bunney WE, Jr, Hartmann EL, Mason JW: Study of a patient with 48-hour manic-depressive cycles. II : Strong positive correlation between endocrine factors and manic defense patterns. *Arch Gen Psychiatry* 12: 619–625, 1965.
5. Folstein SE, Folstein MF, McHugh PR: Psychiatric syndromes in Huntington's disease. In Chase TN (ed): *Advances in Neurology* (vol 23). New York, Raven Press, 1979, pp 281–289.
6. Robinson RG, Starkstein SE, Price TR: Post-stroke depression and lesion location. *Stroke* 19: 125–126, 1988.
7. Baxter LR, Jr, Schwartz JM, Phelps ME, Mazziotta JC, Guze BH, Selin CE, Gerner RH, Sumida RM: Reduction of prefrontal cortex glucose metabolism common to three types of depression. *Arch Gen Psychiatry* 46: 243–250, 1989.
8. Quetsch RM, Achor RWP, Litin EM, Faucett RL: Depressive reactions in hypertensive patients. *Circulation* 19: 366–375, 1959.
9. Schildkraut JJ: *Neuropsychopharmacology and the Affective Disorders.* Boston, Little, Brown, 1969, pp 7–37.
10. Kallmann F: *Heredity in Health and Mental Disorder.* New York, WW Norton, 1953, pp 128–129.
11. Gershon ES, Berrettini W, Numberger J, Jr, Goldin LR: Genetics of affective illness. In Meltzer HY (ed): *Psychopharmacology: The Third Generation of Progress.* New York, Raven Press, 1987, pp 481–491.
12. Egeland JA, Gehard DS, Pauls DL, et al.: Bipolar affective disorders linked to DNA markers on chromosome 11. *Nature* 325: 783–787, 1987.
13. Kelsoe JR, Ginns EI, Egeland JA, Gerhard DS, Goldstein AM, Bale SJ, Pauls DL, Long RT, Kidd KK, Conte G: Re-evaluation of the linkage relationship between chromosome 11p loci and the gene for bipolar affective disorder in the old order Amish. *Nature* 342: 238–243, 1989.
14. Berrettini W, Ferraro TN, Goldin LR, Weeks DE, Detera-Wadleigh S, Numberger JI, Gershon ES: Chromosome 18 DNA markers and manic-depressive illness: Evidence for susceptibility gene. *Proc Natl Acad Sci* USA 91: 5918–5921, 1994.
15. Stine OC, Xu J, Koskela R, McMahon FJ, Gschwend M, Friddle S, Clark CD, McInnis MG,

Simpson SG, Breschel TS, Vishio E, Riskin K, Feilotter H, Chen E, Shen S, Folstein S, Meyers DA, Botstein D, Marr TG, DePaulo JR: Evidence for linkage of bipolar disorder to chromosome 18 with a parent-of-origin effect. *Am J Human Genetics* 57: 1384–1394, 1995.

16. McMahon FJ, Stine OC, Meyers DA, Simpson SG, DePaulo JR: Patterns of maternal transmission in bipolar affective disorder. *Am J Human Genetics* 56: 1277–1286, 1995.
17. McInnis MG, McMahon FJ, Chase GA, Simpson SG, Ross CA, DePaulo JR: Anticipation in bipolar affective disorder. *Am J Human Genetics* 53: 385–390, 1993.
18. Gelemter J: Genetics of Bipolar Affective Disorder: Time for another reinvention? *Am J Human Genetics* 56: 1262–1266, 1995.

第８章　統合失調症

1. Gottesman II, Shields J (eds): *Schizophrenia: The Epigenetic Puzzle.* New York, Cambridge University Press, 1982.
2. Henn FA, Nasrallah HA (eds): *Schizophrenia as a Brain Disease.* New York, Oxford University Press, 1982.
3. Enna SJ, Coyle JT (eds): *Neuroleptics: Neurochemical, Behavioral and Clinical Perspectives.* New York, Raven Press, 1983.
4. Schneider K: *Clinical Psychopathology*, 5th rev ed. New York, Grune and Stratton, 1959, pp 132–135.
5. Mellor CS: First rank symptoms of schizophrenia. *Br J Psychiatry* 117: 15–23, 1970.
6. Slater E, Roth M: *Clinical Psychiatry*, 3rd ed. Baltimore, Williams and Wilkins, 1969, plate viii.
7. Luria R, McHugh PR: The reliability and clinical utility of the Present State Examination. *Arch Gen Psychiatry* 30: 866–871, 1974.
8. Gur RC, Ragland JD, Gur RE: Cognitive changes in schizophrenia: A critical look. *Int Rev Psychiatry* 9: 449–457, 1997.
9. Cannon TD, Zorrilla LE, Shtasel D, Gur RE, Gur RC, Marco EJ, Moberg P, Price RA: Neuropsychological functioning in siblings discordant for schizophrenia and healthy volunteers. *Arch Gen Psychiatry* 51: 651–661, 1994.
10. Kremen WS, Seidman LJ, Pepple JR, Lyons MJ, Tsuang MT, Faraone SV: Neuropsychological risk indicators for schizophrenia: A review of family studies. *Schizophr Bull* 20: 103–119, 1994.
11. Bleuler E: The prognosis of dementia praecox: The group of schizophrenias. *Allgemeine Zeitschrift für Psychiatrie* 65: 436–464, 1908. Translated in *The Clinical Roots of the Schizophrenia Concept: Translations of Seminal European Contributions on Schizophrenia.*
12. Davison K, Bagley CR: Schizophrenia-like psychoses associated with organic disorders of the central nervous system: A review of the literature. In Herrington RN (ed): *Current Problems in Neuropsychiatry* (*Br J Psychiatry* Special Publication No 4). Ashford, Kent, Royal Medico-Psychological Association, 1969, pp 113–184.
13. Bogerts B, Meertz E, Schonfeld-Bausch R: Basal ganglia and limbic system pathology in schizophrenia. *Arch Gen Psychiatry* 42: 784–791, 1985.
14. Brown R, Coulter N, Corsellis J, et al.: Post-mortem evidence of structural brain changes in schizophrenia. *Arch Gen Psychiatry* 43: 36–42, 1986.

15. Johnstone EC, Crowe TJ, Firth DC, Husband J, Creel L: Cerebroventricular size and cognitive impairment in schizophrenia. *Lancet* 2: 924–927, 1976.
16. Pearlson GD, Veroff AE, McHugh PR: The use of computed tomography in psychiatry: Recent applications to schizophrenia, manic-depressive illness and dementia syndromes. *Johns Hopkins Med J* 149: 194–202, 1981.
17. Weinberger DR, DeLisi LE, Perman GP, Targum S, Wyatt RJ: Computed tomography in schizophreniform disorder and other acute psychiatric disorders. *Arch Gen Psychiatry* 39: 778–783, 1982.
18. Pearlson GD, Marsh L: Section on "Brain Imaging" in *American Psychiatric Association Annual Review of Psychiatry* (vol 12), Oldham JM, Riba MB, Tasman A (eds). Washington, DC, American Psychiatric Association, 1993.
19. Barta PE, Pearlson GD, Powers RE, Richards SS, Tune LE: Auditory hallucinations and smaller superior temporal gyral volume in schizophrenia. *Am J Psychiatry* 147: 1457–1462, 1990.
20. Connell PH: *Amphetamine Psychosis* (Maudsley Monograph No 5). London, Chapman and Hall, 1958.
21. Griffith JD, Cavanaugh J, Held J, Oates JA: Dextroamphetamine: Evaluation of psychotomimetic properties in man. *Arch Gen Psychiatry* 26: 97–100, 1972.
22. Snyder SH, Banerjee SP, Yamamura HI, Greenberg D: Drugs, neurotransmitters and schizophrenia. *Science* 184: 1243–1253, 1974.
23. Seeman P, Lee T, Chau-Wong M, Wong K: Antipsychotic drug doses and neuroleptic dopamine receptors. *Nature* 261: 717–718, 1976.
24. Snyder SH: The dopamine hypothesis of schizophrenia: Focus on the dopamine receptor. *Am J Psychiatry* 133: 197–202, 1976.
25. Meador-Woodruff JH: Update on dopamine receptors. *Ann Clin Psychiatry* 6: 79–89, 1994.
26. Kahn RS, Davis KL: New developments in dopamine and schizophrenia. In Bloom FE, Kupfer DJ (eds): *Psychopharmacology: The Fourth Generation of Progress*. New York, Raven Press, 1994, pp 1993–1204.
27. Heston LL: Psychiatric disorders in foster home reared children of schizophrenic mothers. *J Ment Science* 112: 819–825, 1966.
28. Kety SS, Rosenthal D, Wender PH, Schulsinger F, Jacobsen B: Mental illness in the biological and adoptive families of adoptive individuals who have become schizophrenic: A preliminary report based on psychiatric interviews. In Fieve RR, Rosenthal D, Brill H (eds): *Genetic Research in Psychiatry*. Baltimore, Johns Hopkins University Press, 1975, pp 147–165.
29. Kringlen E, Cramer G: Offspring of monozygotic twins discordant for schizophrenia. *Arch Gen Psychiatry* 46: 873–877, 1989.
30. Pulver A, Sawyer J, Childs B: The association between season of birth and the risk of schizophrenia. *Am J Epidemiol* 114: 735–748, 1981.
31. Pulver A, Liang Kung-Yee, Brown CH, Wolyniec P, McGrath J, Adler L, Tam D, Carpenter WT, Childs B: Risk factors in schizophrenia: Season of birth, gender and familial risk. *Br J Psychiatry* 160: 65–71, 1992.
32. Green MF: Preliminary evidence for an association between minor physical abnormalities and second trimester neurodevelopment in schizophrenia. *Psychiatry Research* 53: 119–127, 1994.

33. Jones P: The early origins of schizophrenia. *Br Med Bulletin* 1: 135–155, 1997.
34. Crow TJ, Done DJ, Sacker A: Cerebral lateralization is delayed in children who later develop schizophrenia. *Schizophrenia Research* 3: 181–185, 1996.
35. Walker EF, Lewine RR, Neumann C: Childhood behavioral characteristics and adult brain morphology in schizophrenia. *Schizophrenia Research* 22: 93–101, 1996.
36. Weinberger DR: Schizophrenia: From neuropathology to neurodevelopment. *Lancet* 346: 552–557, 1995.
37. Pilowsky LS, Kerwin RW, Murray RM: Schizophrenia: A neurodevelopmental perspective. *Neuropsychopharmacology* 1: 83–91, 1993.
38. Ross CA, Pearlson GD: Schizophrenia, the heteromodal association neocortex and development: Potential for a neurogenetic approach. *Trends in Neuroscience* 19: 171–176, 1996.
39. Jones P: The early origins of schizophrenia. *Br Med Bulletin* 53: 135–155, 1997.

第９章　特質の観点

1. Allport GW: *Personality*. New York, Henry Holt, 1937, pp 65–85.
2. Galton F: Measurement of character. *Fortnightly Rev* 42: 179–185, 1884.
3. Fancher RE: *Pioneers of Psychology*. New York, WW Norton, 1979, p 254.
4. Miles TR: Contributions to intelligence testing and the theory of intelligence. I: On defining intelligence. *Br J Educ Psychology* 27: 153–165, 1957.
5. Binet A, Simon T: Methodes nouvelles pour le diagnostic du niveau intellectuel des anor mauy. *Année Psychologique* 11: 191–244, 1905.
6. Stem W: *The Psychological Methods of Testing Intelligence*. Baltimore, Warwick and York, 1914.
7. Reiss AL, Abrams MT, Singer HS, Ross JL, Denckla MB: Brain development, gender and IQ in normal children. *Brain* 119: 1763–1774, 1996.
8. Neisser U, Boodoo G, Bouchard TJ, Wade BA, Brody N, Ceci SJ, Halpern DF, Loehlin JC, Perloff R, Sternberg R, Urbina S: Intelligence: Knowns and unknowns. *Am Psychologist* 51: 77–101, 1996.
9. Terman LM, Oden MH: *The Gifted Child Grows Up*. Stanford, Stanford University Press, 1947, pp 377–378.
10. Galton F: *English Men of Science*. London, Macmillan, 1974, p 12.
11. Plomin R, Petrill SA: Genetics and intelligence: What's new? *Intelligence* 24: 53–77, 1997.
12. McClearn GE, Johansson B, Berg S, Pendersen NL, Ahern F, Petrill SA, Plomin R: The proportion of the variance in intelligence attributable to genetic variance. *Science* 276: 1560–1563, 1997.
13. Neisser U, Boodoo G, Bouchard TJ, Wade BA, Brody N, Ceci SJ, Halpern DF, Loehlin JC, Perloff R, Sternberg R, Urbina S: Intelligence: knowns and unknowns. *Am Psychologist* 51: 77–101, 1996.
14. Tuddenham RD: Soldier intelligence in World Wars I and II. *Am Psychologist* 3: 54–56, 1948.
15. Wheeler LR: A comparative study of the intelligence of East Tennessee mountain children. *J Educ Psychol* 33: 321–334, 1942.
16. Flynn JR: The mean IQ of Americans: Massive gains, 1932–1978. *Psychological Bulletin* 95: 29–51, 1984.

17. Horgan J: Get smart, take a test. *Scientific American* 273: 12–14, November 1995.
18. Flynn JR: Massive gains in fourteen nations: What IQ tests really measure. *Psychological Bulletin* 101: 171–191, 1987.
19. Herrnstein RJ, Murray C: *The Bell Curve: Intelligence and Class Structure in American Life.* New York, Free Press, 1994.
20. Campbell FA, Ramey CT: Effects of early intervention on intellectual and academic achievement: A follow-up study of children from low income families. *Child Development* 65: 684–698, 1994.
21. Butcher HJ: *Human Intelligence: Its Nature and Assessment.* London, Methuen, 1968, p 271.
22. McClearn GE, Johansson B, Berg S, Pendersen NL, Ahern F, Petrill SA, Plomin R: The proportion of the variance in intelligence attributable to genetic variance. *Science* 276: 1560–1563, 1997.
23. Hemstein RJ, Murray C: *The Bell Curve: Intelligence and Class Structure in American Life,* New York, Free Press, 1994, p 21.
24. Stanley JC: Varieties of intellectual talent. *J Creative Behavior* 31193–119, 1997.
25. Hunt E: The role of intelligence in modern society. *American Scientist* 83: 356–368, 1995.
26. Burt CL: Experimental tests of general intelligence. *Br J Psychology* 3: 94–177, 1909.
27. Burt CL: The evidence for the concept of intelligence. *Br J Educ Psychology* 25: 158–177, 1955.

第10章　低知能状態

1. Clarke AM, Clarke ADB: Criteria and classification of subnormality. In Clarke AM, Clarke ADB (eds): *Mental Deficiency*, 3rd ed. New York, Free Press, 1974, p 15.
2. Kushlick A, Blunden R: The epidemiology of mental subnormality. In Clarke AM, Clarke ADB (eds): *Mental Deficiency*, 3rd ed. New York, Free Press, 1974, p 36.
3. Penrose LS: *The Biology of Mental Defect*, 3rd ed. London, Sidgwick and Jackson, 1963, pp 49–50.
4. Wing L: *The Autistic Spectrum*. London, Constable, 1996.
5. Ross CA, McInnis MG, Margolis RL, Li S-H: Genes with triplet repeats: Candidate mediators of neuropsychiatric disorders. *Trends Neurosci* 16: 254–260, 1993.
6. Jacobs PA, Glover TW, Mayer M, Fox P, Gerrard JN, Dunn HG, Herbst DS: X-linked mental retardation: A study of 7 families. *Am J Med Genetics* 7: 471–489, 1980.
7. Rosett HL, Weiner L: Alcohol and pregnancy: A clinical perspective. *Ann Rev Medicine* 36: 73–80, 1985.
8. Harris JC: Behavioral phenotypes in mental retardation: Unlearned behavior disorders. *Adv Developmental Disorders* 1: 77–106, 1987.
9. Burger PC, Vogel FS: The development of the pathologic changes of Alzheimer's disease and senile dementia in patients with Down's syndrome. *Am J Pathology* 73: 457–468, 1973.
10. Corbett JA: Psychiatric morbidity and mental retardation. In James FE, Snaith RP (eds): *Psychiatric Illness and Mental Handicap*. London, Gaskell Press, 1979, pp 11–25.
11. Reid AH: Psychoses in adult mental defectives. I: Manic-depressive psychosis. *Br J Psychiatry* 120: 205–212, 1972.
12. Lane H: *The Wild Boy of Aveyron*. London, Biddles, 1977.

13. Kanner L: Itard, Sequin, Howe: Three pioneers in the education of retarded children. *Am J Mental Deficiency* 65: 2–10, 1960.

第 11 章　気質，感情の特質，そしてパーソナリティ障害

1. Lazare A, Klerman GL, Armor DJ: Oral, obsessive and hysterical personality patterns. *J Psychiat Res* 7: 275–290, 1970.
2. *Diagnostic and Statistical Manual of Mental Disorders, Third Edition (DSM–III)*. Washington, American Psychiatric Association, 1980, pp 313–315.
3. Jaspers K: *General Psychopathology*. Chicago, University of Chicago Press, 1963, p 443.
4. Nestadt G, Romanoski AJ, Brown CH, Chahal R, Merchant A, Folstein MF, Gruenberg EM, McHugh PR: DSM–III compulsive personality disorder: An epidemiological survey. *Psychol Med* 21: 461–471, 1991.
5. Nestadt G, Romanoski AJ, Samuels JF, Folstein MF, McHugh PR: The relationship between personality and DSM–III Axis I disorders in the population: Results from an epidemiological survey. *Am J Psychiatry* 149: 1228–1233, 1992.
6. Ibid.
7. Allport GW, Odbert HS: Trait-names: A psycholexical study. *Psycholog Monographs* 47: (Whole No 211), 1936.
8. Eysenck HJ: *Dimensions of Personality*. London, Routledge & Kegan Paul, 1947.
9. Eysenck HJ: *The Dynamics of Anxiety and Hysteria: An Experimental Application of Modern Learning Theory to Psychiatry*. New York, Praeger, 1957.
10. Franks CM: Conditioning and personality: A study of normal and neurotic subjects. *J Abnormal Soc Psychology* 52: 143–150, 1956.
11. Gray JA: *The Psychology of Fear and Stress*, 2nd ed. Cambridge, Cambridge University Press, 1987, pp 349–356.
12. Roback AA: *The Psychology of Character: With a Survey of Temperament*. New York, Harcourt, Brace, 1928, p 68.
13. Eysenck HJ: *The Dynamics of Anxiety and Hysteria: An Experimental Application of Modern Learning Theory to Psychiatry*. New York, Praeger, 1957, pp 223–249.
14. McDougall W: The chemical theory of temperament applied to introversion and extraversion. *J Abnormal Soc Psychology* 24: 293–309, 1929.
15. Eysenck HJ: *The Dynamics of Anxiety and Hysteria: An Experimental Application of Modern Learning Theory to Psychiatry*. New York, Praeger, 1957, pp 223–249.
16. Rifkin A, Quitkin F, Carrillo C, Blumberg AG, Klein DF: Lithium carbonate in emotionally unstable character disorders. *Arch Gen Psychiatry* 27: 519–523, 1972.
17. Stein DJ, Hollander E, Liebowitz MR: Neurobiology of impulsivity and the impulse control disorders. *J Neuropsychiatry and Clin Neurosciences* 5: 9–17, 1993.
18. Costa PT, Jr, McCrae RR: Still stable after all these years: Personality as a key to some issues in adulthood and old age. In Baltes PBB, Brim OG (eds): *Life Development and Behavior* (vol 3). New York, Academic Press, 1980, pp 65–102.
19. Costa PT, Jr, McCrae RR: Personality stability and its implications for clinical psychology. *Clin*

Psychol Rev 6: 407, 1986.
20. Endler NS, Magnusson D: Personality and person by situation interactions. In Endler NS, Magnusson E (eds): *Interactional Psychology and Personality*. New York, John Wiley & Sons, 1976, p 1.
21. Bridger WH, Birns BM, Blank M: A comparison of behavioral ratings and heart rate measurements in human neonates. *Psychosomat Med* 27: 123–134, 1965.
22. Shields J: Heredity and psychological abnormality. In Eysenck HJ (ed): *Handbook of Abnormal Psychology*. San Diego, Robert R Knapp, 1973, pp 565–571.
23. Plomin R: Behavioral genetics. In McHugh PR, McKusick VA (eds): *Genes, Brain, and Behavior*, New York, Raven Press, 1991.
24. Loehlin JC, Willerman L, Horn JM: Human behavior genetics. *Ann Rev Psych* 39: 101–133, 1988.
25. Mischel W: On the interface of cognition and personality: Beyond the person-situation debate. *Am Psychol* 34: 740–754, 1979.
26. Plomin R, DeFries JC, McClearn GE, Rutter M: *Behavioral Genetics*, 3rd ed. New York, Freeman, 1997.

第12章　感情，ライフイベント，気質の特質，そして治療

1. Finlay-Jones R, Brown GW: Types of stressful life event and the onset of anxiety and depressive disorders. *Psychol Med* 11: 803–815, 1981.
2. Kretschmer E: *A Text-Book of Medical Psychology*. London, Oxford University Press, 1934, p 195.
3. Slater E: The neurotic constitution: A statistical study of two thousand neurotic soldiers. *J Neurology and Psychiatry* 6: 1–16, 1943.
4. Lader M, Marks I: *Clinical Anxiety*. New York, Grune and Stratton, 1971, p 8.
5. Swank RL: Combat exhaustion: A description and statistical analysis of causes, symptoms and signs. *J Nerv Ment Dis* 109: 475–508, 1949.
6. Lader M, Marks I: *Clinical Anxiety*. New York, Grune and Stratton, 1971, p 8.
7. Dohrenwend BP, Dohrenwend BS, Gould MS, Link B, Neugebauer R, Winch-Hitzig R: *Mental Illness in the United States: Epidemiological Estimates*. New York, Praeger, 1980.
8. Frank JD: Psychotherapy: The restoration of morale. *Am J Psychiatry* 131: 271–274, 1974.
9. Eisenberg L: What makes persons "patients" and patients "well"? *Am J Med* 69: 277–286, 1980.
10. Orne MT, Wender PH: Anticipating socialization for psychotherapy: Method and rationale. *Am J Psychiatry* 124: 1202–1211, 1968.
11. Hoehn-Saric R, Frank JD, Imber SD, Nash EH, Jr, Stone AR, Battle CC: Systematic preparation of patients for psychotherapy. I: Effects on therapy behavior and outcome. *J Psychiatr Res* 2: 267–281, 1964.
12. Frank JD, Frank JB: *Persuasion and Healing: A Comparative Study of Psychotherapy*, 3rd ed. Baltimore, Johns Hopkins University Press, 1991.

第13章　行動の観点

1. Darwin C: *The Expression of the Emotions in Man and the Animals*. London, John Murray, 1872.
2. Freud A: Project for a scientific psychology. In Strachey J (ed): *The Standard Edition of the Complete Psychological Works of Sigmund Freud* (vol 1). London, Hogarth Press, 1957, pp 296-297.
3. Freud S: Instincts and their vicissitudes. In Strachey J (ed): *The Standard Edition of the Complete Psychological Works of Sigmund Freud* (vol 14). London, Hogarth Press, 1957, p 121.
4. Watson JD: Psychology as the behaviorist views it. *Psychological Review* 20: 158-177, 1913.
5. Watson JD: *Behaviorism*. Chicago, University of Chicago Press, 1930, chap 5.
6. Herrnstein RJ: Nature as nurture: behaviorism and the instinct doctrine. *Behaviorism* 1: 23-52, 1972.
7. Richter CP: Animal behavior and internal drives. *Q Rev Biol* 2: 307-343, 1927.
8. Moore RY, Eichler UB: Loss of a circadian adrenal corticosterone rhythm following suprachiasmatic lesions in the rat. *Brain Research* 42: 201-206, 1972.
9. Stephan FK, Zucker I: Circadian rhythms in drinking behavior and locomotor activity of rats are eliminated by hypothalamic lesions. *Proc Natl Academy Science USA* 69: 1538-1586, 1972.
10. Toates F: *Motivational Systems*. Cambridge, Cambridge University Press, 1986.
11. Klein T, Martens H, Dijk DJ, Kronauer RE, Seely EN, Czeisler CA: Circadian sleep regulation in the absence of light preception: Chronic non-24-hour circadian rhythm sleep disorder in a blind man with a regular 24-hour sleep-wake schedule. *Sleep* 16: 333-343, 1993.
12. Jaspers K: *General Psychopathology* (vol 1), Hoenig J, Hamilton MW (trans). Baltimore, Johns Hopkins University Press, 1997, pp 323-324.

第14章　動機づけられた行動の特徴

1. Hinde RA: *Animal Behaviour: A Synthesis of Etiology and Comparative Psychology*, 2nd ed. New York, McGraw-Hill, 1970.
2. Thorpe WH: *Learning and Instinct in Animals*. London, Methuen, 1963.
3. Hinde RA: *Animal Behaviour: A Synthesis of Etiology and Comparative Psychology*, 2nd ed. New York, McGraw-Hill, 1970, chap 24, pp 594-603.
4. Sipes RG: War, sports, and agression: An empirical test. *American Anthropologist* 75: 64-86, 1973.
5. McHugh PR, Moran TH: The accuracy of the regulation of caloric ingestion in the rhesus monkey. *Am J Physiology* 235: R29-R34, 1978.
6. McHugh PR, Moran TH: Calories and gastric emptying: A regulatory capacity with implications for feeding. *Am J Physiology* 236: R254-R260, 1979.
7. Robinson PH, Moran TH, McHugh PR: Gastric cholecystokinin receptors and the effect of cholecystokinin on feeding and gastric emptying in the neonatal rat. *Ann NY Acad Sci* 448: 627-629, 1985.
8. McHugh PR, Moran TH: The stomach, cholecystokinin and satiety. *Fed Proc* 45: 1384-1390, 1986.

9. Schwartz GJ, Moran TH, McHugh PR: Autoradiographic and functional development of gastric cholecystokinin receptors in the rat. *Peptides* 11: 1199–1203, 1990.
10. Schwartz GJ, McHugh PR, Moran TH: Integration of vagal afferent responses to gastric loads and cholecystokinin in rats. *Am J Physiology* 261: R64–R69, 1991.
11. Nauta WJH, Feirtag M: *Fundamental Neuroanatomy*. New York, Freeman, 1986, p 218.
12. U.S. Department of Health and Human Services: *Ninth Special Report to the U.S. Congress on Alcohol and Health*. Washington, DC, US. Department of Health and Human Services, NIH Publication No. 97–4017, 1997.
13. Edwards G, Gross MM: Alcohol dependence: Provisional description of a clinical syndrome. *Br Med J* 1: 1058–1061, 1976.
14. Vaillant GB: *The Natural History of Alcoholism Revisited*. Cambridge, Harvard University Press, 1995, pp 26–28.
15. Ludwig AM: *Understanding the Alcoholics Mind: The Nature of Craving and How to Control It*. New York, Oxford University Press, 1988.
16. Jaspers K: *General Psychopathology* (vol 1), Hoenig J, Hamilton MW (trans). Baltimore, Johns Hopkins University Press, 1997, pp 323–324.
17. Goldstein A, Lowney LJ, Pal BK: Stereospecific and nonspecific interactions of the morphine congener levorphanol in subcellular fractions of mouse brain. *Proc Natl Acad Sci USA* 68: 1742–1747, 1971.
18. Snyder SH: A model of opiate receptor function with implications for a theory of addiction. In Snyder SH, Matthysse S (eds): *Opiate Receptor Mechanisms*. Cambridge, MIT Press, 1975, pp 137–141.
19. Cooper JR, Bloom FE, Roth RH: *The Biochemical Basis of Neuropharmacology*, 7th ed. New York, Oxford University Press, 1996, p 304.
20. Schlaepfer TE, Pearlson GD, Wong DF, Marenco S, Dannals RF: PET study of competition between intravenous cocaine and [11c] Raclopride at dopamine receptors in human subjects. *Am J Psychiatry* 154: 1209–1213, 1997.

第15章　行動障害の原因

1. Erdheim J: Ueber hypophysengangsgeschwülste und Himcholesteatome. *Sitzungsb d.k. Akad d. Wiss Math-naturw. Cl. Wien* 113: 537–726, 1904.
2. Powley TL: The ventromedial hypothalaminic syndrome, satiety, and a cephalic phase hypothesis. *Psychol Rev* 84: 89–126, 1977.
3. Clarren SK, Smith DW: Prader-Willi syndrome: Variable severity and recurrence risk. *Am J Dis Child* 131: 798–800, 1971.
4. Parkes JD: *Sleep and Its Disorders*. Baltimore: WB Saunders, 1985.
5. Wilson JM, Young AB, Kelly WN: Hypoxanthine-quanine phosphoribosyl tranferase deficiency: The molecular basis for the clinical syndromes. *New Engl J Med* 309: 900, 1983.
6. Kallmann FJ: Comparative twin study on the genetic aspects of male homosexuality. *J Nerv Ment Dis* 115: 283–297, 1952.
7. Heston LL, Shields J: Homosexuality in twins: A family study and a registry study. *Arch Gen*

Psychiatry 18: 149-160, 1968.
8. Slater E, Cowie V: *The Genetics of Mental Disorders*. Oxford, England, Oxford University Press, 1971, p 121.
9. Mondimore FM: *A Natural History of Homosexuality*. Baltimore, Johns Hopkins University Press, 1996, pp 97-100.
10. Lange J: *Crime and Destiny*. New York, Charles Boni, 1930, pp 45-46.
11. Christiansen KO: Crime in a Danish twin population. *Acta Genet Med Gemellol* 19: 323-326, 1970.
12. Rosanoff AJ, Handy LM, Plesset IR: *The Etiology of Child Behavior Difficulties: Juvenile Delinquency and Adult Criminality with Special Reference to Their Occurrence in Twins* (Psychiatric Monograph [California] No 1). Sacramento, Department of Institutions, 1941.
13. Hutchings B, Mednick SA: Registered criminality in the adoptive and biological parents of registered male adoptees. In Mednick SA, Schulsinger F, Higgins J, Bell B (eds): *Genetics, Environment and Psychopathology*. Amsterdam, Elsevier/North-Holland, 1974, pp 215-227.
14. Bleuler M: Familial and personal background of chronic alcoholics. In Diethelm O (ed): *Etiology of Chronic Alcoholism*. Springfield, Ill, Charles C Thomas, 1955, pp 110-166.
15. Goodwin DW, Schulsinger F, Hermansen L, Guze SB, Winokur G: Alcohol problems in adoptees raised apart from alcoholic biological parents. *Arch Gen Psychiatry* 28: 238-243, 1973.
16. Cadoret RJ, Cain CA, Grove WM: Development of alcoholism in adoptees raised apart from alcoholic biologic relatives. *Arch Gen Psychiatry* 37: 561-563, 1980.
17. Zinberg NE, Harding WM: Control over Intoxicant Use: *Pharmacological, Psychological and Social Considerations*. New York, Human Sciences Press, 1982, p 151.
18. Terris M: Epidemiology of cirrhosis of the liver: National mortality, data. *Am J Public Health* 57: 2076-2088, 1967.
19. Durkheim E: *Suicide: A Study in Sociology*. Glencoe, Ill, Free Press, 1951.
20. Glueck S, Glueck E: *Unravelling Juvenile Delinquency*. New York, Commonwealth Fund, 1950.
21. Money J, Tucker P: *Sexual Signatures: On Being a Man or a Woman*. Boston, Little Brown, 1975, pp 86-118.
22. Bowlby J: The making and breaking of affectional bonds. 1: Aetiology and psychopathology in the light of attachment theory. *Br J Psychiatry* 130: 201-210, 1977.
23. Diamond M, Sigmundson HK: Sex reassignment at birth: long-term review and clinical implications. *Arch Pediatr Adolesc Med* 151: 298-304, 1997.
24. Money J, Ehrhardt AA: Man & Woman Boy & Girl: *The Differentiation and Dimorphism of Gender Identity from Conception to Maturity*. Baltimore, Johns Hopkins University Press, 1972, pp 96-103.
25. Ibid., pp 108-114.
26. Imperato-McGinley J, Peterson RE, Gautier T, Sturla E: Androgens and the evolution of male-gender identity among male pseudohermaphrodites with 5 a-reductase deficiency. *New Engl J Med* 300: 1233-1237, 1979.
27. Hersov LA: School refusal. In Hersov LA, Rutter M (eds): *Child Psychiatry: Modern Approaches*. Oxford, Blackwell Scientific Publications, 1977.
28. Lorand S: Anorexia nervosa. *Psychosomat Med* 5: 282-292, 1943.

29. Skinner BF: *About Behaviorism*. New York, Alfred A Knopf, 1974.
30. Goodwin DW: *Phobia: The Facts*. Oxford, Oxford University Press, 1983.
31. Chomsky N: Review of BF Skinner's Verbal Behavior. *Language* 35: 26–58, 1959.

第16章　行動障害の治療原則

1. Kurtz E: *Not-God: A History of Alcoholics Anonymous*. Center City, Minn, Hazelden Educational Materials, 1979.
2. Monti PM, Abrams DB, Kadden RM, Cooney NL: *Treating Alcohol Dependence: A Coping Skills Training Guide*. New York: Guilford Press, 1989.
3. Prochaska JO, DiClemente CC: Toward a comprehensive model of change. In Miller WR, Heather N（eds）: *Treating Addictive Behaviors: Processes of Change*. New York, Plenum Press, 1986, pp 3–27.
4. Jonnes J: *Hep-Cats, Narcs, and Pipe Dreams: A History of America's Romance with Illegal Drugs*. New York, Scribner, 1996, pp 285–295.
5. Bickel WK, Stitzer ML, Bigelow GE, Liebson IA, Jasinski DR, Johnson RE: A clinical trial of buprenorphine: Comparison with methadone in the detoxification of heroin addicts. *Clin Pharmacol Ther* 43: 72–78, 1988.
6. Berlin FS, Meinecke CF: Treatment of sex offenders with antiandrogenic medication: Conceptualization, review of treatment modalities, and preliminary findings. *Am J Psychiatry* 138: 601–607, 1981.
7. Berlin FS, Hunt WP, Malin HM: A five year plus follow-up survey of criminal recidivism within a treatment cohort of 406 pedophiles, 111 exhibitionists, and 109 sexual aggressives: Issues and outcome. *Am J Forensic Psychiatry* 143: 5–28, 1992.
8. Rosler A, Witztum E: Treatment of men with paraphilia with a long-acting analogue of gonadotropin-releasing hormone. *New Engl J Med* 338: 416–422, 1998.
9. Fuller RK, Branchey L, Brightwell DR, Derman RM, Emrick CD, Iber FL, James KE, Lacoursiere RB, Leek K, Lowenstann I: Disulfiram treatment of alcoholism: A Veterans Administration cooperative study. *JAMA* 256: 1449–1455, 1986.
10. Volpicelli J, Alterman A, Hayashida M, O'Brien C: Naltrexone in the treatment of alcohol dependence. *Arch Gen Psychiatry* 49: 876–880, 1992.
11. Halmi K: Gastric bypass for massive obesity. In Stunkard AJ（ed）: *Obesity*. Philadelphia, WB Saunders, 1980, pp 388–394.
12. Weintraub M: Long-term weight control: The National Heart, Lung, and Blood Institute funded multimodel intervention study. *Clin Pharmacol Ther* 51: 581–646, 1992.
13. Mark EJ, Patalas ED, Chang HT, Evans RJ, Kessler SC: Fatal pulmonary hypertension associated with short-term use of fenfluramine and phentermine. *New Engl J Med* 337: 602–606, 1997.
14. Connolly HM, Crary JL, McGoon MD, Hensrud DD, Edwards BS, Edwards WD, Schaff HV: Valvular heart disease associated with fenfluramine-phentermine. *New Engl J Med* 337: 581–588, 1997.
15. Wickler A: Conditioning factors in opiate addiction and relapse. In Wilner DI, Kassenbaum GG

(eds): *Narcotics*. New York, McGraw-Hill, 1965.
16. Stitzer ML, Bigelow GE, Gross J: Behavioral treatment of drug abuse. In *Treatments of Psychiatric Disorders* (vol. 2). Washington, DC, American Psychiatric Association, 1989.
17. Silverman K, Higgins ST, Brooner RK, Montoya ID, Lone EJ, Schuster CR, Preston KL: Sustained cocaine abstinence in methadone maintenance patients through voucher-based reinforcement therapy. *Arch Gen Psychiatry* 53: 409–415, 1996.
18. Brewer C, Smith J: Probation linked supervised disulfiram in the treatment of habitual drunken offenders: Results of a pilot study. *Br Med J* 287: 1282–1283, 1983.
19. Rouser E, Brooner RK, Regier M, Bigelow GE: Psychiatric distress in antisocial drug abusers: relation to other personality disorders. *Drug and Alcohol Dependence* 34: 149–154, 1994.
20. Smart RG: Outcome studies of therapeutic community and halfway house treatment for addicts. *Int J Addict* 11: 143–159, 1976.

第17章　神経性過食症

1. Prochaska JO, DiClemente CC: *Toward a Comprehensive Model of Change in Treating Addictive Behaviors: Processes of Change*. New York, Plenum Press, 1986, pp 3–27.
2. Andersen AE: *Practical Comprehensive Treatment of Anorexia Nervosa and Bulimia*. Baltimore, Johns Hopkins University Press, 1985.
3. Romanoski AJ: Alcohol and Drug Dependence. In Stobo JD, Hellmann D, Ladenson P, Petty B, Traill T (eds): *The Principles and Practice of Medicine*, 23rd ed. Stamford, Conn, Appelton and Lange, 1996, pp 927–936.
4. Russell GFM: Anorexia nervosa: Its identity as an illness and its treatment. In Price JH (ed): *Modern Trends in Psychological Medicine* (vol. 2), 1970, pp 131–164.
5. Russell GFM: Bulimia nervosa: An ominous variant of anorexia nervosa. *Psychological Med* 9: 429–448, 1979.
6. Szmukler GI, Patton G: Sociocultural models of eating disorder. In Szmukler GI, Dare C, Treasure J (eds): *Handbook of Eating Disorders: Theory, Treatment and Research*. Chichester, England, John Wiley & Sons, 1995, pp 177–192.
7. Lorand S: Anorexia nervosa. *Psychosomatic Med* 5: 282–292, 1943.
8. Herzog DB, Keller MB, Sacks NR, Yeh CJ, Lavori PN: Psychiatric co-morbidity in treatment-seeking anorexics and bulimics. *J Am Acad Child Adolesc Psychiatry* 31: 810–818, 1992.
9. Russell GFM: Anorexia nervosa: Its identity as an illness and its treatment. In Prince JH (ed): *Modern Trends in Psychological Medicine* (vol 2), 1970, pp 131–164.
10. Schlaepfer TE, Pearlson GD, Wong DF, Marenco S, Dannals RF: PET study of competition between intravenous cocaine and [11c] raclopride at dopamine receptors in human subjects. *Am J Psychiatry* 154: 1209–1213, 1997.
11. Smith GP: Dopamine and food reward. *Prog Psychobiol Physiol Psychol* 16: 83–144, 1995.
12. Giraudo SQ, Grace MK, Welch CC, Billington CJ: Naloxone's anorectic effect is dependent upon the relative palatability of food. *Pharmacol Biochem Behav* 46: 917–921, 1993.
13. Kirkham TC, Cooper SI: Attenuation of sham feeding by naloxone is stereospecific evidence for Opioid mediation of orosensory reward. *Physiol and Behav* 43: 845–847, 1988.

14. Smith GP: Dopamine and food reward. *Prog Psychobiol Physiol Psychol* 16: 83–144, 1995.

第18章 ヒステリー

1. Slavney PR: *Perspectives on "Hysteria."* Baltimore, Johns Hopkins University Press, 1990.
2. Reich P, Gottfried LA: Factitious disorders in a teaching hospital. *Ann Intern Med* 99: 240–247, 1983.
3. Parsons T: *Social Structure and Personality*. New York, Free Press, 1964, pp 274–275.
4. Parsons T: *The Social System*. Glencoe, Ill, Free Press, 1951, pp 436–437.
5. Mechanic D, Volkart EH: Stress, illness behavior, and the sick role. *Am Sociological Review* 26: 51–58, 1960.
6. Pilowsky I: Abnormal illness behavior. *Br J Med Psychology* 42: 347–351, 1969.
7. Pilowsky I: A general classification of abnormal illness behaviors. *Br J Med Psychology* 51: 131–137, 1978.
8. Slavney PR: *Perspectives on "Hysteria."* Baltimore, Johns Hopkins University Press, 1990, pp 34–55.
9. Thigpen CH, Cleckley H: *The Three Faces of Eve*. New York, McGraw-Hill, 1957.
10. Schreiber FR: *Sybil*. Chicago, Henry Regnery, 1970.
11. Reich P, Gottfried LA: Factitious disorders in a teaching hospital. *Ann Intern Med* 99: 240–247, 1983.
12. Head H: The diagnosis of hysteria. *Br Med J* 1: 827–829, 1922.
13. Spiegel H: The Grade 5 Syndrome: The highly hypnotizable person. *Int J Clin Exp Hypnosis* 22: 303–319, 1974.
14. Jaspers K: *General Psychopathology*. Baltimore, Johns Hopkins University Press, 1997, p 443.
15. Kaminsky MJ, Slavney PR: Methodology and personality in Briquet's syndrome: A reappraisal. *Am J Psychiatry* 133: 85–88, 1976.
16. Kaminsky MJ, Slavney PR: Hysterical and obsessional features in patients with Briquet's syndrome (somatization disorder). *Psychological Medicine* 13: 111–120, 1983.
17. Guillain G: *J.M. Charcot: His Life, His Work*, Bailey P (trans). New York, Paul B Hoeber, 1959.
18. Babinski J, Froment J: *Hysteria or Pithiatism and Reflex Nervous Disorders in the Neurology of War*, Rolleston JD (trans). London, University of London Press, 1918.
19. McHugh PR: Witches, multiple personalities and other psychiatric artifacts. *Nature Medicine* 1: 110–114, 1995.
20. Merskey H, Buhrich TH: Hysteria and organic brain disease. *Br J Med Psychology* 48: 359–366, 1975.
21. Roy A: Identification and hysterical symptoms. *Br J Med Psychology* 50: 317–318, 1977.
22. Cialdini RB: *Influence: How and Why People Agree to Things*. New York, Quill Press, 1984.
23. Merskey H: *The Analysis of Hysteria: Understanding Conversion and Dissociation*, 2nd ed. London: Gaskell, 1995, p 308.
24. Slater E, Glithero E: A follow-up of patients diagnosed as suffering from "hysteria." *J Psychosomatic Research* 9: 9–13, 1965.
25. Veith I: *Hysteria: The History of a Disease*. Chicago, University of Chicago Press, 1965.

26. Kenny, M: *The Passion of Ansel Bourne: Multiple Personality in American Culture*. Washington, DC, Smithsonian Institution Press, 1986.
27. Loftus E, Ketcham K: *The Myth of Repressed Memory*. New York, St Martin's Press, 1994.
28. Fahy, Thomas A: The diagnosis of multiple personality disorder: A critical review. *Br J Psychology* 153: 597-606, 1988.

第19章　自　殺

1. Center for Disease Control and Prevention: Advance report of final mortality statistics, 1990. *Monthly Vital Statistics Report* 41: 1-52, 1993.
2. Menninger K: *Man against Himself*. New York, Harcourt Brace and World, 1938.
3. Schmidt CW Jr, Shaffer JW, Zlotowitz HI, Fisher RS: Suicide by vehicular crash. *Am J Psychiatry* 134: 175-178, 1977.
4. Robins E: The Final Months: *A Study of the Lives of 134 Persons Who Committed Suicide*. New York, Oxford Press, 1981.
5. Harris EC, Barraclough BM: Suicide as an outcome for mental disorders: A meta-analysis. *Br J Psychiatry* 170: 205-228, 1997.
6. Harris EC, Barraclough BM: Suicide as an outcome for medical disorders. *Medicine* 73: 281-296, 1994.
7. McHugh PR, Goodell H: Suicidal behavior: A distinction in patients with sedative poisoning seen in a general hospital. *Arch Gen Psych* 25: 456-464, 1971.
8. Freud S: *Beyond the Pleasure Principle*. New York, WW Norton, 1975.
9. Asberg M, Thuren P, Traskman, L. Bertilsson L, Ringberger V: Serotonin depression: A biochemical subgroup within the affective disorders. *Science* 191: 478-480, 1976.
10. Brown GL, Ebert MH, Goyer PF, Jimerson DC, Klein NJ, Bunney WE, Goodwin FK: Aggression, suicide, and serotonin: Relationship to CSF amine metabolites. *Am J Psychiatry* 139: 741-746, 1982.
11. Van Praag HM: CSF 5-HIAA and suicide in non-depressed schizophrenics. *Lancet* 2: 977-978, 1983.
12. Linnoila M, Virkkunen M, Scheinin M, Nuutila, A, Rimon, R, Goodwin, FK: Low cerebrospinal fluid 5-hydroxyindoleacetic acid concentration differentiates impulsive from non-impulsive Violent behavior. *Life Sciences* 33: 2609-2614, 1983.
13. Virkkunen M, Nuutila A, Goodwin FK, Linnoila M: Cerebrospinal fluid monoamine metabolite levels in male arsonists. *Arch Gen Psychiatry* 44: 241-247, 1987.
14. Mann JJ, Underwood MD, Arango V: Postmortem studies of suicide victims. In Watson SJ (ed): *Biology of Schizophrenia and Affective Disease*. Washington, DC, American Psychiatric Association, 1996, pp 197-220.
15. Arango V, Underwood MD, Gubbi AV, Mann JJ: Localized alterations in pre- and post-synaptic serotonin binding sites in the ventrolateral prefrontal cortex of suicide victims. *Brain Research* 688: 121-133, 1995.
16. Stein DJ, Hollander E, Liebowitz MR: Neurobiology of impulsivity and the impulse control disorders. *J Neuropsychiatry Clin Neuroscience* 5: 9-17, 1993.

17. Mann JJ: The neurobiology of suicide. *Nature Medicine* 4: 25-30, 1998.
18. Sainsbury P: *Suicide in London: An Ecological Study*. New York, Basic Books, 1956.
19. Durkheim E: *Suicide: A Study in Sociology*, Spaulding J, Simpson G (trans). New York, Free Press, 1951.
20. Stengel E, Cook WG: *Attempted Suicide*. New York, Oxford University Press, 1958.
21. Dublin LI: *Suicide: A Sociological and Statistical Study*. New York, Ronald Press, 1963.
22. Hendin H: *Suicide and Scandinavia*. New York, WW Norton, 1965.
23. Hendin H: *Suicide in America: New and Expanded Edition*. New York, WW Norton, 1995.
24. Harris EC, Barraclough BM: Suicide as an outcome for medical disorders. *Medicine* 73: 281-296, 1994.
25. Cavan RS: *Suicide*. Chicago, University of Chicago Press, 1928.
26. Schwartz AJ, Whitaker LC: Suicide among college students: Assessment, treatment and intervention. In Blumenthal SJ, Kupfer DJ (eds): *Suicide over the Life Cycle*. Washington, DC, American Psychiatric Association, 1990, pp 303-340.
27. Themstrom M: *Halfivay Heaven: Diary of a Harvard Murder*. New York, Doubleday, 1997.
28. Noyes R, Frye S, Hartford C: Single case study: Conjugal suicide pact. *J Nerv Mental Dis* 165: 72-75, 1977.
29. Mehta D, Mathew P, Mehta S: Suicide pact in a depressed elderly couple. *J Am Cancer Soc* 136: 136-158, 1978.
30. Hendin H: *Seduced by Death: Doctors, Patients, and the Dutch Cure*. New York, WW Norton, 1997.
31. Hendin H: *Suicide in America: New and Expanded Edition*. New York, WW Norton, 1995.
32. Marzuk P, Tardiff K, Hirsch CS, Leon AC, Stajic M, Hartwell N, Portera L: Increase in suicide by asphyxiation in New York City after the publication of Final Exit. *New Engl J Med* 329: 1508-1510, 1993.
33. Sainsbury P: *Suicide in London: An Ecological Study*. New York: Basic Books, 1956.
34. Marzuk PM, Leon AC, Tardiff K, Morgan EB, Stajic J, Mann JJ: The effect of access to lethal methods of injury on suicide rates. *Arch Gen Psychiatry* 49: 451-458, 1992.
35. Hendin H: *Suicide in America: New and Expanded Edition*. New York, WW Norton, 1995 p 23.
36. Hendin H: *Seduced by Death: Doctors, Patients, and the Dutch Cure*. New York, WW Norton, 1997, p 29.
37. Jamison KR: Mood disorders and patterns of creativity in British writers and artists. *Psychiatry* 52: 125-134, 1989.

第20章　生活史の観点

1. Evans RJ: *In Defense of History*. London, Granta Books, 1997.
2. Hobsbawn E: *On History*. New York, New Press, 1997.
3. Mehta V: *Fly and the Fly Bottle: Encounters with British Intellectuals*. New York, Columbia University Press, 1983.
4. Geyl P: *Napoleon, For and Against*. Hannondsworth, England, Penguin Books, 1949.
5. Taylor AJP: *The Origins of the Second World War*. London, Hamilton, 1961.

6. Harwit M: *An Exhibit Denied: Lobbying the History of Enola Gay*. New York, Springer-Verlag, 1996.
7. Tolstoy L: *War and Peace*. Translated by Louise and Aylmer Maud. New York: Simon and Schuster, 1942, p 1317.
8. Mehta V: *Fly and the Fly Bottle: Encounters with British Intellectuals*. New York: Columbia University Press, 1983, p 129.
9. Frank JD, Frank JB: *Persuasion and Healing: A Comparative Study of Psychotherapy*, 3rd ed. Baltimore, Johns Hopkins University Press, 1991.
10. Cantrill H: *The "Why" of Man's Experience*. New York, Macmillan, 1950.
11. Frank JD, Frank JB: *Persuasion and Healing: A Comparative Study of Psychotherapy*, 3rd ed. Baltimore, Johns Hopkins University Press, 1991, pp 26–34.
12. Spence DP: *Narrative Truth and Historical Truth: Meaning and Interpretation in Psychoanalysis*. New York, WW Norton, 1982.
13. Spence DP: Narrative truth and theoretical truth. *Psychoanalytic Quarterly* 51: 43–69, 1982.
14. Spence DP: Tough and tender minded hermeneutics. In Messer SB, Isaid LA, Woolfolk RL (eds): *Hermeneutics and Psychological Theory*. New Brunswick, NJ, Rutgers University Press, 1987.
15. Foucault M: *Madness and Civilization: A History of Insanity in the Age of Reason*. New York, Pantheon, 1965, pp 3–7.

第21章　臨床における生活史の観点の活用

1. Guze SB: *Why Psychiatry Is a Branch of Medicine*. New York, Oxford University Press, 1992, pp 80–83.
2. Frank JD, Frank JB: *Persuasion and Healing: A Comparative Study of Psychotherapy*, 3rd ed. Baltimore, Johns Hopkins University Press, 1991.
3. Breuer J, Freud S: On the psychical mechanism of hysterical phenomena: Preliminary communication. In Strachey J (ed): *The Standard Edition of the Complete Psychological Works of Sigmund Freud* (vol. 2). London, Hogarth Press, 1955, p 7.
4. Sullivan HS: Clinical Studies in Psychiatry. New York, WW Norton, 1956, p 238.
5. Rako S, Mazer H (eds): *Elvin Semrad: The Heart of a Therapist*. Northvale, NJ, Jason Aronson, 1983.
6. McHugh PR: A structure for psychiatry at the century's turn: The view from Johns Hopkins. *J Royal Soc Med* 85: 483–487, 1992.
7. Kelly GA: *The Psychology of Personal Constructs: A Theory of Personality* (vol 1). New York, WW Norton, 1955.
8. Beck AT: *Cognitive Therapy and the Emotional Disorders*. New York, International Universities Press, 1976.
9. Spence DP: *The Freudian Metaphor: Toward Paradigm Change in Psychoanalysis*. New York, WW Norton, 1987.

第22章　4つの観点の臨床的適用

1. Engel GL: The need for a new medical model: A challenge for biomedicine. *Science* 196: 129–136, 1977.
2. Engel GL: The clinical application of the biopsychosocial model. *Am J Psychiatry* 137: 535–544, 1980.
3. Ibid.
4. Winters EE, Bowers AM (eds): Adolf Meyer, 1866–1950. In *Psychobiology: A Science of Man*. Springfield, Ill, Charles C Thomas, 1957.
5. Robinson RG, Bolduc P, Price TR: A two year longitudinal study of post-stroke depression. Diagnosis and outcome at one and two year follow-up. *Stroke* 18: 837–843, 1987.
6. Starkstein SE, Robinson RG, Price TR: Comparison of cortical and subcortical lesions in the production of post-stroke mood disorders. *Brain* 110: 1045–1059, 1987.
7. Lipsey JR, Robinson RG, Pearlson GD, Rao K, Price TR: Nortriptyline treatment of post-stroke depression: A double blind study. *Lancet* 11297–300, 1984.
8. Mayberg HS: Neuroimaging studies of depression in neurologic disease. In *Depression in Neurologic Disease*, Starkstein SE and Robinson RG (eds). Baltimore, Johns Hopkins University Press, 1993.

第23章　総　括

1. Mayer-Gross W, Slater E, and Roth M: *Clinical Psychiatry*, 3rd ed. Slater E and Roth M (eds). London, Bailliere, Tindall & Cassell, 1969.

補　遺

1. Kreitman N, Sainsbury P, Morrissey J: The reliability of psychiatric assessment: An analysis. *J Ment Sci* 107: 887–908, 1961.
2. Luria R, McHugh PR: The reliability and clinical utility of the Present State Examination. *Arch Gen Psychiatry* 30: 866–871, 1974.
3. Andreasen NC: Affective flattening and the criteria for schizophrenia. *Am J Psychiatry* 136: 944–947, 1979.
4. Rutter M, Cox A: Psychiatric interviewing techniques. I: Methods and measures. *Br J Psychiatry* 138: 273–282, 1981.

訳者一覧

糸川昌成（いとかわ・まさなり）　東京都医学総合研究所
阪井一雄（さかい・かずお）　神戸学院大学総合リハビリテーション学部
清水真理（しみず・まり）
清水義雄（しみず・よしお）　万成病院
曽良一郎（そら・いちろう）　神戸大学大学院医学研究科
高柳陽一郎（たかやなぎ・よういちろう）　富山大学附属病院神経精神科
楯林義孝（たてばやし・よしたか）　東京都医学総合研究所
田中徹平（たなか・てっぺい）　自衛隊横須賀病院精神科
田中有史（たなか・ゆうじ）　たなかクリニック
松田太郎（まつだ・たろう）　国立精神・神経医療研究センター病院第二精神診療部
水野（松本）由子（みずの（まつもと）・ゆうこ）　兵庫県立大学大学院応用情報科学研究科
横井優磨（よこい・ゆうま）　医薬品医療機器総合機構

著者略歴

(Paul R. McHugh)

ハーバード大学卒業．米英の病院での研鑽を経て，コーネル大学，オレゴン・ヘルスサイエンス・センターの精神科教授などを歴任．1975年にジョンズ・ホプキンス大学に移り，同大学で精神科主任，精神行動科学分野の教授を務めた．この業績をもって1998年にジョンズ・ホプキンス大学より大学特別エンダウドチェア・ポジションを得て，現在も活躍している．米国医学アカデミー会員．

(Phillip R. Slavney)

アルバート・アインシュタイン医科大学卒業．ピース・コープの医師としてブラジルに滞在した期間を含めて，医学一般，神経学，精神医学の臨床修練を積み，コーネル大学関連のニューヨークの病院にて共著者のポール・マクヒューと出会う．その後，マクヒューとともにオレゴン・ヘルスサイエンス・センターへ移る．1976年にマクヒューのジョンズ・ホプキンス大学への移動に伴い，同大学に移動．精神科初期教育プログラム長，教授として精神医学部門の中核を担ったのち，現在は名誉教授．

監訳者略歴

澤 明〈さわ・あきら〉東京大学医学部卒業，同大学院医学研究科修了（臨床精神医学専攻）．現在，ジョンズ・ホプキンス大学統合失調症疾患センター長，ジョンズ・ホプキンス大学医学部ならびに公衆衛生学学部教授，エンダウドチェア．専門は臨床精神医学，神経科学．

ポール・マクヒュー
フィリップ・スラヴニー
マクヒュー/スラヴニー 現代精神医学
澤 明監訳

2019年 6月17日 第1刷発行

発行所 株式会社 みすず書房
〒113-0033 東京都文京区本郷2丁目20-7
電話 03-3814-0131(営業) 03-3815-9181(編集)
www.msz.co.jp

本文組版 キャップス
本文印刷所 精興社
扉・カバー印刷所 リヒトプランニング
製本所 誠製本

ISBN 978-4-622-08689-5
[マクヒュースラヴニーげんだいせいしんいがく]